건강과 운동의 안내서

건강과 운동처방

Health and Exercise Prescription

김남익 지음

MEDICAL
도서출판 의학서원

머리말

현대인의 질병 양상은 전문적인 용어로 '복합성 질환'이라고 부른다. 과거에는 세균성 또는 전염성 질환과는 달리 질병발생에 관여하는 원인이 단일 요인이라기보다는 여러 가지이며 이들의 복합적인 상호작용에 의해 발병한다. 이전에는 '성인병' 또는 '만성퇴행성 질환' 등으로 불렸던 질환인데, 현재에는 '현대병', '생활습관병'이라는 용어로 사용되고 있다.

그만큼 질환의 형태가 나이가 들어 퇴행성으로 오는 것이 아니라, 생활습관과 환경을 잘 관리하지 못하여 젊은 시절에도 만성질환에 쉽게 노출된다는 것이다. 현재 우리나라 사람들의 질병 대부분을 차지하고 있는 심혈관계 질환, 고혈압, 당뇨, 만성 간질환이나 각종 암들은 일단 발생이 되면 쉽게 치료되지 않고 거의 평생 치료를 받아야 하거나 조기에 사망하는 질환이다. 이런 질병들은 치료보다 예방에 더 노력해야 한다는 것은 두말할 나위도 없다. 그럼에도 불구하고, 일반인은 물론 국가나 의료인들조차 이들 질병을 예방하려 하기보다는 온통 치료에 매달려 있고 이러는 동안 의료 수요와 여기에 지불되는 의료비는 하늘 높은 줄 모르고 치솟기만 하는 것이다.

따라서 본서에서 제시하고 있는 내용들은 질병을 예방하고 건강을 증진시키는 일에 더 많은 노력을 기울여 의료 수요를줄여야 한다는 것이다. 이런 일을 위해서는 지금 무엇보다 각자 스스로 만성질환 발생원인의 절반 이상을 차지하는 흡연이나 지나친 음주, 그리고 잘못된 식습관이나 운동부족 등의 나쁜 생활습관을 고치도록 교육하고 이를 실천하는 사회제도와 분위기를 만들어 가야 한다.

따라서 건강하고 싱싱하게 장수한다는 것, 즉 무병장수의 비결은 깊은 산속 어디에 숨어 있는 것이 아니다. 바로 개개인이 일상생활에 접하고 있는 생활습관과 환경 속에 있기 때문에 젊은 시절부터 지속적으로 신경을 써야 한다는 것이다. 15여 년 동안의 임상의 경험과 객관적이고 과학적인 확고한 근거를 바탕으로 그 비결들을 본서에서 제시하고 있다.

끝으로 책의 자료를 모아 작업을 하는 동안 저의 건강을 체크해 주었던 아내 김지연, 그리고 옆에서 힘을 주었던 아들 유석, 딸 리헌에게 감사드린다. 또한, 바쁘신 가운데 저의 미흡한 원고를 개정 출판하게 해주신 도서출판 의학서원 사장님께 진심으로 고마움을 전한다.

청송 숲 미카엘관 연구실에서

김 남 익

C·O·N·T·E·N·T·S

제 1 부 현대인의 건강과 운동

제 2 부 생활습관병과 운동처방

C·O·N·T·E·N·T·S

제 3 부 특수 목적에 따른 건강과 운동처방

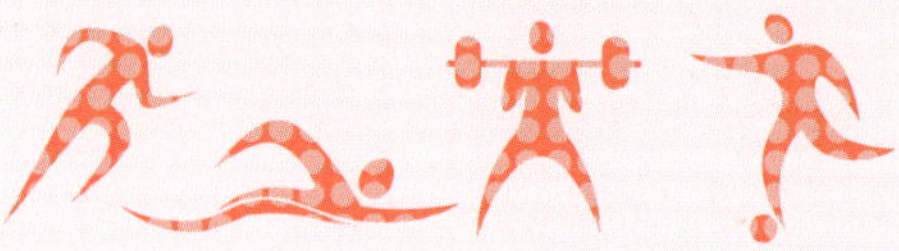

제 1 부

현대인의 건강과 운동

제 1 장 현대사회와 건강

1 건강의 정의

1-1. 건강의 정의

▶ WHO(1969): 신체적, 정서적, 사회적으로 안녕(wellbeing)한 상태
- 1998년 영적 건강(spiritual health)도 포함
- 신체적, 정서적, 사회적, 종교적으로 건강한 상태

▶ 여 성
- 아름다움(미혼)
- 가족의 건강, 자식들의 지식(주부)

▶ 남 성
- 건강미

건강이란 단순히 질병이 없는 상태만이 아니라, 활력이 넘치며 필요한 영양소를 골고루 섭취하고 신체적으로 활기차게 활동하면서 자신에 대한 만족감을 느끼는 것을 의미한다. 현대를 살아가는 현대인에게는 건강이 매우 중요한데, 직장의 업무, 학업, 가정생활, 예술과 스포츠 활동 등에 참여하고 즐기기 위해서는 건강이 꼭 필요하다.

1969년 세계보건기구(WHO)에서는 건강을 "신체적, 정서적, 사회적으로 안녕(wellbeing)한 상태"라고 정의하였으며, 1998년 5월 총회에서 영적인 건강(spiritual health)을 포함시키기 위한 의제가 본격적으로 다루어졌다. 1969년 헌장이 제정된 이후, 건강의 범주를 영적인 건강으로까지 확대시키고자 헌장을 바꾸기 위한 노력은 혁명적 변화로 받아들여지고 있다. 그러나 그 종교적 범위가 너무 광범위해 아직까지 정의를 내리지 못하고 있는 실정이다.

그리고 우리 생활에서 건강의 실제 적용 측면에 있어서는 특별한 방식으로 이용된다. 건강을 느끼고 있는 의미는 성별에 따라 약간의 차이가 있는 것을 볼 수 있는데, 미혼 여성은 "아름다움"을 강조하나, 결혼과 함께 "가족의 건강", 자식에 더 많은 관심을 보이고 정작 관심을 보여야 할 본인의 건강은 뒷전인 경우가 많다. 그렇지만, 남성의 경우에는 대부분 근육질의 건강한 남성을 선호하며 그것이 건강미 넘치는 사람으로 인식되어지고 있다.

따라서 건강은 “신체적, 정서적, 사회적, 그리고 종교적으로 건강한 상태”를 건강한 상태로 정의하여야 바람직하다.

1) 신체적 건강

좋은 신체적 건강을 위해서는 우리의 신체를 잘 관찰하고 건강에 유익한 음식을 섭취하며 휴식을 충분히 취해야 한다. 따라서 우리 몸은 사용하지 않으면 악화되고 너무 무리하게 사용하면 그 기능이 감소되며 적당한 신체활동이 신체기능을 증대, 강화시키는 것이다.

건강을 유지, 증진하기 위한 신체활동은 기본적으로 필요한 조건을 갖추어야 하는데, 첫째, 신체활동으로 건강을 해치지 않고 안전하게 할 수 있는 운동이어야 하며, 둘째, 운동의 수행 결과, 효과가 좋은 것이어야 하며, 셋째, 재미있게 즐길 수 있는 운동이어야 한다. 이러한 운동을 실시하기 전에는 꼭 효과적이고 과학적인 운동처방을 받고 수행해야만 한다.

2) 정서적 건강

정서적 건강은 마음의 상태이고 감정의 표현이다. 또한 정신 건강은 자신의 생각을 분명히 하는 능력과 자신에 대하여 느끼는 태도를 포함한다.

현대인들의 인체는 무기력해지고 있다. 이로 인해 각종 질환에 대한 저항력이 떨어지며 정서가 불안하고 매사에 의욕이 감소되는 등 건강이 점점 나빠지게 되어 현대병인 심장병, 고혈압, 당뇨병 등의 질환이 증가되고 있다.

또한, 정신 건강의 약화로 자살이라는 극단적인 상황으로 진전되는 경우가 많아 현대사회의 문제점으로 대두되고 있다.

1-2. 건강과 긍정적인 생각

▶ 건강한 사람의 기준

★ 옛 조상들의 지혜: 신(身), 언(言), 서(書), 판(判)

▶ 부정적인 생각들

1. 우리 가족은 가난해!
2. 우리 학교는 좋은 학교가 아니야!
3. 나는 머리가 나빠!
4. 나는 몸이 허약해서 아무 것도 못해!

★ 김기창 화백과 바이얼리스트 프랭크린

옛 선조들은 신(身), 언(言), 서(書), 판(判)이 조화롭게 갖추어진 사람을 건강한 사람의 척도로 삼았다. 현대사회의 건강의 개념과 비교해볼 때, 신(身)은 신체적인 건강을, 언(言)은 모든 행위에 있어서 언행을, 서(書)는 지식을, 판(判)은 상황에 맞는 현실적인 판단을 내릴 때 건강하다고 하였다. 그만큼 정서적인 건강을 강조하였는데, 명석한 판단은 건강한 정신에서 나온다는 선조들의 지혜를 엿볼 수 있다.

현대생활을 영위하면서 모든 일에 부정적인 생각들보다는 긍정적인 마음가짐을 갖는 것이 건강을 지키는 지름길이다.

"우리 가족은 가난해!"보다는 이 정도면 다른 사람들보다는 가난하지 않아, "우리 학교는 좋은 학교가 아니야!"보다는 "우리 학교보다 떨어지는 학교들이 더 많아"로, "나는 머리가 나빠!"보다는 "더 노력하면 머리 좋은 사람과 대등하게 생활할 수 있어"로 "나는 몸이 허약해서 아무 것도 못해!"보다는 "더 열심히 운동을 하면 건강한 신체를 유지할 수 있어" 등으로 생각을 바꿔 먹는다면 정신력이 더 좋아져 건강하게 살 수 있을 것이다.

항상 긍정적인 생각으로 장애의 어려운 상황을 극복하고 화가로서 성공한 김기창(운보) 화백은 오늘을 살아가는 젊은이들에게 큰 교훈으로 받아들여지고 있다. 김기창 화백은 7세 때 장티푸스로 청각을 잃었으나, 모친의 극진한 보살핌으로 학업과 그림을 익혔다. "가을", "보리타작", "새와 여인", "소와 여인", "군마도", "바보화조" 등 유수한 작품을 남겼으며, 외국의 유명인들 중에서 플랭크린도 장애를 딛고 바이얼리스트로 성공한 인물 중의 한 사람이다. 이렇듯 부정적인 생각보다는 긍정적인 생각이 어떤 어려운 상황에서도 극복할 수 있다는 좋은 예인 것이다.

3) 사회적 건강

사회적 건강은 남을 이해하고 자신의 맡은 역할을 잘 수행할 수 있는 능력이다. 가족, 학생, 직장인 등 각자의 하고자 하는 역할을 잘 수행했을 때, 자신의 발전, 국가의 발전을 가져올 수 있다. 그리고 다른 사람들과 조화를 이루어 사는 상태이며 사회적 건강은 가족, 친구, 사회일원과 얼마나 잘 어울려 지내는가를 포함한다.

4) 종교적 건강

"믿음이 강해야 병(病)이 잘 낫는다."고 Archives of Internal Medicine 학회지에 발표하였는데, 이는 투병자가 종교적으로 심리적 갈등이나 불안감을 갖게 되면 죽음의 위험을 높이는 결과를 가져올 수 있다고 주장하였다. 병원에 입원 중인 노인 596명을 대상으로 종교적 믿음을 조사하고 2년 뒤의 건강상태를 비교하는 방식으로 연구를 진행한 결과, "신(神)이 나를 버렸는지 모른다.", "신이 나를 사랑하는지 의심스럽다.", "악마가 나의 병을 가져왔다." 등으로 답변을 한 환자들은 종교적으로 강한 믿음을 표명한 환자들보다 사망률이 더 높은 것으로 나타났다.

그리고 "종교적 신념이 혈압을 떨어뜨린다."고 예방의학회지에서 발표하였다. 이는 종교적 신앙이 스트레스 수준을 낮추고 종양과 질병에 대처하는 능력을 고양시킨다고 보고하고 있다.

그러나 전 세계에 종교의 수는 무수히 많으며, 그중에 잘못된 종교관을 가지고 있는 사람들 중에는 종교 생활을 통해 이성이 상실되고 극단적인 행동을 취하는 종교단체들로 인해 사회적으로 큰 문제가 되고 있다.

믿음과 관련된 한 연구에서 환자에게 치료할 수 있다는 신념을 주어 치료하고자, 위약효과(placebo effects)를 실험하였는데, 해당 치료약이 아닌 소화제를 투여하고 이 약은 본인의 치료에 특효약이라고 말했을 때, 그 환자의 질병이 치료되었다고 하였다. 그만큼 환자 본인의 믿음과 정신력이 질병까지도 막을 수 있는 것을 알 수 있다.

2 건강의 결정요인

1-3. 건강의 결정요인

- ▶ **유 전**: 연령, 성별, 가계 병력
- ▶ **환 경**: 도시, 농촌, 기후환경, 근무 환경, 문화
- ▶ **행 위**: 음주, 흡연, 영양섭취, 약물 남용, 신체활동, 운동부족 등

건강의 결정요인으로 크게 유전, 환경, 그리고 행위에 의해 결정된다. 먼저 유전적인 요인은 개인의 의지에 의해서 조절될 수 없는 요인으로 나이와 성별, 그리고 가계 병력이 있는데, 인간은 태어나서 성장하고 어느 정도 시간이 지나면 노화가 진행되며, 노화는 세포나 기관의 퇴화로 이어지고 질병이 오게 된다.

그리고 여성과 남성은 차이가 큰데, 수명, 체지방, 체력 등에서 성차를 느끼게 된다. 여성 호르몬인 에스트로겐은 심장기능을 좋게 하여 수명을 연장시키고, 체지방은 여성이 더 높은데, 이는 필수 지방이 여성이 더 높기 때문이다. 그렇지만 체력은 유연성을 제외하고는 남성에 비해서 여성이 월등히 떨어진다.

직계 가족의 질병 보유는 후손에 큰 영향을 미치게 되는데, 조부모, 부모 형제 등의 직계 가족의 현대병 보유는 50% 이상 자식들에게 나타날 가능성을 가지고 있다.

환경적인 요인 역시 개인의 의지보다는 사회 구성원들의 환경보건이나 위생관리를 통하여 단계적으로 개선되어지는 요인이다. 산업화에 따른 대기 환경이 점점 나빠지면서 오염된 대기 조건하에서 생활할 때 부정적인 영향을 미칠 수 있다. 도심 지역의 경우, 공기오염도와 미세먼지 농도는 건강에 매우 심각한 영향을 미칠 수 있다. 따라서 호흡기 질환과 그에 따르는 합병증에 노출될 수 있으며, 교통 혼잡 시간대의 도로상에서 활동은 혈중 일산화 농도가 4~5% 증가될 수 있는데, 이는 산소섭취능력에 지장을 초래할 수준이라고 한다.

그리고 근무 환경에 따라서 건강에 영향을 미치게 되는데, 지하 근무자, 먼지가 많은 작업장, 냄새가 강한 작업장 등을 들 수 있다. 지하 근무자들과 지상 근무자들의 폐기능 비교에서 지하 근무자들은 폐기능이 저하되어 있었고, 연기에 많이 노출되는 활동적인 소방관들을 대상으로 한, 연구 결과에서 정적 폐활량(VC), 흡기 예비량(IRV), 그리고 1회 호흡량(TV)이 비교 집단에 비해 현저히 낮았다고 하였다.

행위 건강은 일상생활에서 가장 중요한 요인으로 음주, 흡연, 영양섭취, 약물 남용, 운동부족 등을 들 수 있는데, 모든 현대병의 대부분이 잘못된 생활습관에서 온다고 할 수 있다.

이러한 생활습관 중에서 흡연과 운동부족은 건강에 악 영향을 미칠 수 있기 때문에 금연과 규칙적인 신체적 활동으로 건강한 생활을 영위할 수 있다.

1) 사망률도 학력 차

1-4. 못 배우고 소득이 낮을수록 사망 위험 증가

고졸 미만 남성 〉 고졸 이상	1.9배
중간 미만 소득자 〉 중간 이상 소득자	1.62배
육체 노동자 〉 비육체 노동자	1.49배
단순 노무직, 농·어업 고용자 〉 그 외 직업 군	1.54~1.67배

〈5천 가구 분석자료〉 〈자료: 한국노동 페널 조사〉

한국노동 페널 조사에서 5천 가구를 대상으로 조사한 결과, 못 배우고 소득이 낮을수록 사망 위험이 증가하는 것으로 나타났다. 따라서 소득과 학력 불평등이 사망률의 불평등을 야기한다는 것이다. 고졸 미만 남성이 고졸 이상자들에 비해 1.9배 높았고, 중간 미만 소득자에 비해 중간 이상 소득자들이 1.62배 높았으며, 육체노동자에 비해 비 육체노동자들이 1.49배 높았다. 그리고 단순 노무직이나 농어업 종사자에 비해 그 외 직업군이 1.54~1.67배 높았다고 하였다.

따라서 학력, 소득, 직업 그리고 신체활동 등이 우리 건강에 크게 영향을 미치는 요인으로 작용하는데, 이는 활발한 두뇌활동과 질병을 예방하고 관리하기 위한 의료 해택, 그리고 무리하지 않고 중정도의 적당한 신체활동에 있다고 할 수 있다.

2) 도시별 이산화질소와 미세먼지

1-5. 세계 도시별 이산화질소 및 미세먼지 농도

▶ 도시별 이산화질소 및 미세먼지

도시	이산화질소(ppb)	미세먼지(㎍/㎥)
서울	0.037	71
뉴욕	0.027	28
도쿄	0.027	40
파리	0.025	24
로마	0.034	60

▶ 먼지가 건강에 미치는 영향

농도(㎍/㎥)	노출시간	영 향
80–100	장시간	사망률 증가
100	장시간	만성 기관지염 발병률 증가
100–135	장시간	만성 호흡기 질환자 사망률 증가
130 이상	장시간	15세 미만 어린이 기도 질환 발생 증가
150–350	장시간	폐기능 손상
150	24시간	병약자, 노인의 사망 증가
300 이상	1시간	병약자, 노인의 사망 증가 기관지염 환자의 증상 급성 악화

〈2001년 기준〉 〈자료: 환경부, 국립환경연구원〉

경제협력개발기구(OECD) 회원국의 주요 도시 중 가장 대기오염이 심한 곳이 서울인 것으로 환경부가 발표하였다. 이를 일본의 도쿄 수준으로만 개선한다면, 서울 시민의 평균 수명이 3년 이상 늘어날 것이며, 갑자기 공기가 나빠진데 따른 건강 악화로 조기에 사망하는 사람의 수도 연간 1,000명 가까이 줄일 수 있다.

미세먼지는 자동차에서 배출되며, 중금속이나 발암물질이 다량 함유돼 있어 건강에 위험요소가 된다. 서울 지역에서 미세먼지 오염도가 ㎥당 10㎍이 증가하면 급성 영향에 의한 조기 사망자가 연간 전체 사망자의 0.5%인 189명 정도가 될 것으로 추산된다.

먼지에 장기간 노출되었을 때 나타나는 영향을 국립환경연구원에서 조사하였는데, 80~100㎍/㎥의 먼지농도는 사망률이 증가하고, 100㎍/㎥은 만성 기관지염 발병률 증가하며, 100~135㎍/㎥은 만성 호흡기 질환자 사망률 증가한다. 130㎍/㎥ 이상 장기간 먼지에 노출되면 허약자나 15세 미만 어린이의 기도 질환 발생이 증가하고, 150~350㎍/㎥의 먼지 농도는 폐기능 손상시킨다. 그리고 24시간 동안 150㎍/㎥의 먼지 농도 노출은 병약자, 노인의 사망이 증가되고 1시간 동안 300㎍/㎥의 먼지는 병약자, 노인의 사망 증가, 기관지연 환자의 증상 급성 악화된다.

그리고 아황산가스는 주로 발전소, 산업장, 쓰레기 소각장, 자동차에서 발생하는데, 이것이 산화되어 형성하는 황산방울(sulfuric acid)은 아황산가스보다 30배나 강한 독성 자극을 나타내어 기도의 손상을 일으키고 천식 등 호흡기 질환을 악화시킨다. 이러한 황산화물은 대기 분진의 5~20%를 구성하며 그 지역의 대기오염 정도에 중요한 지표로 사용된다. 아황산가스의 환경 기준은 연평균 0.05ppm이고 1년에 3회 이상 초과하는 위험한 상한치는 0.15ppm이다. 24시간 평균 아황산가스 수치가 0.03ppm이면 만성기관지염 환자가 증가하고 0.01ppm이면 찬 공기를 흡입할 때 천식증세가 나타나며, 0.25ppm이면 운동 시 천식증세가 유발, 1ppm 이상이면 지역 주민의 1%에서 천식증세가 나타나는 등 심각한 증상이 나타나므로 환경보전에 힘을 더욱더 기울여야 할 것이다.

3) 침상생활의 생리적 변화

1-6. 침상 일수에 따른 생리적 변화

침상일수	증 가	감 소
3일	소변량, 소변염화, 헤마토크리트	소화액 분비, 혈당, 혈류
7일	혈장 글로빈, 피브리노겐, 청각력	시각력, 질소 균형치
15일	심박수, 청각력, 열의 감수성	골밀도, 심장 용적, 부신피질호르몬

★ QOL(quality of life)을 높이기 위해서는 생활태도와 습관을 변화

건강을 유지하면서 오래 살기 위해서는 운동을 실천하는 것이 무엇보다 중요하다. 운동이 부족하여 체력이 저하된 경우로는 장기간의 침상생활과 우주비행, 선상생활 등이 대표적이라고 할 수 있다.

이 중에서 장기간의 침상생활은 일수에 따라서 변화를 보이는데, 3일은 소변량, 소변염화, 헤마토크리트의 증가와 소화액 분비, 혈당, 혈류의 감소를 가져온다. 7일은 혈장 글로빈, 피브리노겐, 청각력의 증가와 시각력, 질소 균형치가 감소되며, 15일 신체활동 없이 침상생활은 심박수, 청각력, 열의 감수성이 증가되며 골밀도, 심장 용적, 부신 피질 호르몬이 감소된다. 이렇듯 장기간 침상생활은 모든 생리적 기능에 나쁜 영향을 미쳐 근육 쇠약과 골

밀도 감소 및 순환기계를 악화시킨다.

이러한 비 활동은 하루에 근육의 중량이 8g, 최대 산소섭취능력이 0.8%, 일주일에 뼈의 칼슘이 1.54g, 그리고 혈장량이 10~15%의 감소를 가져온다.

따라서 생활의 질(quality of life)을 높이기 위해서는 무엇보다도 생활태도와 습관의 변화가 매우 중요하다.

3 운동과 건강의 관련성

1) 운동의 필요성

1-7. 운동의 필요성

- ▶ 활동 욕구의 충족
- ▶ 심신의 정화 기능
- ▶ 신체의식의 증진
- ▶ 체력의 향상

활동욕구를 충족시켜 주어야 한다. 인간의 기본적인 욕구 중에 활동의 욕구가 있어서 장기간 움직임을 제한한다면, 신체적 정신적인 장애가 올 수도 있다. 움직이지 않고는 견딜 수 없는 것이 인간인 것이다. 따라서 일상생활의 환경에서 벗어나 여가 및 레크리에이션 활동을 통해 에너지를 발산함으로써 인간의 기본적인 활동 욕구를 충족시킬 수 있는 것이다.

심신의 정화기능의 역할을 한다. 어떤 활기찬 운동에 참여하여 땀을 흘리고 난 후, 또는 등산으로 그 산의 정상을 정복한 후, 그 쾌감은 이루 말할 수 없이 상쾌하다. 이는 신체활동을 통해 우리 몸의 노폐물 제거와 신진대사가 원활하게 이루어졌다는 증거이고 각 기관에 충분한 산소를 공급한 결과로 나타나는 것이다.

신체의식을 증진시킨다. 규칙적인 신체활동은 우리 인체를 정상적으로 잘 조절하여 질병에 걸리지 않게 해주는 역할을 한다. 따라서 규칙적인 운동은 우리 몸의 바이오리듬과 컨디션을 조절하여 신체의 상태를 악화되는 것을 예방하게 된다.

체력의 향상을 꾀해 건강한 생활을 할 수 있게 한다. 체력에는 신체 내부 및 외부로부터 스트레스에 대항하는 방위체력과 적극적으로 행동하는 행동체력이 있다. 운동을 통해서 체력이 강해진다는 것은 질병으로부터 우리 신체를 보호하고 예방할 수 있는 면역력 및 저항력이 강해진다는 의미이다.

2) 운동의 효과

1-8. 운동의 주 효과와 관련 효과

주 효과	관련 효과
심혈관계 기능 개선	- 심근력 강화 및 심박수 감소 - 뇌의 산소 공급량 증가 - HDL-C 증가, LDL-C 감소 - 동맥경화 발생 지연 - 혈액 산소 운반 능력 증가 - 고혈압의 개선 - 심장병 발병 위험 인자의 감소 - 말초 혈액 및 관상동맥 순환 개선
근력 및 근지구력 증가	- 작업 효율 증가 - 고강도 훈련 후, 회복력 증가 - 요통 발병 인자 감소 - 근 손상률 감소
체지방량 감소 및 제지방량의 증가	- 작업 효율 증가 - 질환 이환율 감소 - 외모 개선

규칙적인 신체활동으로 나타나는 운동의 효과는 대표적으로 심혈관계 기능 개선, 근력 및 근지구력 증가, 체지방 감소 및 제지방량의 증가를 들 수 있다. 그 외에도 신체활동은 한 가지에 편중된 효과만 나타나는 것이 아니라, 여러 가지 부수적인 효과가 크게 나타난다. 따라서 체중조절을 위한 운동 참여는 체지방 감소와 동시에 심폐기능과 근력의 증가를 가져와 심혈관계 기능 및 근지구력 개선, 대사기능의 개선, 그리고 건강에 대한 전반적인 관심 제고와 태도 변화에 도움을 준다.

1-9. 조선 왕, 평균 수명 47세

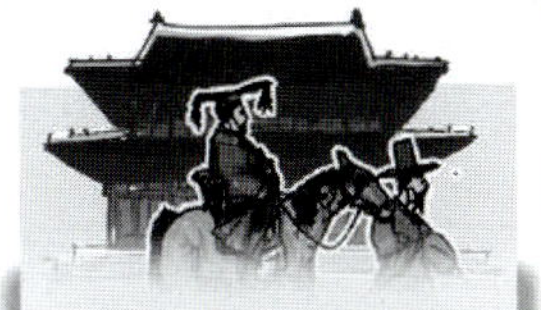

조선조 왕들의 사망원인

사망원인	왕
뇌출혈(중풍)	태조, 정종, 태종
당뇨병	세종, 숙종
소화기계 감염	중종
폐렴	선조, 영조
패혈증(종기)	문종, 성종, 효종, 정보, 순조
전염병	연산군, 현종, 경종
자살	단종
만성질환	세조, 인조
결핵의증	인종, 명종
기타	예종, 광해군, 헌종, 철종

- ▶ **원 인** : 영양과다, 운동부족, 과로
- ▶ **종 기** : 손의 청결(손을 안 씻음)
- ▶ **영 조** : 82세 생존 – 소박한 생활, 인삼보양

출처: 김정선(2005). 서울대 대학원 논문

인간은 지구상 생명진화 역사의 '최신작'이다. 생물학자 앙드레 지오르당은 '내 몸의 신비'라는 책에서 우리의 몸은 기적이라고 강조한다. 사람의 몸은 40조 내지 60조의 세포로 구성되어 있다. 또 각 세포는 1천억 개의 분자로 이루어져 있다. 거의 무한대인 이들 구성요소가 믿을 수 없을 정도로 정교한 생명현상을 빚어내고 있다는 것이다.

화려한 절정인 꽃은 곧 시들어 땅에 떨어진다. 인간도 마찬가지다. 불교는 생로병사를 고(苦)라고 가르친다. 생명의 모순이며 이율배반이다. 천하를 통일한 진시황은 불로초를 구했지만 49세의 나이로 죽었다. 영웅 알렉산더는 미물인 모기에 물려 32세의 나이로 세상을 떠났다. 의학적인 면에서 보면 인간의 역사는 곧 질병 극복의 역사이다.

"한 가지 병이 겨우 나으면 한 가지 병이 또 생기니 나의 쇠로함이 심하다." 비만으로 여러 질병에 시달렸던 세종의 한탄이다. 숙종은 "느긋하지 못한 성격으로 노심초사하며 식사도 때를 어겨 노췌하고 현기증이 있다"고 말했다. 늙음과 질병의 고통과 안타까움은 왕이라고 예외가 아님은 물론이다.

서울대 의대 대학원 김정선의 박사학위논문 '조선시대 왕들의 질병치료를 통해 본 의학의 변천'이 눈길을 끈다. 태종은 류머티즘성 관절염으로 추정되는 '풍질(風疾)'로 고통을 받았고, 오랜 전쟁에 시달린 선조는 편두통으로 고생했다. 조선왕들에게 가장 흔하면서도 위험한 질병은 손을 안 씻는 데서 오는 종기였다고 한다.

화병(火病), 상심(傷心) 등 스트레스성 질환도 빠질 수 없다. 왕들의 사망원인은 태조, 정종, 태종이 뇌출혈(중풍), 세종, 숙종이 당뇨병, 선조, 영조는 폐렴, 문종, 성종, 순조는 패혈증(종기), 연산군, 현종, 경종은 전염병 등이라고 한다.

그러나 영조는 조선 왕조 중에서 가장 장수한 임금님으로 알려지고 있는데, 82세까지 생존하였고, 소박한 생활과 인삼으로 보양을 하였다고 한다.

최고의 의료와 식생활을 누렸던 조선 왕들의 평균 수명은 47세라고 한다. 이는 과다한 영양섭취, 운동부족, 과로와 스트레스 등 현대 성인병의 원인과 일치한다는 분석이다. 합리적인 식생활, 지속적인 운동, 그리고 효율적인 스트레스 관리는 예나 지금이나 변함없는 건강의 길인 것이다.

3) 여성과 건강

1-10. 여성 건강의 중요성

- **부계사회:** 가정, 기업 등
- **내조자, 보조자**
- **직장 여성:** 가사, 육아, 재테크 등; 2중, 3중 고
- **고령 여성의 증가:** 전문의료 확충

전통적으로 우리 사회는 부계사회를 고수하는 가정이나 기업 등이 존재하고 있다. 따라서 남성위주의 생활에서 오는 여성들의 스트레스 등 전반적인 건강에 악 영향을 미치고 있고, 여성들은 남성들의 내조자, 보조자로서 남여 불평등의 현상을 나타내고 있는 것이다.

그리고 직장 여성은 일반 주부에 비해 더욱 건강에 영향을 많이 미치는데, 직장 생활의 스트레스에 가사, 육아, 재테크 등으로 2중, 3중고를 겪고 있는 것이다. 따라서 가정과 자식의 건강도 중요하지만, 우선적으로 자신의 건강에 더 충실해야만 한다.

현대사회의 특징 중의 하나가 수명의 연장으로 고령화되어 가고 있다는 것이다. 그중에서 고령 여성의 비율이 증가되어 이에 합당한 전문의료 확충이 절실히 필요하다.

1-11. 여성 건강에 영향을 주는 요소

- ▶ 남성의 성적 대상으로서의 인식
- ▶ 남성에 비해 열등한 존재로서 인식
- ▶ 남성 보조자로서의 인식
- ▶ 여성 스스로 순응하는 존재

여성들의 신체적, 정서적, 사회적인 건강에 미치는 주된 요소들은 여성들의 사회 참여 기회가 많아짐에 따라 더욱 광범위해지고 있다. 그렇지만 여전히 전통적인 가치관에서 출발된 원인의 경우가 많은데, 이는 남성의 성적 대상으로서의 인식, 남성에 비해 열등한 존재로서 인식, 남성 보조자로서의 인식, 여성 스스로 순응하는 존재의 요인을 들 수 있다.

이러한 전통적인 사고와 생활습관에서 벗어나 사회 활동에 적극참여하고 개인의 건강은 개인 자신이 지켜야 하며, 스트레스 관리 및 운동과 섭식의 중요성을 인식하여야 한다.

1-12. 여성 건강 문제의 교육 범위

- ▶ **생활양식:** 섭생, 스트레스 관리, 골격 유지, 유해물질(술, 담배, 약물)의 기피, 운동
- ▶ **생 식:** 산전, 산후 자기 관리, 태교, 안전 분만, 가족계획
- ▶ **예 방:** 조기진단, 감염예방, 암(자궁, 유방) 예방, 성인병 예방

성인 여성들의 건강 교육 수행 시 포함되어야 할 항목들로는 성과 생식, 성장과 발육, 출산과 모성, 여성 삶의 질 향상, 사회 문화적 특성과 상호작용, 규칙적인 신체활동 참여 그리고 환경과의 조화 등의 요소들이 다양하게 다루어져야 한다.

먼저 생활양식 측면은 섭생, 스트레스 관리, 골격 유지, 유해물질(술, 담배, 약물)의 기피에 관한 문제점의 내용이 포함되며, 가장 중요한 신체활동인데, 가족 단위의 신체활동이 다루어져야 한다.

생식 측면은 산전, 산후 자기 관리, 태교, 안전 분만, 가족계획 등이 포함된다. 그리고 예방 측면은 조기진단, 감염예방, 암(자궁, 유방) 예방, 성인병 예방 등이 여성들의 건강관련 교육의 범위가 포함되어야 한다.

4) 세대별 건강관리법

1-13. 세대별 신체적 특징 및 건강관리법

20~30대	40대	50대	60대
(체형에 변화가 오는 시기) - 지방 - 유산소운동: 칼로리 소모를 늘린다. - 웨이트 운동 - 식단: 채소	(기초대사량이 저하되는 시기) - 근육↓ 지방↑ - 강도 높은 유산소운동, 근육유지 - 웨이트 - 비타민 D, 항산화제 섭취	(호르몬 저하로 근육량이 줄고 뼈가 약해지는 시기) - 에스트로젠, 테스토스테론 감소 - 심폐기능 강화 - 호르몬치료 - 채소, 곡류, 과일: 동맥경화 예방	(연골이 퇴화하고 심폐기능이 떨어지는 시기) - 관절, 심혈관, 뇌졸중 증가 - 속보, 수영, 자전거: 안전, 지속 - 균형식단백질 보충

20~30대는 체형의 변화가 오는 시기이다. 복부, 둔부, 허벅지, 팔 뒤쪽에 지방이 늘어나기 시작한다. 따라서 유산소 운동으로 칼로리 소모를 늘리고 부위별 웨이트 트레이닝으로 부분 비만에 대처해야 한다. 덤벨로 근육을 키우려면 Set와 반복 횟수를 강하게 설정하여 실시하고 식단을 육류에서 채소 중심으로 바꾼다.

40대는 기초 대사량이 떨어지는 시기이다. 근육이 줄고 체지방률이 높아지므로 강도 높은 유산소 운동으로 칼로리 소모를 늘리고 근육을 유지한다. 덤벨은 1RM(one repetition maximum)의 50~80% 3set 8~12회 정도 수행할 수 있는 무게를 선정한다. 그리고 노화가 진행되는 시기이므로 비타민 D와 항산화제를 섭취한다.

50대는 호르몬 저하로 근육량이 줄고 뼈가 약해지는 시기이다. 호르몬이 남여 모두에서 감소하는 것이 일반적이고 운동능력이 떨어지기 때문에 심폐기능을 강화하고 웨이트 트레이닝으로 골밀도와 근력을 보강해야 한다. 운동만으로 호르몬 대체가 안 될 경우, 전문의와 상담하여 호르몬 치료를 받는다. 그리고 채소, 과일, 곡류 중심의 식단을 통해 고지혈증과 동맥경화를 막는다.

60대는 연골이 퇴화되고 심폐기능이 떨어지는 시기이다. 관절 질환과 심근경색, 뇌졸중 등 심혈관계 질환이 증가하는 시기기 때문에 속보, 수영, 자전거 등 안전하고 지속적으로 할 수 있는 운동을 선택한다. 그리고 비만, 고혈압 환자는 혈압, 심전도, 혈당을 점검하고 균형식을 하면서 단백질을 강화한다.

5) "건강한 삶" 식단을 먼저 바꿔라.

1-14. 건강한 식단의 원칙

▶ 기름진 음식, 당질 섭취 줄여야
▶ 채소, 저칼로리 곡물에 비중
▶ 생선 견과류는 좋은 지방 많아
※ 음식을 줄이자: 식사 전 사과(80kcal), 스프(150kcal)
※ 넘치는 당: 대사증후군 비만, 고혈압, 당뇨, 고콜레스테롤혈증
※ 좋은 지방은 먹자: HDL-C, 생선, 올리브유, 견과류 - 심장 보호

음식을 줄이자. 신선한 채소와 비교적 칼로리가 적은 곡물을 섭취하는 것이 적정 체중을 유지하는 데 유익하다. 식사 전에 사과(80kcal)나 스프(150kcal)를 섭취하여 식욕을 조절할 수도 있는데, 사과는 섬유질이 풍부해 쉽게 소화되지 않고 스프는 위장을 만족시켜주는 특별한 효과가 있어 식욕을 낮추어 줌으로써 과식을 하지 않게 된다.

현대사회는 당(糖)이 넘치는 시대이다. 시중에 판매하고 있는 식품들은 고도로 가공된 설탕을 많이 사용하는데, 결국 다량 섭취된 당을 체내에서 처리하지 못해 소아 비만, 고혈압, 당뇨, 고지혈증 등을 가진 대사 증후군에 시달리게 된다.

좋은 지방은 먹자. 생선이나 올리브유, 아보카도, 견과류에서 발견된 지방은 인체의 심장을 보호하고 혈중 HDL-C 농도를 높여준다. 반면, 쇠고기, 돼지고기, 버터 등에서 발견되는 포화지방과 제과점에서 만들어진 과자 등에 있는 트랜스 지방은 좋지 않은 지방이다. 주의할 점은 아무리 좋은 지방이라도 많은 양의 섭취는 칼로리나 당분이 단백질에 비해 높기 때문에 지방 섭취가 많은 경우 다른 식품의 양을 조절하는 것이 중요하다.

6) 활동지수

미국과 유럽을 비롯한 세계 모든 국가에서 갈수록 증가하는 비만을 막기 위해 엄청난 예산을 투입하고 있다. 그중에서 프랑스의 보건부 산하 예방, 보건연구소는 엘리베이터나 계단을 이용하고 버스를 기다리는 동안에도 가볍게 걷고 자동차는 약속장소에서 5분 정도 걸을 수 있는 곳에 주차하며 지하철도 한 정거장 앞에서 내려 목적지까지 걸어갈 것을 권고하고 있다. 이 연구소의 취지는 "부지런히 걷는 등 몸을 열심히 움직이면 심혈관계 질환에 걸릴 위험이 절반으로 줄어들고 비만과 암을 예방하는 데 도움이 된다."고 하였다.

1-15. 당신의 활동지수는

요령: 번호별 점수를 합산하여 맨 아래 쪽 판정표로 확인

1. 얼마나 걷나(하루기준)

- 빠른 걸음(시속 6km)으로 걷는 시간은?
  10분: 50점
  20분: 100점
  30분: 150점
  10분 추가 때마다 50점씩 추가
- 느린 걸음(시속 3km)으로 걷는 시간은?
  10분: 30점
  20분: 60점
  10분 추가 때마다 30점씩 추가

2. 집에서 뭘 하나

- 집안청소, 요리, 못질 등
  10분: 30점
  20분: 60점
  10분 추가 때마다 30점 추가
- 정원 가꾸기
  10분: 50점
  20분: 100점
  10분 추가 때마다 50점 추가
- 힘이 많이 드는 집안일(장작패기, 삽질, 곡괭이질 등)
  10분: 60점
  20분: 120점
  10분 추가 때마다 60점 추가

3. 어떻게 움직이나

- 조깅
  10분: 100점
  20분: 200점
  10분 추가 때마다 100점 추가
- 자전거 타기
  10분: 50점
  20분: 100점
  10분 추가 때마다 50점 추가
- 운전
  10분: 15점
  20분: 30점
  10분 추가 때마다 15점 추가

4. 2층 이상 올라가야 할 경우

- 승강기를 탄다: -100점
- 승강기냐 계단이냐 고민한다: -50점
- 계단을 이용한다: +50점

5. 운동유형별

- 골프(케디 없이), 수영: 30분당 150점
- 테니스, 댄스, 농구, 롤러스케이트: 30분당 180점
- 축구, 복싱, 격투기: 30분당 250점

6. 직장에 돌아와 컴퓨터나 TV앞에 앉아 있는 시간

- 1시간 이하: 0점
- 1~3시간: -50점
- 3시간 이상: -250점

7. 여가시간은

- 쇼핑한다.
  10분: 25점
  20분: 50점
  10분 추가 때마다 25점 추가
- 사랑을 한다.
  10분: 45점
  20분: 90점
  10분 추가 때마다 45점 추가

〈판정표〉

- 150점 이하: 참으로 안 움직이는 사람, 건강에 문제가 많다.
- 150~1000점: 활동적인 사람, 건강하다.
- 1000점 이상: 아주 활동적인 사람, 건강이 아주 좋음.

1점은 소비열량기준 1kcal에 해당.

제 2 장 체력, 운동검사 및 건강진단

1 체 력

2-1. 체력이란?

▶ 인간의 활동이나 생존의 기초가 되는 신체적 능력
- 행동체력
- 방위체력
- 정신체력

체력은 인간의 활동이나 생존의 기초가 되는 신체적 능력인데, 행동체력, 방위체력, 정신체력으로 크게 3가지로 나눌 수 있다. 이 중에서 행동체력은 달리고, 뛰고, 던지는 것과 같은 신체적 행동이 포함되고, 방위체력은 물리적, 생물학적, 생리적 스트레스에 대항하여 이길 수 있는 능력이며, 정신체력은 정신적인 스트레스에 대항하여 이길 수 있는 능력이라고 할 수 있다.

1) 체력의 분류

2-2. 체력의 분류

▶ **행동체력**
- 행동을 일으키는 능력: 근력, 근 파워(순발력)
- 행동을 지속하는 능력: 근지구력, 전신지구력
- 행동을 조절하는 능력: 민첩성, 평형성, 교치성, 유연성

▶ **방위체력**
- 물리적 스트레스에 대한 저항력
- 생물학적 스트레스에 대한 저항력
- 생리적 스트레스에 대한 저항력

▶ **정신체력**
- 정신적 스트레스에 대한 저항력

행동체력은 적극적으로 행동하고 활동하는 능동적 능력이며, 운동검사 중에 기초체력 검사가 행동체력에 포함된다. 행동을 일으키는 능력은 근육 및 신경과 관련된 근력, 근 파워의 요인이고, 행동을 지속하는 능력은 근력 및 호흡 순환과 관련된 근지구력, 전신지구력의 요인이며, 행동을 조절하는 능력은 민첩성, 평형성, 교치성, 유연성의 요인이 포함된다.

방위체력은 자극에 견디어서 생명을 유지 발전시키는 수동적 능력이며, 물리적, 생물학적, 생리적 스트레스에 대한 저항력이 포함된다. 물리적 스트레스에 대한 저항력은 추위, 더위, 저 산소, 고 산소, 진동 등의 요인이 포함되고, 생물학적 스트레스에 대한 저항력은 세균, 바이러스, 이종단백, 피로 등의 요인이 포함되며, 생리적 스트레스에 대한 저항력은 공복, 불면, 시차, 운동 등의 요인이 포함된다.

정신체력은 정신적 스트레스에 대한 저항력으로 불쾌, 공포, 불만, 고민, 슬픔 등의 요인이 포함된다. 이 정신체력은 인간의 행동을 분리하기 어렵기 때문에 정신력을 체력의 한 부분으로 간주하고 있다.

2) 운동과 체력 향상

2-3. 운동의 분류

	유산소 운동 (aerobic exercise)	무산소 운동 (anaerobic exercise)
형 태	산소수요≒산소공급	산소수요 〉 산소공급
운동효과	심장, 폐, 혈액기능, 심폐기능 향상	근 기능의 향상
운동종목	걷기(속보), 자전거, 수영, 에어로빅 등	100m 달리기, 웨이트 트레이닝, 역도 등

운동을 통한 체력향상은 건강을 비롯한 모든 측면에서 매우 효과적이다. 이러한 운동은 크게 2가지로 대별되는데, 유산소 운동과 무산소 운동이다.

유산소 운동은 말 그대로 산소가 필요한 운동이고 산소의 수요와 공급이 거의 같은 경우이다. 이 운동은 일반인들의 건강에 유익한 운동의 형태인데, 심장, 폐, 혈액기능, 심폐기능을 향상키는 효과가 있으며, 운동종목으로는 걷기(속보), 자전거, 수영, 에어로빅 등이 있다.

유산소의 반대인 무산소 운동은 산소의 수요와 공급 측면에서 수요가 큰 경우이다. 단거리 선수나 투척 선수의 경우, 폭발적인 힘을 내기위해서는 강한 근 기능을 가져야 한다. 이러한 운동 형태인 무산소 운동 종목으로는 100m 달리기, 웨이트 트레이닝, 역도 등이 포함된다.

2 운동검사 및 처방

1) 운동부하 검사

운동부하 검사의 대표적인 장비로 트레드밀과 사이클 에르고미터가 있다. 이 중에서 트레드밀이 가장 보편화되어 있는 장비인데, 이는 감옥에서 죄수들을 징벌하기 위해 제작되었다고 한다. 트레드밀은 너비가 넓은 벨트로 된 바닥을 모터로 회전시키고, 그 위를 회전 방향과 반대 방향으로 걷거나 뛰는 장비 중의 하나이다. 이러한 트레드밀에 의한 부하검사는 정량적인 부하로 인해 검사의 정확성이 뛰어나며, 운동처방 후 헬스클럽에서 운동하기에도 가장 좋은 기구이다.

운동능력 검사 중에 가장 핵심적인 측정기기인데, 측정 항목은 심박수 및 혈압, 심전도, 산소 섭취량의 변화, 이산화탄소 소비량 등이 측정되고, 안정 시, 운동 중, 회복 시의 심혈관계 변화를 세부적으로 측정한다.

2-4. 운동부하 검사

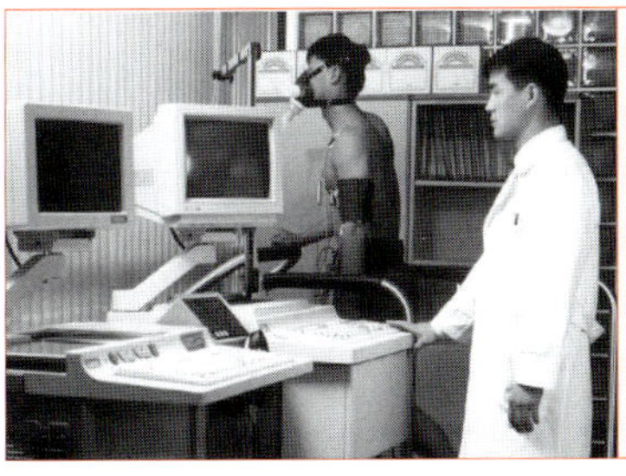

▶ **안정 시 및 운동 중, 회복 시 생리적인 변인을 측정**
- 기기의 구성: 심전도 모니터, 가스 분석기, 혈압 모니터, 트레드밀
- 측정 항목: 심박수 및 혈압, 심전도, 산소 섭취량의 변화, 이산화탄소 소비량
- 특징: 잠재 질환 발견, 운동능력 측정

운동부하 검사의 특징으로는 잠재적인 질환 발견과 각자의 운동능력을 측정하게 된다는 것이다. 대표적으로 심혈관계 질환을 들 수 있는데, 운동 중 심박수, 혈압, 심전도의 변화를 관찰해 개인 각자의 안전한 운동 강도를 설정해줄 수 있다. 또한, 운동선수들의 심폐 지구력 측정을 통해 최적의 운동수행 능력을 측정하여 경기력 향상에도 도움을 줄 수 있다.

또한, 대상자들의 운동능력의 한계를 평가하며, 이 검사의 결과로 운동 강도를 처방해야 할 상한(안전 한계)의 결정에 가장 중요한 정보를 제공한다.

원칙적으로 이 운동부하 검사는 의사 또는 전문교육을 받은 임상 병리사에 의해 기록과 검사를 수행하여야만 한다. 그렇지만, 이 검사는 활동적인 의학검사인 동시에 체력검사로서의 역할을 하기 때문에 국내 의료 센터에서는 훈련된 임상운동사에 의해 검사되어 진다. 따라서 최대(maximal) 운동부하 검사가 아닌 안전한 최대하(submaximal) 운동부하 검사로 실시되며, 심장 질환 보유자, 허약자, 젊고 건강한 대상자 등의 다양한 대상자들의 운동검사 방법에 대해 세부적인 지침을 설정하여 실시하여야 한다.

2) 근 관절 기능 검사

2-5. 등속성 근 관절 기능 검사

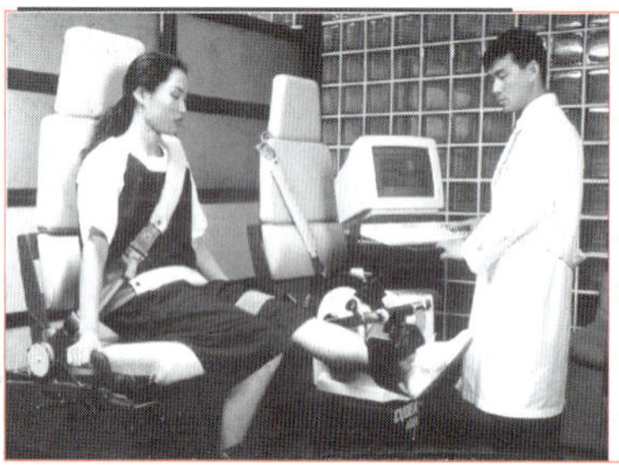

▸ 인체의 18개 관절을 축으로 등속성 근력을 측정

- 측정 항목: 최대 근력, 평균 근력, 일률, 상해발생 비율 등
- 특징: 근력검사와 재활치료를 수행

근력은 생활의 질을 향상시키는 데 중요한 요소로 인정받고 있다. 운동선수뿐만 아니라, 일반인들의 걷기, 물건 이동 및 달리기 등 평상시 활동에 도움을 주는 체력의 요소이므로 우리 일상생활은 근력 수준에 크게 영향을 받는다. 하나의 예로 요통 환자들은 허리 주변의 근육이 약화되어 통증을 호소하게 된다. 그렇기 때문에 복부를 비롯한 허리 주변 근육과 다리의 근력을 강화시켜주는 것이 효과적이다. 8가지 정도의 요통체조를 실시하고 수영운동이나 아쿠아 에어로빅이 효과적이다.

근력의 측정 항목은 악력, 배근력, 윗몸일으키기, 팔굽혀 펴기, 등속성 근력 검사 등이 있다. 이 중에서 등속성 근력은 근파워, 순발력, 지구력을 측정 평가하여 부상의 운동회복이나 요통치료 및 근력 강화를 촉진한다. 또한 굴근과 신근의 조화가 이루어지지 않을 경우에 운동을 시작하면 통증, 부상을 유발하기 때문에 이를 예방하기 위하여 근 관절 기능을 측정하여 처방을 하게 된다.

따라서 활동적인 신체활동과 웨이트 트레이닝은 개개의 근 섬유 크기와 수가 증가하는 근 비대(muscle hypertrophy)를 가져오게 된다. 그러나 여성의 경우 근비대 현상이 남성에 비해 크게 일어나지 않는데, 이는 근비대와 남성 호르몬인 테스토스테론과 밀접한 관계가 있기 때문이다. 반대로 비 활동은 근 위축(muscle atrophy)을 가져오게 되는데, 이는 근육량이 줄어들고 근육의 힘이 약해지는 것으로 근육을 사용하지 않으면 이런 현상이 나타난다. 따라서 장기간 침상생활이나 선상생활은 근위축을 가져오게 된다.

3) 신체조성 분석

2-6. 체지방 검사

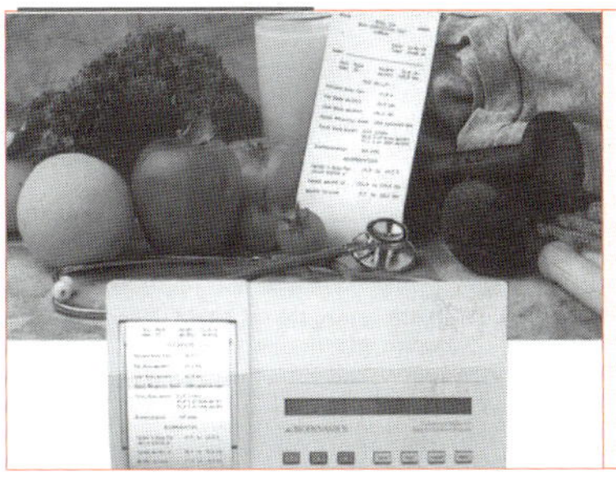

▶ 임피던스 방식에 의한 체지방 측정
- 기기의 구성: 체지방 측정기, 전극 케이블, 전극(Electrode)
- 측정 항목: 체지방률, 체지방 무게, 제지방량, 체액 등
- 특징: 수분함량을 근거로 몸 전체의 체지방량을 측정

신체조성 측정은 수중체중 측정법, 피부 두 겹 두께 측정법, 전기저항 측정법 등이 있으며, 이외에도 초음파 측정법, C. T.측정법 등 정밀한 검사법도 있다. 그러나 가장 정확한 측정법으로는 수중체중 측정법을 들 수 있는데, 수중체중 측정법은 측정하기가 어려운 관계로 편리한 검사법이 많이 개발되어 있는 실정이다. 따라서 이 검사와 얼마나 근접된 오차를 가지고 있는지가 체지방 측정기의 신뢰도를 높일 수 있는 척도가 된다.

현재 신체조성 측정 중에 가장 신뢰도가 높은 측정기기는 임피던스를 이용한 전기저항법(BIA)인 것으로 여러 연구에서 발표되고 있다. 이 측정은 수분 함량을 근거로 하고 있는데, 편안하게 누운 상태에서 손과 발에 4개의 전극을 붙여 우리 몸에 느끼지 못하는 고주파 전류(500kHz)를 신체의 체액과 전해질을 통하게 하여 전도시킴으로써 측정된다. 전류는 신체의 세포액을 통해 흐르며 유리지방(FFA)은 많은 양의 체액과 전해질을 가지고 있기 때문에 보다 전류를 잘 통과하게 한다. 따라서 지방섬유, 체지방이 높을수록 전기적 임피던스(impedance)는 작아진다.

2-7. 성별에 따른 체지방의 임상적 분류 기준

	남 성	여 성
저	10% 미만	20% 미만
정상	10~15%	20~25%
과체중	15~20%	25~30%
고	20% 이상	30% 이상
고도	30% 이상	40% 이상

전기저항 측정법의 테스트 결과를 살펴보면, 남여에 따라 기준의 차이가 있다. 남성은 20% 이상을 비만, 여성은 30% 이상을 비만으로 판정한다. 이 차이는 여성에 있어서 필수지방이 더 많이 포함되어 있기 때문인데, 그 필수지방은 여성의 자궁과 생식과 관련된 기관인 것이다.

전기저항 측정법으로 측정한 일반적인 신체조성 분석 결과, 남성의 경우는 10% 미만을 저지방, 10~15%를 정상, 15~20%를 과체중, 20% 이상을 비만, 30% 이상을 고도 비만으로 평가하게 된다. 반면, 여성의 경우는 차이가 있는데, 20% 미만은 저지방, 20~25%는 정상, 30% 이상을 비만, 40% 이상은 고도 비만으로 평가한다.

그 외에 신체조성 분석은 신장이나 체중을 이용하여 계산법으로도 간단히 알아볼 수 있는데, 이 중에는 표준체중 계산법, 신체질량지수(BMI: body mass index), 허리와 엉덩이 비율(WHR: wrist-to-hip ratio) 등이 있다. 그러나 이 계산법들은 대략적인 신체조성 결과일 뿐, 정확한 신체조성 검사는 전기저항 측정법으로 측정하는 것이 가장 정확하다.

4) 유연성 검사

2-8. 유연성 검사

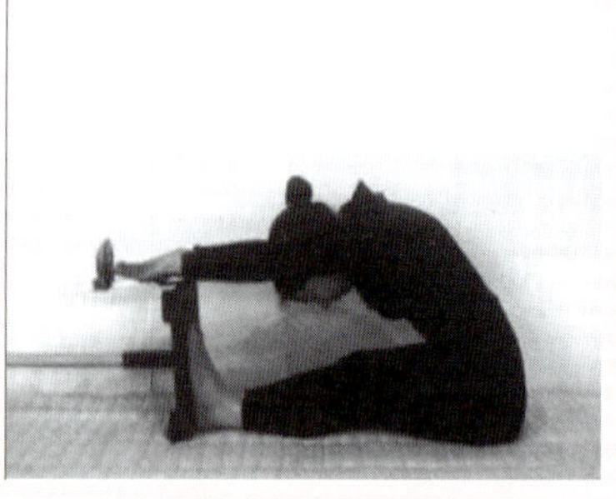

유연성은 체력에 있어서 중요한 구성요소이며 신체 일부나 또는 여러 부위를 넓은 범위로 움직일 수 있는 관절의 능력을 말한다.

유연성 측정 항목은 윗몸 앞으로 굽히기(체전굴), 윗몸 뒤로 젖히기(체후굴), 앉아 몸 앞으로 굽히기, 몸통의 유연성, 어깨, 손목 유연성, 어깨 돌리기 테스트, 발목 유연성 측정이 있다.

몸이 부드럽고, 유연하다는 것은 외부의 스트레스로부터 적절히 대응할 수 있으며, 따라서 상해를 예방할 수 있다는 것이다. 그리고 기초체력 중 유일하게 여성이 남성에 비해 우수한 체력요소 중에 하나이며 스트레칭, 유연성 체조로 몸의 유연함을 향상시킬 수 있다.

5) 운동처방

2-9. 운동처방 프로그램의 구성

▶ **12주, 24주 프로그램 제공**

1) 12주	2) 24주
–초기 훈련기; 1~2주	–초기 훈련기; 1~4주
–향상 훈련기; 3~8주	–향상 훈련기; 5~16주
–유지 훈련기; 9~12주	–유지 훈련기; 17~24주

▶ **트레드밀, 자전거, 걷기 프로그램 제공**

–질환, 연령, 성별 등에 따라 초기 운동 강도 차등 적용

▶ **근력 및 저항성 트레이닝, 준비운동, 정리운동 제시**

상기에 서술된 운동검사와 의학적인 검사 결과를 종합하여 운동처방 프로그램이 제시되는데, 일반적으로 12주나 24주간의 운동 프로그램으로 구성된다. 프로그램은 초기 훈련기, 향상 훈련기, 유지 훈련기로 나누어 실시하여야 체력의 향상과 건강증진을 꾀할 수 있고, 지속적이며 주기화 프로그램을 적용하여야 효과적이다.

모든 프로그램은 기초적인 의학검사, 운동부하 검사 결과를 토대로 각자의 질환의 유·무, 연령, 성별 등을 세부적으로 고려하여 적합한 운동 강도, 운동 빈도, 운동시간, 운동형태를 설정한다. 그리고 단계별 운동 계획을 수립하여 체계적인 운동을 실시하여야 하는데, 일일 계획(하루 중에 적절한 운동시간을 설정), 주간 계획(2주 단위로 강도를 증가), 연간 계획(주기화 원리에 기초를 두고 초기 단계, 향상 단계, 유지 단계)을 세부적으로 작성하여 적용한다.

무엇보다도 안전하게 프로그램을 수행할 수 있기 위해서는 준비운동 5~10분, 본 운동에 있어서 유산소 운동 20~60분, 근력 및 저항성 운동 10~20분, 정리운동(스트레칭) 5~10분으로 구성되게 한다.

3 건강진단

2-10. 건강진단의 개요

- ▶ **목적**: 현재 건강 상태, 질환의 조기발견 및 예방, 질환의 치료
- ▶ **대상**: 전 국민, 움직임이 가능한 사람
- ▶ **예후**: 추적관찰을 통해 질환 예방, 30대 이상부터 1년에 1번 이상 진료

종합 건강검진의 목적은 현재의 건강 상태나 질환의 조기발견 및 예방, 질환을 치료하는데 있다. 그리고 검진을 받을 수 있는 대상은 전 국민이 해당되며, 움직임이 가능한 사람이면 누구나 가능하다. 또한, 추적 관찰을 통해 질환을 예방하기 위해서는 30대 이상부터 최소한 1년에 1번 이상 진료를 받아 질병을 예방할 수 있다.

건강진단 시 꼭 알아야 할 사항은 다음과 같다.

① 건강진단에는 반드시 의사의 진찰소견과 상담이 함께 포함되어야 의미가 있다.

② 모든 사람에게 종합검사라는 이름으로 똑같은 검사를 받게 하는 건강진단은 옳지 않다.

③ 첨단기술을 동원한 비싼 검사를 한다고 더 좋은 건강진단이 되는 것은 아니다.

④ 여러 가지 다양하고 복잡한 종합검사를 매년 똑같이 반복하는 것은 전혀 불필요한 일이다.

⑤ 건강진단이 정확하게 되기 위해서는 한 순간의 진찰소견이나 검사결과보다 지속적인 경과 관찰 또는 변화 여부를 보는 것이 필요하므로 한 곳에서 꾸준히 받는 건강진단 결과가 더욱 큰 의미가 있다

4 건강진단 항목 소개 (출처: 세브란스병원 건강증진센터)

◎ 방문, 접수, 수납

- 방문 기록지를 작성한 후, 가지고 온 준비물을 제출해 주시고 검진 도우미의 안내를 받는다.
- 검진과 관련된 비용을 수납한다.

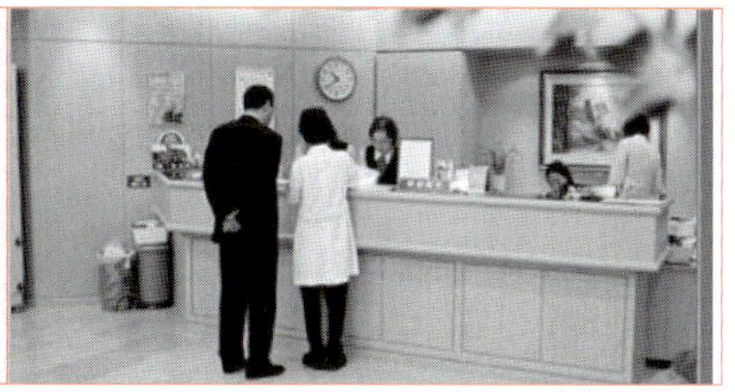

◎ 탈의(검사복)

- 검사를 받기 전, 탈의실에서 검사에 적합한 가운으로 갈아입고 검진을 시작한다.

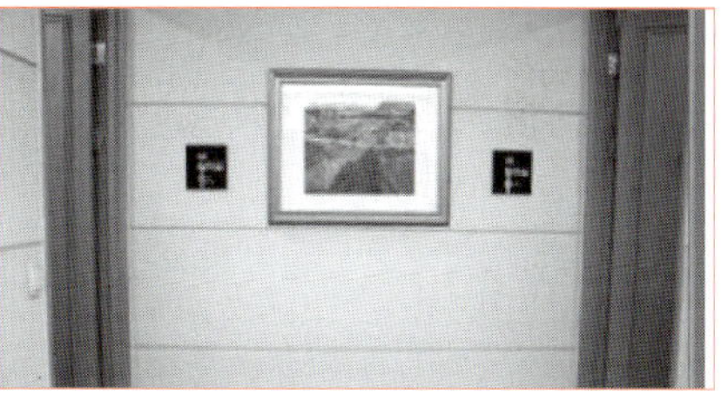

◎ 문진

- 내과 선생님과의 상담을 통하여 건강 이상 증세를 파악하고, 과거, 현재 병력을 상담한다.
- 종합 검사에 대한 의문점을 상담한다.

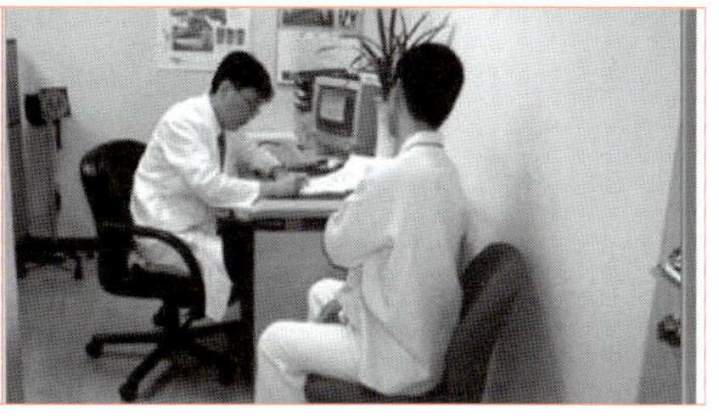

◎ 신체계측, 체성분, 혈압, 체온 측정

- 고혈압 및 저혈압, 빈맥과 서맥 유무, 체온을 확인한다.
- 신체조성 분석: Inbody를 이용하여 신체 구성 성분을 측정. 근육량, 체지방량, 체지방율, 제지방량, 복부지방률 등을 측정한다.

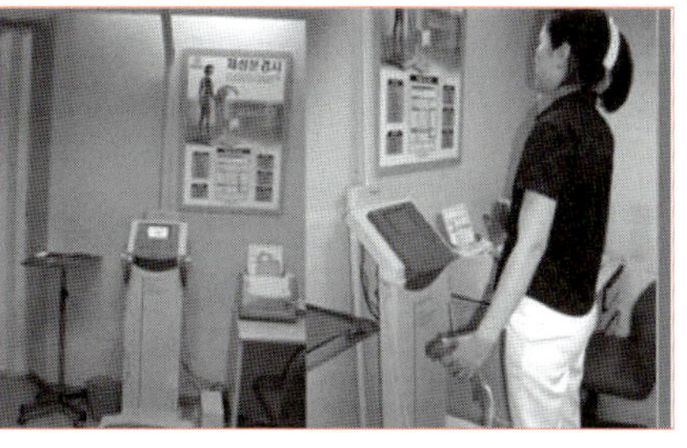

◎ 혈액 및 소변검사

- 일반 화학 검사: 당뇨, 간기능, 신장기능 등
- 일반 혈액 검사: 적혈구, 백혈구, 혈소판 등
- 면역 혈청 검사: 간염, AIDS, 류마치스 인자 등
- 혈액형 검사: ABO, Rh.
- 종양 혈청 검사: 췌장, 난소, 전립선, 간, 대장
- 소변검사: 혈뇨, 농뇨, 단백뇨 등
- 대변검사: 잠혈, 기생충검사

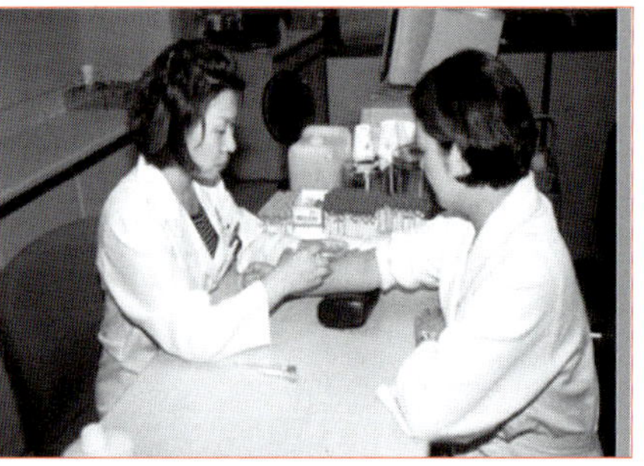

◎ 안과 검사

- 시력검사: 나안과 교정시력을 측정
- 안압검사: 안구내압을 측정하여 녹내장 진단
- 안저 촬영: 동공을 통하여 눈의 내부를 촬영하여 망막, 시신경 유두, 맥락막, 유리체 등을 관찰하는 것으로서 녹내장, 백내장, 망막질환 등과 관련된 이상 소견을 확인한다.

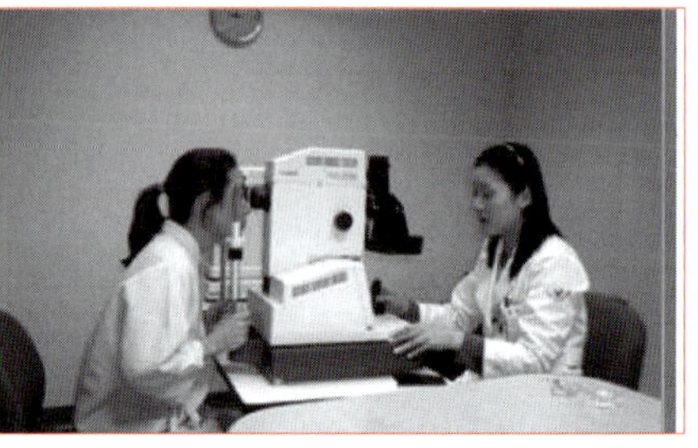

◎ 폐기능 검사

- 호흡 시 공기를 들이쉬고 내쉬는 양을 측정하여 호흡능력을 평가하는 검사이다.
- 천식, 기관지염, 폐렴 등 호흡곤란 관련 질환을 진단하는 데 도움을 준다.

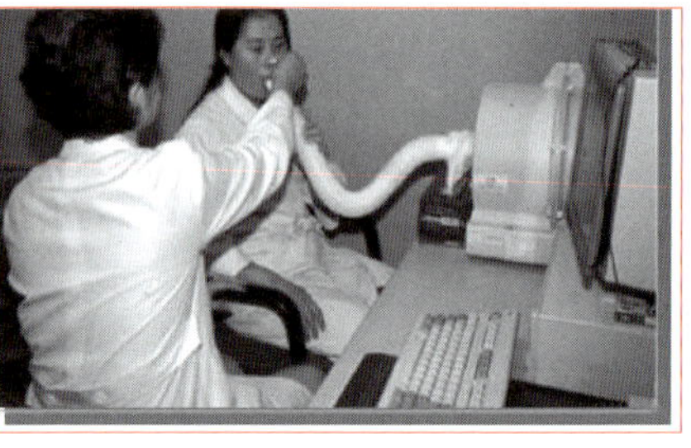

◎ 흉부 X-ray 검사

- 간단한 X선 촬영 검사이지만 흉부에 관한 많은 질환 정보를 얻을 수 있음
- 대상 질환
  - 폐: 폐결핵, 폐렴, 기관지염, 폐암 등
  - 심장: 심비대, 동맥경화에 의한 사행 대동맥 등
  - 기타: 흉추의 변형, 흉곽 측만, 늑골 골절상태 관찰

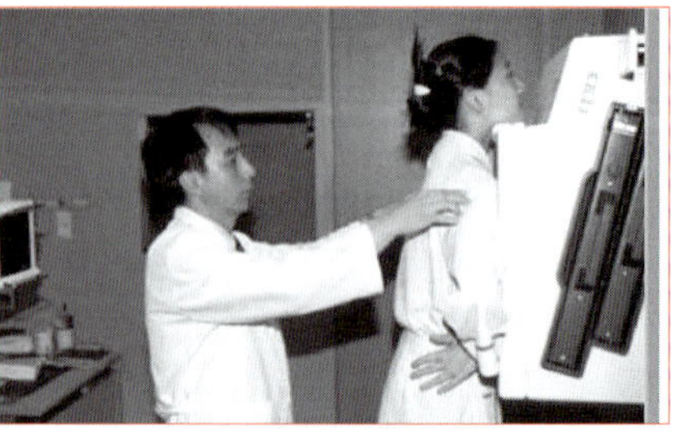

◎ 유방 X-ray 검사

- 유방을 X선으로 촬영하는 특수검사로써 만져지는 몽우리가 없고, 특별한 증상이 없어도 유방암 조기발견을 위해 1년에 한 번은 정기적인 검사가 필요
- 검사 대상: 만 30세 이상의 여성, 마지막 유방촬영 후 최소 1년 이상 경과한 여성

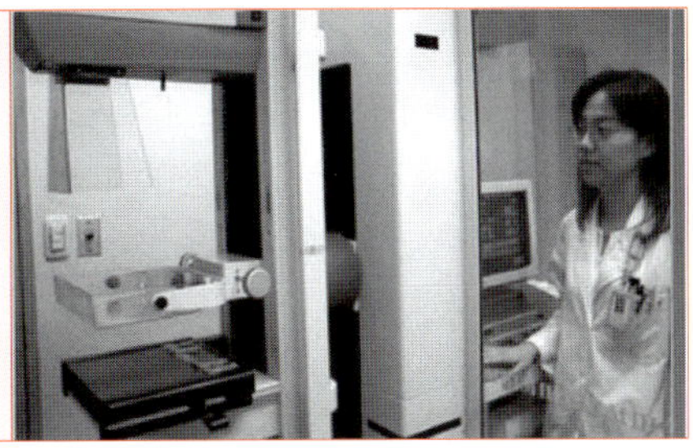

◎ 복부 초음파 검사

- 초음파를 이용하여 복부 내의 장기인 간, 담낭 및 담도, 췌장, 신장, 비장의 질환유무를 진단하는 검사.

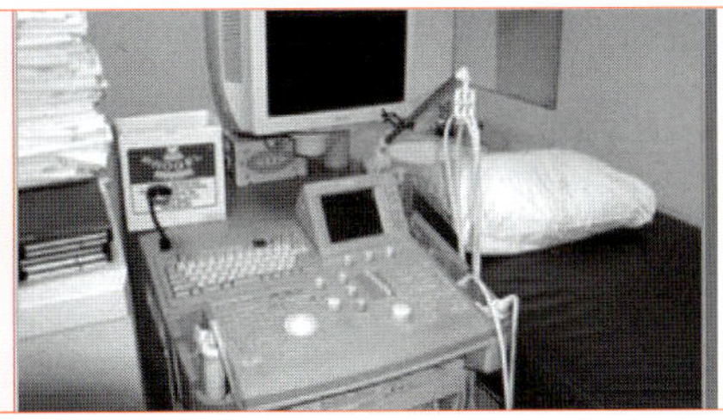

◎ 위장 촬영 및 내시경 검사

〈위장 촬영〉

- 조영제를 이용하여 식도, 위, 십이지장을 관찰 및 촬영하여 질환유무를 진단하는 검사이다.
- 식도, 위, 십이지장을 검사한다.

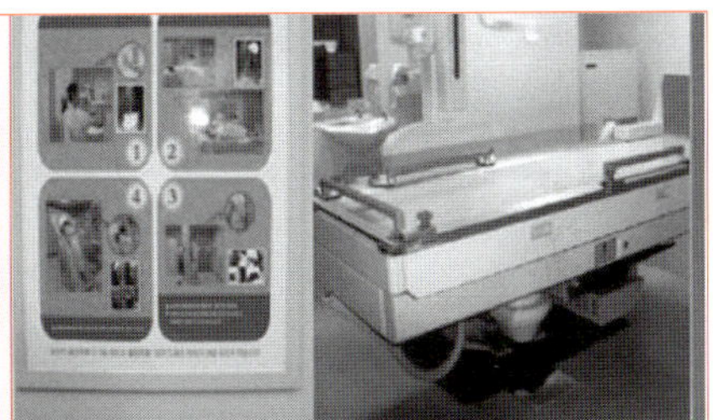

〈위 내시경 검사〉

- 위 내시경 전에 필요한 약물을 투여 후에 검사.
- 심한 위염, 궤양 등의 병변이 관찰, 헬리코박터 파이로리균의 확인 등을 위하여 조직검사를 동시에 시행한다.

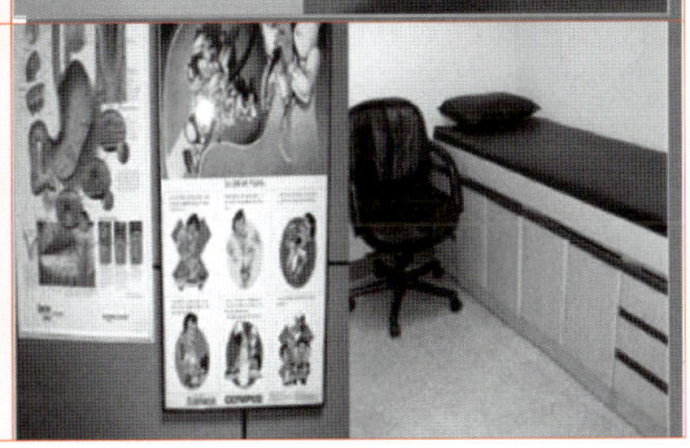

◎ 안정 시 심전도 검사

- 심장 내부에서 일어나는 전기적 활동을 심전도 측정기기를 이용하여 그래프로 그려내는 검사로 침대에 1분 정도 누워서 검사한다.
- 부정맥, 심근비대, 심근경색 등을 진단한다.

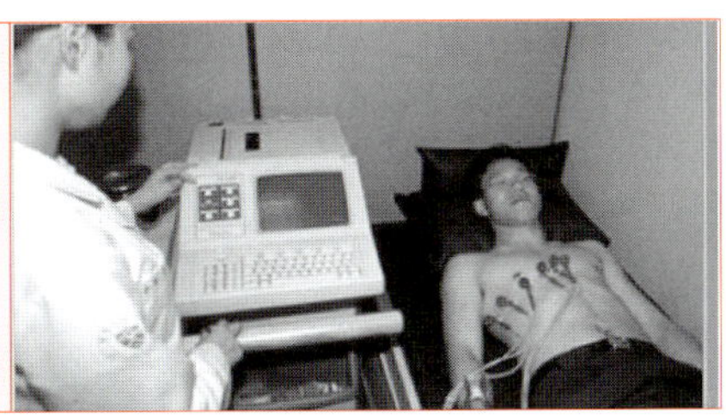

◎ 구강 검사

- 구강상태를 직접 눈으로 확인할 수 있는 Micro Vision과 구강검사를 통하여 충치, 풍치(잇몸질환), 부정교합의 여부를 확인하고 기존의 치료 받은 보철물(크라운, 틀니, 임플란트), 신경치료, 충치치료를 받은 치아의 상태를 평가한다.

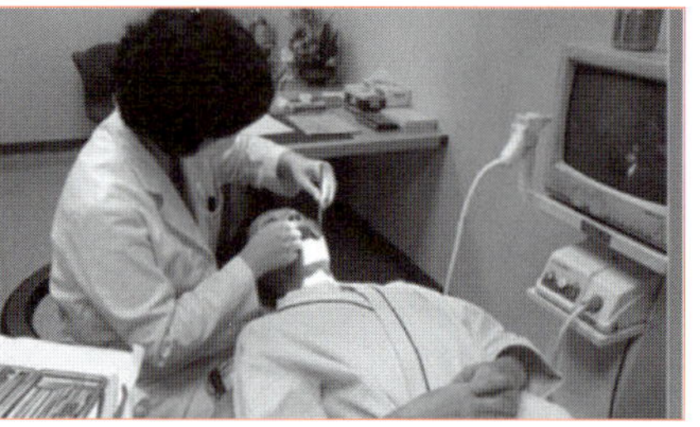

◎ 청력, 고막 검사

- 난청 검사: 저주파부터 고주파까지 청력의 정도를 측정하여 난청의 유무를 확인하는 검사.
- 고막 검사: 이비인후과 의사가 외이도와 고막 상태를 관찰하고 청력검사 결과에 대한 설명을 받을 수 있다.

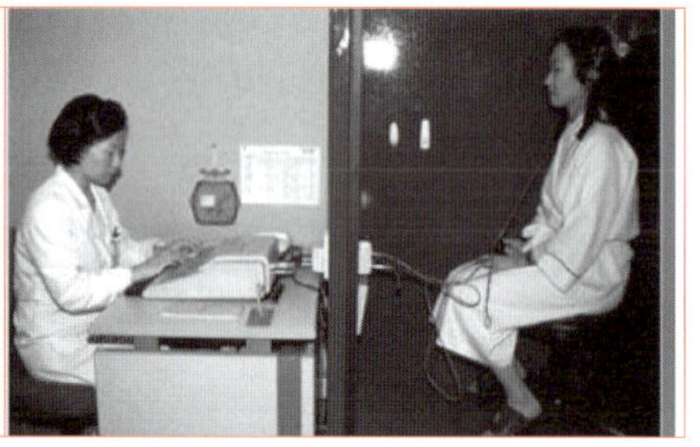

◎ 자궁경부(부인과) 검사

- 자궁경부 세포진 검사: 자궁 경부 암을 조기 발견하기 위한 검사로 자궁경부의 조직에 상처를 주지 않고 분비물의 채취로 이상 세포의 유무를 확인하는 진단 방법. 통증은 없으며, 생리 때는 검사를 권하지 않는다.
- 그 외에 부인과 진찰을 받을 수 있다.

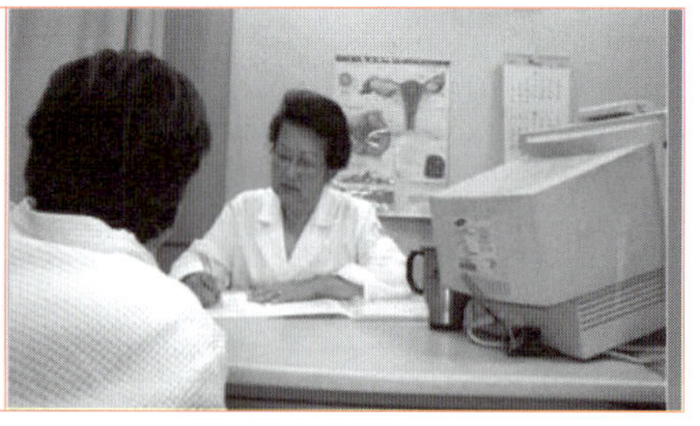

◎ 골밀도 검사

- 골다공증 진단을 골밀도 측정기기로 정확히 진단하는 검사로 골다공증 진단뿐만 아니라, 연령별대로 정상 골조직에 비하여 본인의 골밀도 저하 상태를 정확히 측정할 수 있어 향후, 골다공증에 대한 예방관리를 할 수 있기 때문에 폐경기 이전의 여성이나 남성들도 반드시 검사가 필요하다.

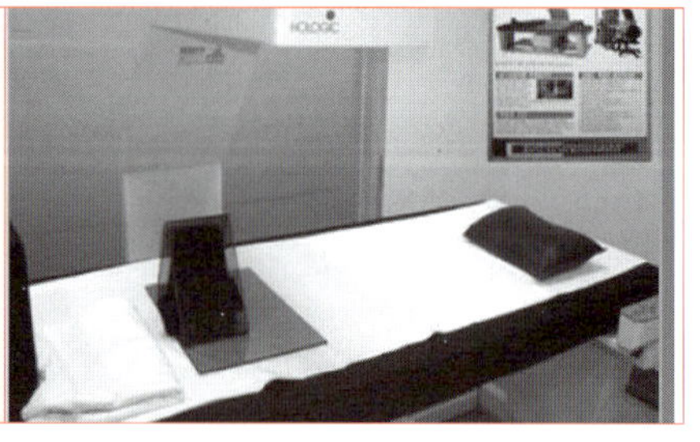

◎ 영양 상담

- 평소의 일일 식사량과 종류를 조사하여 개인의 영양소 섭취상태를 평가한다.
- 개개인에 맞는 일일 권장량이 제시되며 실제 드시는 양과 비교하여 볼 수 있다.
- 다른 종합검진 결과에 따라 질환별 정밀 상담도 받을 수 있다.

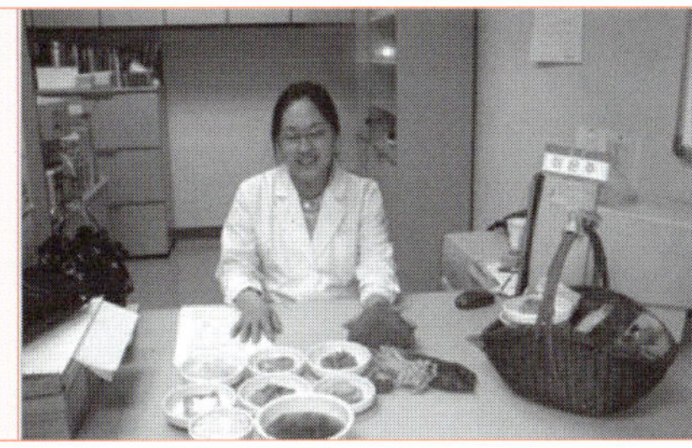

◎ 운동검사 및 처방

- 운동부하 검사: 심폐적성 평가와 안정 시 발견되지 않는 심전도의 이상 변화와 이상 혈압 반응을 운동을 통해서 알아보는 검사이다.
- 운동처방 시 추가항목: 체지방 검사, 폐기능 검사, 근 관절 기능검사, 피로도 검사까지 함께 이루어진다.
- 운동처방: 종합적인 운동능력을 알아보고 상담 및 처방을 받을 수 있다.

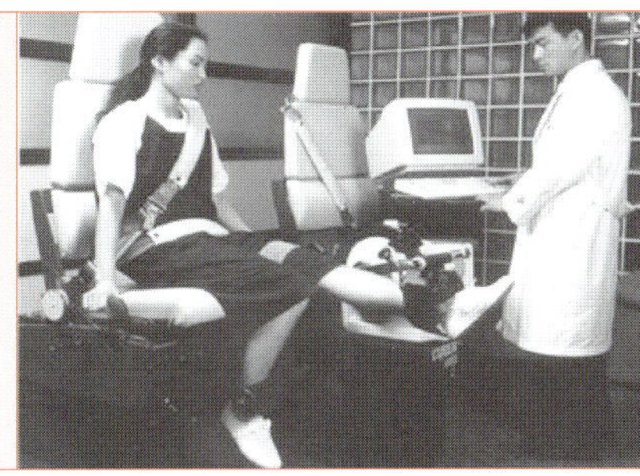

◎ 탈의(일반복)

- 검진을 다 마친 후, 옷을 갈아입고 검진 도우미의 안내를 받는다.

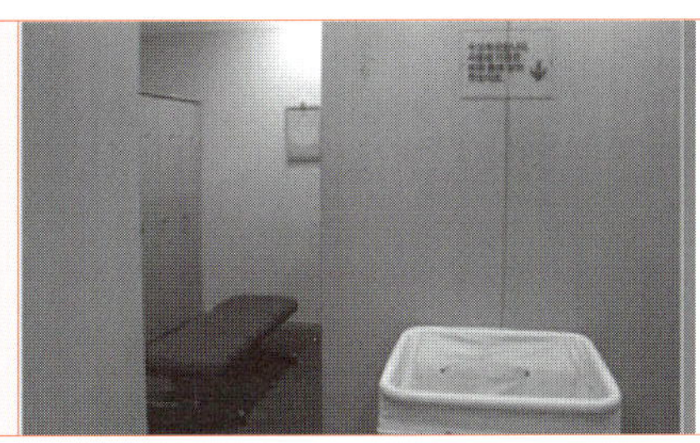

◎ 종합 판정 및 상담

- 검진이 끝난 후 결과상담 일자 예약(약 1주일 후), 검진 후 안내사항, 추가검사 시에 대한 안내를 받는다.
- 검사 전반에 관한 상담 이상 소견 시 정밀검사 의뢰받을 수 있다.
- 추가적으로 필요한 경우, 운동이나 영양상담도 자세하게 받을 수 있다.

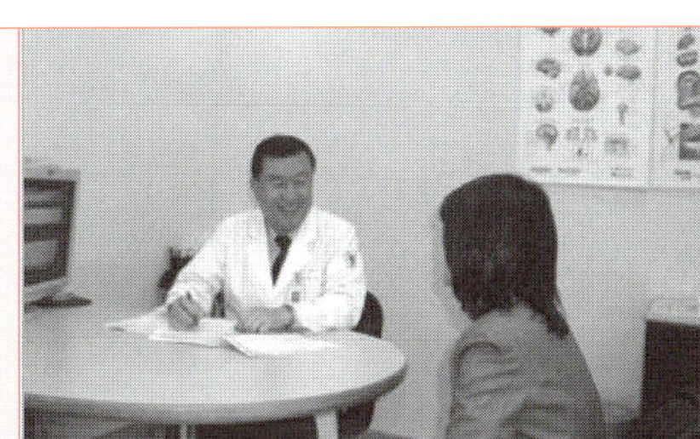

제 3 장 합리적인 운동방법

3-1. 연령별 건강검진 횟수

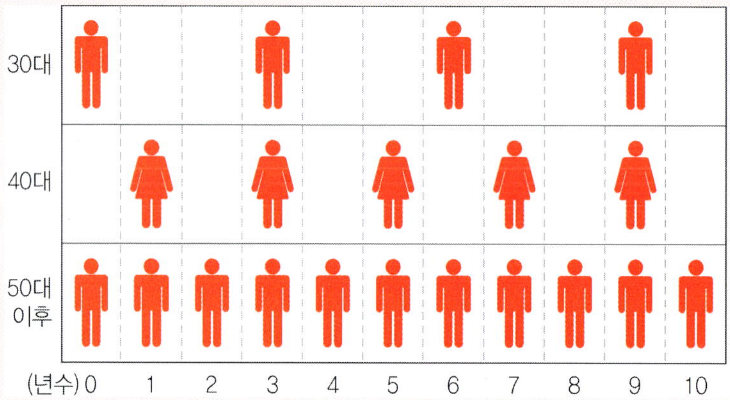

인간은 질병 없이 건강하고 장수하기를 원한다. 장수하기 위해서는 운동과 영양관리가 필수적으로 따라야 하며, 적정한 연령에 건강진단을 꼭 받아서 본인의 건강을 체크해야 한다. 30대에는 적어도 3년에 1번, 40대에는 2년에 1번, 50대 이후에는 최소한 1년에 1번은 건강검진을 받아야만 한다. 그러나 가족력이나 성인병을 보유하고 있는 30대 이상에서는 연령에 관계없이 6개월이나 적어도 1년 이내에 1번은 받아야 한다.

따라서 어떠한 사람들이라도 모든 운동을 실시하기 이전에 꼭 실시하여야 할 사항이 건강검진과 본인의 현재 건강 및 체력상태를 파악한 후에 체계적으로 실시하여야 한다. 따라서 건강증진을 위해서는 운동의 역할이 대단히 중요한데, 각자 개인의 능력에 맞는 운동은 체력이나 건강의 증진을 가져오나, 본인의 건강상태를 무시한 채 너무 무리한 운동은 상해를 입기 쉬우며, 너무 약한 운동은 아무런 효과가 없게 된다.

1 건강증진과 맞춤운동

3-2. 운동의 중요성

▶ 왜 건강에서 운동이 중요한가?
- 운동의 부수적인 효과

▶ **체력요소 평가**: 근력, 근지구력, 유연성, 신체조성, 심혈관계, 호흡기능

▶ **체계적인 운동**: 개인의 근본적인 목표나 목적에 따라 다르게 계획

왜 건강에서 운동이 중요한가? 가장 큰 이유는 운동 참여에 따른 부수적인 효과가 나타난다는 것이다. 어떠한 한 가지를 목적으로 신체활동에 참여했을 때, 다른 신체기능까지 향상될 수 있다는 것이다.

운동의 평가에서 기초적으로 체력요소를 평가하게 되는데, 근력, 근지구력, 유연성, 심혈관계 및 호흡기능 등이 있다. 이 중에서 가장 중요한 것은 체계적인 운동으로써, 개인의 근본적인 목표나 목적에 따라 다르게 계획되어야 한다는 것이다. 또한, 기본적으로 성별, 연령, 질환 등이 고려되어야 한다.

건강증진과 체력향상을 위한 운동을 준비한다면, 아래 운동지침을 반드시 지켜야만 한다.

1. 35세 이상으로 늘 앉아서 일하는 사람이나 건강에 문제를 가지고 있는 사람은 운동을 시작하기 전에 정확한 건강진단과 운동처방을 받는 것이 필요하다.
2. 맨손체조, 스트레칭 및 가벼운 걷기 등으로 준비운동을 한다.
3. 근육운동을 하여 체력의 균형을 유지한다. 윗몸일으키기, 엎드려 팔 굽혀 펴기, 턱걸이, 웨이트 트레이닝을 알맞게 한다.
4. 성인병 예방 및 치료에 중요한 순환기 운동에 중점을 둔다. 걷기, 속보, 조깅, 수영, 에어로빅 등으로 자기의 건강 및 운동능력에 맞게 한다.
5. 숨이 조금 차고 땀이 날 정도로 약 20~60분 한다.
6. 가벼운 걷기, 정리체조 및 스트레칭으로 운동을 마친다.
7. 규칙성이 중요하다. 적어도 1주일에 3일 이상 5일이 가장 이상적이다.
8. 가벼운 운동부터 시작하고 운동 강도와 시간을 점차적으로 늘려간다.

또한 건강증진에서 가장 중요한 것은 우리 몸을 건강하고 싱싱하게 만들어야 한다는 것이다. 그것이 바로 맞춤운동이다. 맞춤운동이란 무엇인가? 운동의 일반적인 개념으로 볼 때 스포츠, 레저, 맞춤운동으로 나눌 수 있다.

- 스포츠(sports): 기술습득과 경쟁을 해서 이기는 것인데, 그러기 위해서는 힘든 트레이닝을 반드시 거쳐야만 메달을 따고 기록을 단축할 수 있다. 따라서 스포츠 종목으로서 스포츠는 일반인들로서는 노동이다.
- 레저(leisure): 기술습득과 재미, 즐거움이 있어 오랜 시간의 레저는 피곤하다. 친구들이나 동료와 레저 활동은 1시간 이내로 하는 것이 좋다. 2~3시간의 레저 활동은 일반인들로는 노동이다.
- 일(work): 생산의 극대화를 이루기 위해서는 힘들여 일을 해야 제화를 획득 할 수 있다. 따라서 육체노동자는 비 육체노동자에 비해 몸을 더 혹사하게 되고 피곤하게 되는 것이다.
- 맞춤운동(exercise): 따라서 맞춤운동을 해야 하는데, 이 맞춤운동은 생명을 튼튼하게 하고 신체기능의 완전한 체계를 갖출 수 있다. 예를 들어 30분 정도 속보로 걸었더니, 3시간 잠을 잔 기분과 같은 정도가 되어야 몸이 싱싱하게 유지할 수 있다.

2 준비운동

1) 준비운동 시 주의사항

3-3. 준비운동의 구성과 내용

- ▶ **형 태:** 가벼운 걷기, 맨손체조
- ▶ **활동 전에 혈액순환을 향상**
- ▶ **안정에서 활동으로 적응하는 시간**
- ▶ **정신적, 신체적 준비:** 상해예방
- ▶ **생리적 반응:** 체온, 혈류 증가
- ▶ **수동적 스트레칭:** 심부, 말초온도 및 혈류를 증가시키지 못함
- ▶ **시 간:** 5~10분, 추운 날씨나 몸이 무거울 때는 좀 더 길게

준비운동은 본 운동 시 불필요한 부상 등의 운동 상해와 급격한 운동에서 오는 통증을 방지해 준다. 운동 시에는 안정 시의 심리, 생리 상태로부터 전반적으로 각 기능이 항진되기 때문에 예비적인 단계 없이 급격하게 강한 운동을 시작하는 것은 각 기관의 기능에 부담을 주기 때문에 좋지 않다.

따라서 준비운동의 형태는 가벼운 걷기나 맨손체조가 적당하고, 활동하기 전에 혈액순환의 향상과 안정에서 활동으로 적응하는 시간이 되므로 효과적이다. 그리고 준비운동에 있어서 가장 중요한 것은 정신적, 신체적 준비가 되므로 상해를 예방할 수 있고 생리적 반응으로는 체온과 혈류가 증가된다.

수동적 스트레칭은 심부, 말초온도 및 혈류를 증가시키지 못한다고 한다. 준비운동의 시간은 근육의 온도를 적정 수준까지 끌어올리기 위해서 5~10분 정도가 적당하며, 추운 날씨나 몸이 무겁다고 느낄 때는 좀 더 길게 하는 것이 효과적이다. 그리고 고혈압 등의 순환기계 질환자들은 준비운동을 충분히 하여야 하고 추운 겨울철에는 아침 운동보다는 저녁 운동을 하는 것이 더 안전하다.

2) 준비운동의 효과

3-4. 준비운동의 효과

- ▶ 체온 상승, 활동근에 혈류량 증가
- ▶ 본 운동에 대처하기 위한 심혈관 계통에 대한 반응을 예측시키고 심박수 증가
- ▶ 신체의 에너지 이용률을 증가(대사율)
- ▶ 혈색소(헤모글로빈)의 산소교환이 증가
- ▶ 신경전달 속도를 증가시키고, 신체 움직임 촉진
- ▶ 근육의 긴장도 감소
- ▶ 결합조직의 신장 능력이 강화
- ▶ 정신적 준비

준비운동의 효과는 일반적으로 잘 알려져 있다. 체온 상승과 활동근에 혈류량이 증가되고, 본 운동에 대처하기 위한 심혈관 계통에 대한 반응을 예측시키며 심박수가 증가된다. 그리고 신체의 에너지 이용률을 증가시키고, 혈색소(헤모글로빈)의 산소교환이 증가된다. 신경전달 속도를 증가시키고, 신체 움직임을 촉진시키며, 근육의 긴장도 감소시켜준다. 또한 결합조직의 신장 능력이 강화되고 정신적 준비를 할 수 있는 시간이 된다.

따라서 준비운동은 체온을 안정 시보다 1℃ 정도 높여주는 단계라고 일컬어지고 있고, 땀이 날 직전까지의 단계를 말하는 것으로 몸 전체의 열을 올려 각 관절이나 근육을 따뜻하고 부드럽게 만드는 과정인 것이다.

3 본 운동

1) 본 운동의 구성

3-5. 본 운동의 구성과 내용

- ▶ **운동 구성:** 유산소 운동과 저항성 및 근력운동
- ▶ **운동 능력과 질환에 따라 다르게 운동 실시:** 강도, 시간, 빈도
- ▶ **점증적, 지속적으로 실시**
- ▶ **주기화 운동 프로그램 실시**
- ▶ **저항성(근력) 운동:** Set, 횟수를 설정, 상체와 하체별로 실시

※ 운동 실시 전, 필히 운동부하 검사 실시

본 운동의 구성은 크게 2가지로 구분되는데, 유산소 운동과 저항성 및 근력운동이다. 모든 운동은 각 개인의 운동 능력과 질환에 따라 다르게 운동을 실시하여야 하는데, 그중에서 운동 강도, 운동시간, 운동 빈도 등이 필히 고려되어야 한다.

그리고 건강증진과 체력을 향상시키기 위한 유산소 운동은 점증적이며 지속적으로 운동을 실시하여야 하며, 주기화 운동 프로그램을 실시하여야만 효과를 볼 수 있다.

저항성 및 근력운동은 Set와 횟수를 설정하여 상체와 하체로 구별하여 실시하는 것이 효과적이다. 초기 Set와 횟수는 일반적으로 성인의 경우, 3 Set, 10회가 적당하고 상체 3~4종목, 하체 3~4종목을 설정하는데, 각자의 능력에 따라 조정하여 실시하는 것이 안전하다. 그리고 근력운동의 강도는 1RM(one repeated maximum)의 50~70%로 설정하여 실시한다.

특히 중요한 것은 운동 실시 전에 필히 운동부하 검사를 실시하여 자신의 체력과 심혈관계 기능을 검사한 후에 실시하여야만 부상과 상해를 예방할 수 있다.

2) 유산소 운동

유산소 운동의 형태는 일반적으로 속보, 조깅, 수영, 자전거, 에어로빅 등이 포함되며, 경쟁적인 스포츠라도 게임이 아닌 경우나 체력이 강한 사람들은 유산소 운동에 포함시킬 수 있다.

3-6. 유산소 운동의 구성 및 내용

- ▶ **형 태:** 속보, 조깅, 수영, 자전거, 에어로빅 등
- ▶ **전신의 움직임:** 혈액순환 촉진, 심폐기능 향상, 적절한 에너지 소모
- ▶ **비만, 관절 질환자:** 무릎, 발목 손상 위험 - 수영, 자전거, 수중걷기, 팔 운동(상체운동)
- ▶ **운동은 어느 정도 해야 하나: 최대 심박수(220-Age)의 60~75%, 중정도 강도**

유산소 운동은 전신의 움직임, 대근활동이 주가 되기 때문에 혈액순환 촉진, 심폐기능 향상 및 적절한 에너지가 소모된다는 큰 장점을 가지고 있다.

그러나 비만이나 관절 질환자들은 무릎이나 발목 손상 위험을 입을 수 있으므로 수영이나 자전거 운동, 수중걷기, 팔 운동(상체운동) 등이 효과적이다. 따라서 고도비만인 사람들은 초기 운동 시 관절이나 근육이 약해진 상태이기 때문에 근력강화와 운동의 적응시간이 필요하다.

따라서 유산소 운동은 어느 정도 해야 하느냐가 관건을 이루는데, 운동 강도는 최대 심박수(220-Age)의 60~75%, 중정도 강도로 운동을 실시하는 것이 적당하다.

3-7. 운동 시 목표 심박수 계산방법

- ▶ **요골 동맥(상), 경동맥(하)에서 맥박 측정**
- ▶ **10초간 측정 후, 6을 곱한다(10초 심박수 6 = 분당 심박수).**
- ▶ **목표 심박수(THR):** HR max-HR rest 운동 강도 + HR rest = 운동 강도(HR max-HR rest) + HR rest

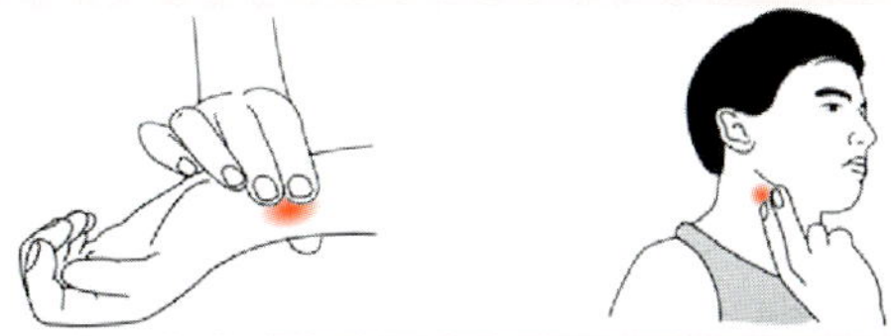

운동 시 심박수를 이용한 운동 강도 설정이 일반인들에게는 가장 손쉬운 방법으로 알려지고 있다. 심박수 측정 방법은 요골 동맥이나 경동맥에서 맥박의 뛰는 수를 체크하여 측정할 수 있다. 빠르게 측정하려면, 10초간 측정 후, 6을 곱하면 1분간 심박수가 되는데, 10초 동안 심박수가 6회 뛰었다면, 분당 심박수는 36회가 되는 것이다.

그리고 운동을 실시할 때, 안전하고 효과적인 운동을 위해서 최대 운동(maximal exercise)보다는 최대하 운동(submaximal exercise)을 실시하게 된다. 최대하 운동 시 목표심박수(target heart rate, THR)는 최대 심박수(HRmax)와 안정 시 심박수(HR rest), 연령을 알면 각자의 적절한 운동 강도를 설정하여 효과적인 운동을 할 수 있다. 그 공식은 아래와 같이 구할 수 있다.

[목표 심박수(THR) = 운동 강도(HR max−HR rest) + HR rest]

[예] 20세이며 안정 시 심박수가 60인 사람의 80% 운동 강도를 구해보면, THR = 172회/분이 된다.

3-8. 운동 강도에 따른 자각 증상

6	
7	Very very light(매우 가볍다)
8	
9	Very light(상당히 가볍다)
10	
11	Fairy light(가볍다)
12	
13	Somewhat hard(약간 힘들다)
14	
15	Hard(힘들다)
16	
17	Very hard(상당히 힘들다)
18	
19	Very very hard(매우 힘들다)
20	

또 다른 방법의 운동 강도 측정 중에서 자각 증상에 따라서도 측정이 가능하다. 이는 심리적인 방법으로 본인이 지금 느끼는 자각 상태에 따라 현재의 운동 강도를 알아보는 것이다. 따라서 연령이나 체력 상태에 따라서 느끼는 자각증상은 모두 다르게 된다. 그러므로 빠른 걸음을 걸어서 숨을 헐떡이는 사람이 있는 반면, 조깅을 해야 숨이 차는 사람이 있을 수 있다는 것이다.

이 자각도를 기준으로 대략적인 심박수를 알 수 있는데, 자각도 수치에 10을 곱하면, 현재 대략적인 심박수가 된다. 예를 들면, 지금 중년의 남자가 약간 힘든 자각증상을 느낀다면, 자각도는 13이고 여기에 10을 곱하면, 심박수가 130회/분이라는 것을 추측할 수 있다.

3-9. 적절한 유산소 운동

▶ **칼로리 소비**: 체중당 10~20cal(10~20/체중 1kg)
예) 72kg = 138~277cal

▶ **운동 빈도, 시간**: 3~5일/주, 20~60분/일

▶ **점증적인 운동**

주	강도(HRmax %)	시간(분)	빈도(회/주)
1~2	40~45	15	3
3~4	40~45	20	3
5~6	50~60	25	3~4
7~8	60~65	30	3~4
9~10	60~70	35	4~5
11~12	60~75	40	4~5

적절한 유산소 운동은 어느 정도 칼로리 소비와 운동 강도, 빈도, 시간이 설정되어야 되고 지속적이며 점증적인 운동이어야 한다.

칼로리 소비는 체중에 따라 차이를 보이는데, 똑같은 운동이라도 체중이 적게 나가는 사람에 비해 체중이 많이 나가는 사람은 더 많은 칼로리를 소모하게 된다. 따라서 체중당 10~20cal가 소비되어야 하며, 다음 공식에 따라 계산해 보면, [10~20/체중 1kg]

[예] 72kg이라면 138~277cal을 소비하는 운동이어야 적절한 유산소 운동이 된다.

운동 빈도와 시간은 3~5일/주, 20~60분/일은 실시하여야 하며, 점증적인 운동이 효과적이다. 점증적인 운동이란 주당 운동량이 점점 단계적으로 증가하는 것을 말하는데, 똑같은 운동 강도, 시간은 체력의 유지는 되겠지만, 체력을 향상을 보지 못한다. 따라서 인간의 신체는 어떻게든 자극을 주어야 체력의 향상을 꾀할 수 있다는 것이다.

〈표. 3-9〉에서 보듯이 운동 3~4주의 운동 강도(40~45%), 시간(20분), 빈도(3회/주)에 비해 운동 5~6주의 운동 강도(50~60%), 시간(25분), 빈도(3~4회/주) 등이 강해지고 길어진다는 것으로 알 수 있다.

3-10. 수분 손실량에 따른 탈수 증상

수분 손실량(체중기준)	증 상
1~2%	갈증, 불쾌감, 식욕감소
3~4%	운동 수행능력 감소(20~30%), 소변량 감소, 구토감, 무력감
5~6%	체온조절 능력 상실, 맥박 호흡수 증가, 정신 집중 장애
8%	현기증, 혼돈, 극심한 무력감
10~11%	열사병 상태, 사망 위협

우리 인체는 체온이 증가하면 체온을 내리기 위해서 땀이 나게 되며 이 땀이 발산하면서 인체의 열을 빼앗아가기 때문에 증가된 체온이 정상으로 되돌아오게 된다.

수분 손실량에 따른 탈수 증상이 심하면 심할수록 우리 인체의 건강에 악영향을 미치게 되는데, 1~2% 수분 손실에 따라 나타나는 증상은 갈증, 불쾌감, 식욕의 감소로 나타난다. 3~4% 수분 손실은 운동 수행능력 감소(20~30%), 소변량 감소, 구토감, 무력감을 호소하며, 5~6% 정도 수분 손실은 체온조절 능력 상실, 맥박 호흡수 증가, 정신 집중 장애가 나타난다. 8% 이상은 현기증, 혼돈, 극심한 무력감의 증상이 나타나며 우리 인체에 10~11% 수분 손실은 치명적인 영향을 미쳐서 열사병 상태, 사망 위협에 이른다고 한다.

그리고 수분 손실에 따른 운동능력의 감소는 1~2% 시 10~20% 감소, 3~4% 수분 손실은 30~40% 운동능력 감소, 5~6%의 수분 손실은 운동능력이 50~60% 감소하며 8% 수분 손실은 80%의 운동능력이 감소하게 된다. 그리고 10~11%의 수분 손실은 모든 운동능력을 상실한다고 할 수 있다.

그리고 알코올, 카페인, 변비약 등의 복용은 수분을 손실시키는 원인이 되는데, 이러한 물질들은 이뇨작용 때문인 것으로 알려지고 있다. 따라서 커피 한잔은 1.5~2잔의 수분을 소실시킨다고 한다. 구체적인 수분 섭취 요령은 다음과 같다.

- 원칙적으로 갈증을 느끼기 전에 수분을 섭취해야 한다.
- 1일 1~8컵의 물을 마시는 것이 좋다.
- 운동 15분 전 1컵의 물을 마신다.
- 격한 운동 시 30분 간격으로 1컵의 물을 마신다.
- 2시간 넘게 하거나 격한 운동을 1시간 이상 할 경우는 탄수화물이 약 8% 함유된 음료를 섭취하여 열량을 공급해 주어야 한다.

- 운동 후에는 2컵의 물을 마신다.
- 운동 전과 후의 체중변화를 관찰한다.
- 커피를 마셨다면, 2시간 내에 1컵의 물을 마신다.

3) 저항성 및 근력운동

3-11. 저항성 운동의 구성과 내용

- ▶ **근 수축 형태:** 등척성, 등장성, 등속성
- ▶ **1RM(one repeated maximal):** 한번에 근력을 들어 올릴 수 있는 최대치
- ▶ **Set, 횟수:** 3set, 10회부터 점증적으로
- ▶ **주당 2~3회 실시:** 유산소 운동 4~5일 기준
- ▶ **전신을 골고루:** 상체, 하체
- ▶ **심혈관계 질환자:** 약하게 실시

근력이란 근육이 한 번 수축해서 얼마나 큰 힘을 발휘할 수 있는가를 말한다. 연령이 증가함에 따라 근력은 약화 현상이 나타나고 이로 인해 바른 자세의 균형이 깨지면서 각종 상해의 원인이 되기도 한다.

근력 및 근지구력을 구성요소로 하는 근 적성(muscular fitness)은 심폐적성 또는 기능적 유산소 능력과 직접적인 관련성은 거의 없으나, 일상생활에서 근력 및 근지구력이 요구되는 활동들은 많이 있다. 그 예로 팔굽혀 펴기, 윗몸일으키기, 앉았다 일어서기, 그리고 계단 오르기 등을 들 수 있다.

이러한 근력운동 시 근 수축의 형태는 크게 3가지로 분류되는데, 등척성 수축(isomatric contraction), 등장성 수축(isotonic contraction), 등속성 수축(isokinetic contraction)이 있다.

등척성 수축은 정적 수축으로 고정된 저항에 대항한 관절의 가시적 운동이 없는 수축이다. 예를 들면, 아령을 들고 팔을 쭉 펴고 있을 때이다.

등장성 수축은 동적 수축으로 구심성 수축과 원심성 수축으로 구분되는데, 구심성 수축은 근육의 저항보다 큰 장력을 발휘함으로써 근육의 길이가 짧아지는 수축이고, 원심성 수축은 근육의 길이가 길어지면서 장력을 발휘하는 수축이다. 예를 들면, 헬스클럽에서 웨이트 운동이 포함된다.

등속성 수축은 관절 운동의 전 범위를 통해 일정한 속도로 수축하는 것으로 저항은 매 순간 근육의 힘에 맞추어 변동한다. 최근에 근력 검사와 스포츠선수들의 부상에 따른 재활 운동으로 많이 사용한다.

근력 운동의 방법에 있어서 강도는 1RM(one repeated maximal; 한 번에 근력을 들어 올릴 수 있는 최대치)을 기준으로 설정하며, 3set, 10회부터 점증적으로 실시한다. 근력운동의 빈도는 주당 2~3회 실시하여도 되는데, 이는 유산소 운동을 주당 4~5일을 실시한다고 가정하였을 때를 기준으로 하기 때문에 유산소 운동을 주당 3~4일을 실시한다면, 근력운동은 1~2일만 하면 된다. 따라서 유산소 운동과 같이 매일 해주지 않아도 된다는 것이다.

근력 증가를 위한 운동방법은 자기 체중을 이용하는 방법과 중량을 이용하는 방법이 있다. 일반적으로 운동을 처음 시작하는 초보자인 경우, 특별한 기구를 사용하지 않고 자신의 체중을 이용하여 운동을 해도 근력은 유지 및 향상된다.

그리고 중량을 이용한 근력운동은 전신을 골고루 이용할 수 있도록 상체와 하체로 나누어 실시하여야 한다. 어느 한쪽에 편중되지 않게 하여야 하며, 초기에는 트레이닝 기기를 3~4종목을 선택하여 실시하고 점차 종목을 늘려나간다. 그러나 심혈관계 질환자나 허약자들은 약한 강도로 실시하여야 한다.

3-12. 근 섬유의 종류

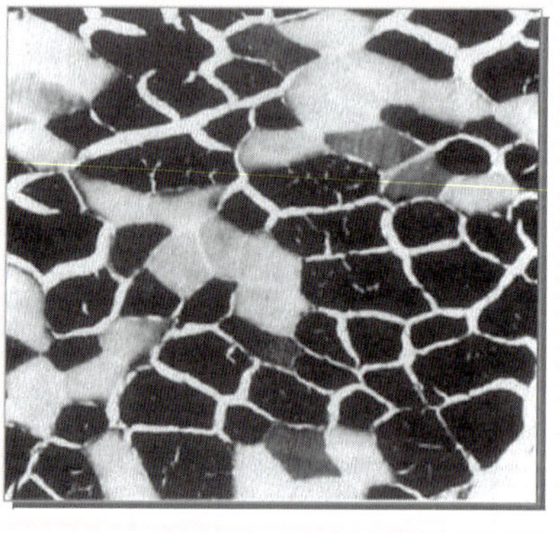

어떤 운동을 실시하느냐에 따라서 근 섬유의 형태도 다르게 나타난다. 그것은 모든 근 섬유가 똑같지 않다는 것을 의미한다. 하나의 골격근은 지근 섬유(slow-twitch fiber, ST)와 속근 섬유(fast-twitch fiber, FT)의 2가지 형태의 근 섬유를 가지고 있다. 그리고 속근 섬유는 세부적으로 FTa와 FTb의 형태로 구분된다. 지근 섬유는 자극이 주어졌을 때, 최대 긴장에 이르기까지 약 110ms가 소요되고, 속근 섬유는 반대로 약 50ms 내에 최대 긴장에 도달한다.

근 섬유 형태를 알아보기 위해 근 생검 후, 화학적으로 염색된 근육 표본을 얇게(10μm) 자른 단면을 현미경으로 촬영하여 관찰할 수 있다. 〈표. 3-12〉에서와 같이, 흰 부분과 검은 부분, 회색 부분으로 보이는데, 검정색으로 염색된 부분은 지근 섬유이고, FTa는 염색되지 않은 흰색 부분이며, FTb는 회색으로 염색된 부분이다.

따라서 이 그림의 근육 표본을 생검한 사람은 검은 부분이 많으므로 장거리 선수의 근 표본인 것을 추측할 수 있다.

3-13. 팔꿈치 관절각에 따른 상대적 근력의 변화

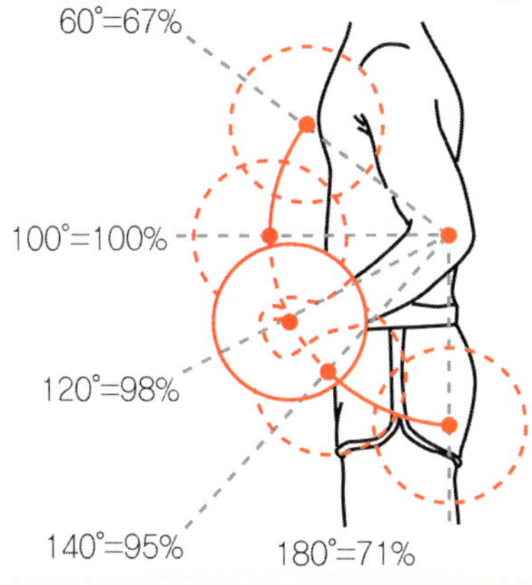

등장성 수축의 경우, 관절 운동의 모든 범위에서 최대 장력을 발휘하지 못한다. 팔꿈치 관절각에 따른 상대적 근력의 변화가 다른데, 100~120°에서 최대 장력이 나오고 각도가 이 이상 증가하거나 감소하게 되면 장력이 감소하게 된다.

예를 들어 물건을 들어 올린다고 가정하면, 근의 장력은 물건 무게보다 크지 않으면 안 되기 때문에 근력이 가장 약한 점에서만 최대 수축을 하고, 그 외 관절 각도에서는 최대 수축을 발휘하지 못한다. 이 등장성 수축의 단점을 보완할 수 있는 가장 이상적인 새로운 근 수축 형태가 등속성 근 수축인 것이다. 이 등속성 수축이란 관절 운동 전 범위를 통해 일정한 속도로 최대 수축을 할 수 있는 것으로써 저항은 매 순간의 근육의 힘에 맞추어 변동한다. 따라서 약한 근력을 보유한 사람은 압력이 약해지고 강한 근력을 보유한 사람은 강한 압력으로 조정되기 때문에 편마비 환자들에서부터 보디빌더 선수까지 다양한 대상자들까지 검사를 하고 재활을 할 수 있다.

3-14. 동적수축과 정적수축

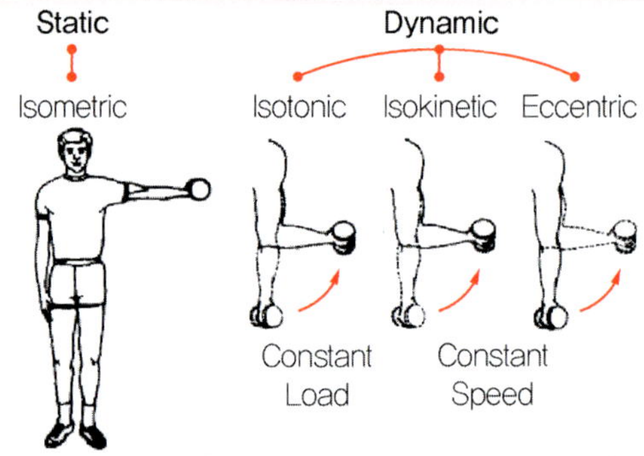

근 수축의 종류는 정적 수축(static contraction)과 동적 수축(dynamic contraction)으로 구분한다. 정적 수축은 고정된 저항에 대한 수축으로서 관절의 가시적 운동이 없는 수축을 말하며, 등척성 수축(isomatric contra- ction)이라고도 한다.

동적 수축이란 관절의 가시적 운동이 있는 수축으로 구심성(concentric), 원심성(eccentric) 및 등속성(isokinetic) 수축으로 나눈다. 구심성 수축은 근육의 저항보다 큰 장력을 발휘함으로써 근육의 길이가 짧아지는 수축이고 원심성 수축은 근육의 길이가 길어지면서 장력을 발휘하는 수축으로서 중력 등에 의한 신체 일부의 운동을 감속시키기 위하여 제동력을 일으키는 경우이다. 구심성 및 원심성 수축을 등장성 수축(isotonic contraction)이라고 한다.

3-15. 근 수축 형태에 따른 근력 훈련의 특징 비교

기 준	비 교 평 가		
	등속성	등척성	등장성
근력 증가율	최우수	나쁨	우수
근 지구력 증가율	최우수	나쁨	우수
운동범위에 걸친 근력증가	최우수	나쁨	우수
트레이닝 소요 시간	우수	최우수	나쁨
비용	나쁨	최우수	우수
트레이닝의 용이성	우수	최우수	나쁨
특수 동작 패턴에 적용도	나쁨	우수	최우수
근육통의 위험도	최우수	우수	나쁨
부상의 위험도	최우수	우수	나쁨
기능 향상	최우수	나쁨	우수

〈표. 3-15〉는 근 수축 형태에 따른 근력 훈련의 특징을 비교한 것으로 근력운동과 관련된 세부적인 내용의 장단점이 제시되어 있다.

등속성 근 수축 형태는 근력 증가율, 근지구력 증가율, 운동 범위에 걸친 근력 증가, 근육통의 위험도, 부상의 위험도, 기능 향상이라는 장점을 가지고 있지만, 고가의 장비이므로 비용 면에서는 단점을 가지고 있다.

등척성 근수축 형태는 트레이닝 소요 시간, 비용, 트레이닝의 용이성이 뛰어나나 근 기능의 가장 큰 목적인 근력 증가율과 기능 향상에는 단점을 가지고 있다.

등장성 수축 형태는 특수 동작의 패턴에 적응도는 뛰어나나 트레이닝 소요 시간, 트레이닝의 용이성, 근육통이나 부상의 위험도가 높다는 단점을 가지고 있다.

따라서 3가지의 근 수축 형태에 따른 유효, 적절한 방법으로 최대의 효과를 올릴 수 있는 방법을 찾아야 한다.

3-16. 근력 프로그램 시작 시 무게의 결정

A 방법	B 방법
Weight×%=시작시의 무게 예) 70kg×70%=49kg	1RM×%=시작시의 무게 예) bench press 50kg×70%=35kg

근력 운동 프로그램 시작 시 무게의 결정은 고전적인 A 방법과 새로운 B 방법으로 크게 구분된다. 똑같이 70% 강도로 훈련을 한다고 가정했을 때, 이전의 고전적인 근력 트레이닝은 49kg, 1RM을 기준으로 설정한 새로운 방법은 35kg으로 차이가 있다. 따라서 고전적인 방법보다는 새로운 방법이 무리 없이 안전하게 훈련을 할 수 있다.

4) 근육통의 원인

3-17. 근육통의 원인

- ▶ **파열 또는 손상된 조직**
- ▶ **대사적 축적물, 압박과 종창:** 근육대사에 따른 부산물의 축적은 과다한 체액을 보유
- ▶ **젖산 가설:** 에너지 대사 시 산소의 부족과 근육에 공급된 혈액이 불충분 할 때
- ▶ **근 경련:** 긴장성 근 수축 - 혈류 감소, 허혈의 원인

※ 통증을 최소화하기 위한 방법
- 충분한 준비운동과 스트레칭 실시
- 점진적 속도 증가하는 유연성 프로그램 실시
- 정확한 기술과 동작
- 기초체력 발달

선수들은 흔히 불안정, 염증, 경직, 또는 통증을 경험한다. 현재 근육 통증을 설명하기 위한 4가지 기본 가설이 있다. 이런 것들이 부분적으로 논하여짐에도 불구하고 그들이 동시에 발생할 수 있다는 것은 근육통의 또 다른 원인이 있을 것이다.

파열 또는 손상된 조직이다. 이것은 염증 또는 결합조직의 손상 때문이라고 주장하고 있다.

대사적 축적물, 압박과 종창이다. 근육대사에 따른 부산물의 축적은 과다한 체액을 보유하고 있다는 가설을 강조하고 있다.

젖산 가설이다. 에너지 대사 시 산소의 부족과 근육에 공급된 혈액이 불충분 할 때 일어난다.

근 경련이다. 긴장성 근 수축은 혈류의 감소와 허혈의 원인이 되므로 긴장성 근 수축이라기보다는 보호반사의 결과로서 통증이 유발된다.

통증을 최소화하기 위한 방법으로는 충분한 준비운동과 스트레칭을 실시하고, 점진적 속도 증가하는 유연성 프로그램을 실시하며, 정확한 기술과 동작을 사용한다. 그리고 유연성뿐만 아니라, 기타 기초체력 발달에 염두를 두어야 한다.

3-18. 마라톤 경기 전.후 채취한 근 표본

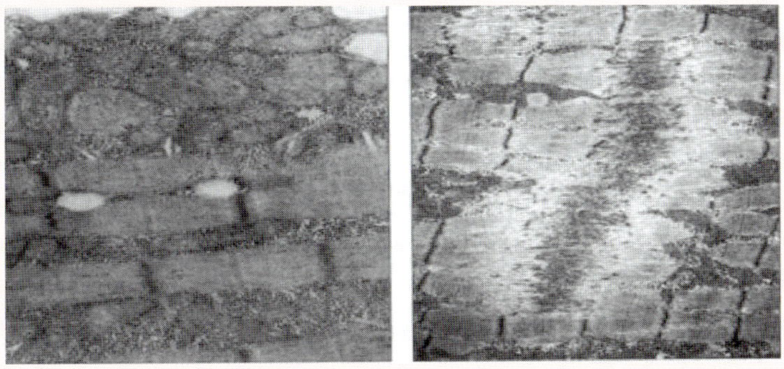

a: 경기 전의 근육　　b: 경기 후, 손상된 근육

마라톤 경기 전후 채취한 근 표본을 보면, 경기 전과 후는 굉장히 큰 차이를 보이고 있다. a의 그림은 마라톤 선수가 마라톤 시합을 하기 전, 액틴과 마이오신 근 섬유와 근육의 Z판이 정상적인 배열의 모습을 보여주고 있는 반면, b의 그림은 마라톤 시합 후, 즉시 채취한 근 표본에서 손상된 근절을 보여주고 있다.

이러한 근 조직의 손상은 지연성 근 통증과 함께 국소부위의 긴장, 통증, 부종과 관련된다. 그러나 근 통증이 발생하지 않는 일상적인 운동 시에도 혈중 효소 농도가 증가하거나 손상이 발생하게 된다.

4 정리운동

1) 스트레칭

3-19. 스트레칭의 효과

- 정신적, 신체적 이완을 증가
- 신체 인지능력 향상
- 근육과 관절의 염좌에 따른 위험성 감소
- 요통의 위험 요인 감소
- 근육통 감소
- 여성들의 생리통(월경 곤란증) 감소
- 긴장감을 풀어준다.

스트레칭은 선수나 일반인들이 운동수행이나 건강증진을 위한 운동 시 다양한 형태의 기술과 동작의 훈련을 최대한 발휘할 수 있게 해준다.

스트레칭은 신체적, 정신적 이완을 증가시키고, 신체 인지능력의 향상을 가져오며, 근육과 관절의 염좌에 따른 위험성을 줄여준다. 그리고 요통의 위험 요인을 줄일 수 있고, 근육통을 감소시키며, 여성들의 생리통(월경 곤란증)을 줄일 수 있다. 또한, 근육의 긴장감을 줄여준다.

따라서 정리운동은 운동을 종료하는 단계로 가벼운 운동을 일정한 템포로 실시하거나 스트레칭을 실시함으로써 본 운동 시에 근육에 쌓였던 긴장과 피로 물질들을 제거해 주는 과정이다.

정리운동은 준비운동의 개념과는 반대로 체온을 1℃ 떨어뜨려 되도록 빠르게 안정 시 상태로 되돌리는 것을 말하는데, 이때 충분한 정리운동을 하지 않으면 일반인이나 운동선수 모두에서 근 통증이나 운동 후유증이 남게 되므로 운동의 효과를 높이기 위해서는 정리운동을 꼭 실시하여야 한다.

2) 스트레칭 방법

3-20. 스트레칭의 종류와 방법

▶ **정적 스트레칭**
- 가장 크게 신장된 상태로 동작 정지
- 유연성을 강화시키는 가장 안전한 방법

▶ **동적, 역동적 스트레칭:** 논쟁(통증, 상해)
- 흔들거나 반동을 주므로 율동적인 동작 형태
- 신체 가동범위의 강제적인 증가

▶ **수동적 스트레칭**
- 외부의 힘은 수동적, 기계적으로 이루어짐: 재활

▶ **능동적 스트레칭(표. 3-21 그림 참조)**
- 외력 없이 자신의 근육의 힘으로 이루어짐

스트레칭은 한 세트에 2회 반복과 10초 유지가 바람직하며, 심장에서 가까운 머리부터 시작하여 점차 심장과 먼 부위로 스트레칭을 하는 것이 운동 후 회복 촉진에 도움을 준다.

스트레칭 방법은 정적 스트레칭, 동적·역동적스트레칭, 수동적 스트레칭, 능동적 스트레칭, 고유 수용성 신경근 촉진법이 있다.

정적 스트레칭은 가장 크게 신장된 상태로 동작 정지하고 있는 것이다. 유연성을 강화시키는 가장 안전한 방법으로 전문가들로부터 이전부터 수세기 동안 사용되어온 운동방법이다.

동적, 역동적 스트레칭은 통증과 상해의 위험성이 많은 형태이기 때문에 논쟁을 벌이고 있는 상태이다. 흔들거나 반동을 주므로 율동적인 동작 형태와 관련이 있고, 신체 가동범위의 강제적인 증가를 가져온다.

수동적 스트레칭은 능동적인 스트레칭을 하지 않은 상태에서 행해지는 운동방법이다. 대신에 외부의 힘은 수동적이나 기계적인 보조에 의해 이루어지며, 수동적 스트레칭은 근육의 탄성과 유연성을 제한하기 위해 신장된(길항근) 부위의 관련 조직과 재활이 필요한 근육 또는 조직에 이용된다.

능동적 스트레칭(표. 3-21 그림 참조)은 외부의 힘으로부터 가해지는 외력 없이 자신의 근육들을 이용함으로써 행해지는 스트레칭이다.

3-21. 능동적 스트레칭의 영역

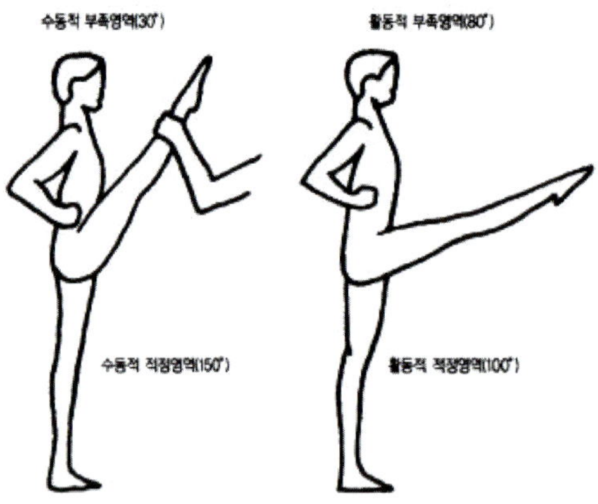

능동적 스트레칭은 주로 두 가지로 분류되는데, 저항이 없는 활동과 저항이 있는 활동이다.

저항이 없는 활동의 운동이나 스트레칭은 추가적인 외부의 저항 없이 움직임을 만들어낼 때 발생하는 것이다. 저항이 없는 활동의 스트레칭을 예를 들면, 똑바로 서서 천천히 한쪽 다리를 100°까지 올리는 것이다.

저항이 있는 활동의 스트레칭은 가해진 저항에 대해 자발적 근수축이 일어나도록 하는 것이다. 예를 들면, 손으로 저항을 주거나 다리에 무게를 달아 다리를 들어 올리는 것이다.

고유 수용성 신경근 촉진법(PNF) 운동은 관절과 가동범위를 향상시키기 위해서 실행되는 광범위한 전략이다. 재활의학의 물리치료 과정에서 고안되고 개발되었다.

3) 스트레칭 시 금기 사항

3-22. 스트레칭 시 금기 사항

- ▶ 뼈로 인하여 운동 동작이 방해될 때
- ▶ 골다공증이나 최근 뼈에 골절이 있을 때
- ▶ 관절 주위에 감염이 있거나 급성 염증이 의심될 때
- ▶ 관절이나 근육을 신장시켰을 때 통증을 경험했을 때
- ▶ 최근 인대나 근, 건에 염좌가 있을 때
- ▶ 관절에 안정성이 부족할 때
- ▶ 혈관이나 피부질환으로 인하여 통증을 느낄 때
- ▶ 기능 상실이나 관절 가동범위의 감소를 경험했을 때

스트레칭을 하는 데 주의사항은 무엇이고, 바람직하지 않은 때는 언제인가를 알고 실시하는 것이 중요하다. 만일 다음과 같은 사항이 있다면, 스트레칭은 삼가해야 된다.

뼈로 인하여 운동 동작이 방해되거나, 골다공증이나 최근 뼈에 골절이 있을 때, 그리고 관절 주위에 감염이 있거나 급성 염증이 의심될 때는 삼간다. 관절이나 근육을 신장시켰을 때 통증을 경험했을 때나 최근 인대나 근, 건에 염좌가 있을 때, 그리고 관절에 안정성이 부족할 때 삼가고, 혈관이나 피부질환으로 인하여 통증을 느낄 때나 기능 상실이나 관절 가동범위의 감소를 경험했을 때는 되도록 피해야 한다.

올바른 스트레칭이 어떠한 것인지에 대해 궁금한 점이 있거나 의심이 있다면, 반드시 전문 물리치료사나 운동선수 트레이너, 전문의사에게 자문을 구하여야 한다.

4) 스트레칭 지침

3-23. 스트레칭 지침

- ▶ 스트레칭 전에 준비운동, 긍정적 사고
- ▶ 근육 군을 구분하여 스트레칭
- ▶ 천천히 부드럽게 시작
- ▶ 좋은 기계를 사용, 올바른 자세유지
- ▶ 호흡법 사용, 10~30초 이완
- ▶ 부하나 수동적 힘은 관절가동범위 내에서
- ▶ 스트레칭 시 정신집중, 파트너와 호흡

스트레칭을 실시하는 데 있어서 지침을 살펴보면, 스트레칭 전에 준비운동, 긍정적 사고를 가지고, 근육 군을 구분하여 스트레칭을 하며, 천천히 부드럽게 시작한다. 그리고 좋은 기계를 사용하고 올바른 자세유지가 중요하다. 호흡법을 사용하여 10~30초 이완을 하고, 부하나 수동적 힘은 관절가동범위 내에서 실시하며, 스트레칭 시 정신을 집중, 파트너와 호흡을 맞추어야 한다.

제 4 장 식생활과 운동

아담과 이브는 먹을 것에 대해 별 걱정을 하지 않았다. 성경에 따르면, 에덴동산에는 "보기도 좋고 먹기에도 좋은 모든 나무"들이 가득했다. 그리고 이브가 사과를 맛보았기 때문에 땅의 저주를 받아 힘든 노고 끝에 비로소 음식을 얻게 되었다. 그때 이후로 먹을 것 찾기가 우리 인간의 생존을 지배해 왔다.

그런데 음식은 무엇이며 인간이 생존하는데 그렇게 절대적으로 필요한 이유는 무엇일까? 음식은 맛이 좋기 때문에 즐거움을 누릴 뿐만 아니라, 인간은 다음 3가지 목적 때문에 음식을 원한다.

1. 에너지 공급: 신체 외적 활동을 수행하고 심장, 폐 그리고 다른 내장 기관이 기능을 수행하는 데 필요한 열량(연료)을 공급한다.
2. 신체의 모든 기관 형성: 원 물질(raw material-단백질, 대부분 무기질)이 혈액, 피부조직, 뼈, 머리카락 그리고 내장 기관이 만들어지는 데 사용한다. 인간의 몸은 하루, 1개월을 단위로 지속적으로 모든 세포를 재생하고 오래된 세포와 새로운 세포를 바꾼다.
3. 생리 작용을 활성화 시키는 촉매요소: 비타민, 효소, 일부 무기질들은 몸 안으로 들어간 음식이 에너지로 전환되고 또 일부는 신체 기관이 저장될 수 있도록 필요한 화학적 반응을 용이하게 하는데, 반드시 필요한 역할을 한다.

그리고 식품공급의 2가지 문제점이 있는데, 과식과 기본적인 음식도 섭취하지 않는 것이다. 과식은 모든 질병의 원인인데, 미국 전 국민 중에 61%가 비만이고 전 세계가 비만 치료를 위해 의료비 지출 증가하고 있다. 또 하나의 문제는 단백질, 비타민, 무기질을 하루에 필요한 최소량도 섭취하지 않음으로 인해 신체기관 형성과 생리작용을 활성화하지 못한다.

1 주요 영양소의 소화, 흡수과정

1) 5대 영양소(WHO)

주요 영양소 중에서 탄수화물, 지방, 단백질을 3대 영양소라고 하며, 비타민과 무기질을 포함한 영양소를 5대 영양소라 불린다. 영양소는 거대 영양소인 탄수화물, 지방, 단백질과 미세 영양소인 미네랄, 비타민, 물로 구성된다. 이 영양소들의 섭취는 균형이 필요하며 특히 활동이 많은 운동선수들에게는 절실히 필요하다.

3대 영양소 중에서 탄수화물은 뇌 활동이나 업무 능력을 활성화 시키는 데 중요한 요소이고, 지방은 호르몬을 생성하는 데 관여한다.

4-1. 5대 영양소

- ▶ **3대 영양소**
  - 탄수화물(Carbohydrate)
  - 지방(Fat)
  - 단백질(Protein)
- ▶ **5대 영양소**
  - 비타민(Vitamin)
  - 무기질(Mineral)
- ▶ **6대 영양소**
  - 식이 섬유소
- ▶ **물(Water) = 중요 영양소**

3대 영양소의 식이 섭취 비율은 일반적으로 탄수화물 60%, 지방 30% 이하, 단백질 10%를 설정하는 것이 가장 이상적인 섭취 비율이다. 여기에서 지방은 포화지방과 불포화지방을 1:1 비율로 섭취하는 것이 영양의 균형을 이룰 수 있다.

최근 들어 식이 섬유의 섭취가 증가하면서 식이 섬유소를 6대 영양소로 설정하여 중요 영양소로 취급하고 있고, 그 외에 우리 일상생활에서 꼭 필요한 물(water)도 필수 영양소로 취급되고 있는 실정이다.

2) 당질(탄수화물)의 소화·흡수 과정

4-2. 탄수화물의 소화·흡수 과정

- ▶ 종 류: 단당류, 이당류, 다당류
- ▶ 다당류(전분) - 이당류[구강(저작활동, 타액)] - 단당류(소장에서 흡수)
- ▶ 단당류(혈중 Glucose) - Insulin에 의해 - 근육, 간으로 운반(Glycogen으로 저장, 인체 내 300~400g) - 초과된 혈당은 지방조직으로 운반

탄수화물의 종류에는 단당류(포도당, 과당, 갈락토스), 이당류, 다당류가 있다. 다당류에는 전분, 글리코겐, 섬유소 등이 있고, 이당류는 구강에서 저작활동이나 타액에 의해 단당류로 바뀐다. 탄수화물은 소화과정을 거쳐 단당류의 형태로 소장에서 흡수하는데, 흡수된 단당류(혈당)는 인슐린에 의해 근육, 간으로 운반되며, 근육 및 간에서는 글리코겐 형태로 저장된다. 근육 및 간에서 저장할 수 있는 글리코겐의 양(300~400g)은 적기 때문에 다량의 탄수화물 섭취로 인해 근육 및 간의 저장고를 초과하는 여분의 혈당은 지방조직으로 운반된다. 지방조직에서 글루코스는 중성지방으로 전환되어 저장된다.

복합 탄수화물은 영양소, 비타민, 미네랄이 포함되어 있어 영양가가 풍부함으로 저칼로리로 많은 양을 섭취할 수 있다.

4-3. 당질의 구성 내용

- ▶ 당 질(1g): 4kcal 열량을 내는 열량소
- ▶ 1일 섭취량: 60~100g(밥 1공기~1공기 반)
- ▶ 여분의 당질: 세포 저장능력이 초과되면, 초과된 당은 지방으로 전환 - 피하지방 저장
- ▶ 부족한 당질: 지방이 소모 - 케톤체 형성 - 산·염기 평형 초래 - 산성증 유발

따라서 당질은 1g에 4kcal 열량을 내는 열량소로 지방에 비해 적지만, 빠르게 사용할 수 있다는 장점이 있다. 1일 섭취량은 60~100g(밥 1공기~1공기 반)인데, 여분의 당질은 세포 저장능력이 초과되면, 초과된 당은 지방으로 전환되어 피하지방 저장되고, 부족한 당질은 지방이 소모되면서 케톤체를 형성하여 산·염기 평형을 초래하게 됨으로써 산성증을 유발할 수 있다.

3) 지방의 소화 · 흡수 과정

4-4. 지방의 소화 · 흡수 과정

- ▶ 섭취 지방[지방산, 글리세롤, 콜레스테롤(소장에서 흡수)] - 유미과립(중성지방과 소량의 단백질 복합체) - 간 - 혈중 지질 단백질, 혈중 지방산 - 지방조직, 근육
- ▶ 지질 단백질(lipoprotein): LDL-C(저밀도), VLDL(초저밀도), HDL-C(고밀도)
- ▶ HDL-C: 남자보다 여자 ↑, 일반인보다 단련자 ↑

지방은 균형적인 식사에 매우 중요한데, 지방이 비타민인 A, D, E, K의 흡수에 매우 필수적이며 인체 세포의 대부분을 구성하고 있다. 섭취한 지방은 지방산, 글리세롤, 콜레스테롤 등으로 분해하여 소장에서 흡수된다. 흡수된 지방의 70%는 소장을 통과하면서 다시 중성지방으로 재합성되고 이어서 소량의 단백질과 결합하여 복합 지질인 유미과립이 되어 간으로 이송된다. 유미과립 및 일부 글리세롤과 지방산은 간을 거쳐 복합지질인 지단백질의 형태로 지방조직이나 근육 등으로 보내진다.

지질 단백질에는 그 밀도에 따라서 LDL-C, HDL-C 지질단백이 있다. LDL-C은 동맥경화를 촉진하는 반면, HDL-C는 동맥경화를 예방하는 효과가 있다. 그리고 HDL-C는 남자보다 여자가 높고, 일반인보다 단련된 선수들이 높다.

4-5. 지방의 구성과 내용

- ▶ 지방(1g): 9kcal 열량을 내는 열량소
- ▶ 기능: 포만감, 음식의 맛을 좋게 함, 지용성 비타민의 흡수를 돕는 기능
- ▶ 피하지방의 형태로 축적 시켜 체온을 보온, 비만 초래
- ▶ 부족: 성장장애, 피부질환

지방 1g은 9kcal 열량을 내는 열량소로 당질(탄수화물)에 비해 매우 높다. 그러나 탄수화물은 빠르게 사용할 수 있지만, 지방은 어느 정도 시간이 경과되어야 사용된다.

지방의 기능은 포만감과 음식의 맛을 좋게 하는 성질이 있고, 지용성 비타민의 흡수를 돕는 기능이 있다. 지방이 과다하면 피하지방의 형태로 축적시켜 체온조절과 보온의 역할을 하지만, 비만이 초래된다. 부족하면, 성장 장애와 피부질환 등을 초래한다.

4-6. 트랜스 지방

▶ **포화 지방:** 동물성, LDL-C, 상온에서 굳는 기름
▶ **불포화 지방:** 식물성, 콩류, 상온에서 액체상태
▶ **경화유:** 상온에서 액체 상태인 식물성 지방에 수소를 첨가해 인위적으로 굳힌 기름
- 마가린, 과자, 도넛, 빵, 프라이드치킨 등을 만들 때 쓰임
- 바삭바삭 소리가 나는 음식
- 심장병과 뇌졸중의 중요한 원인이 되는 '트랜스 지방' 함유

1980년대 지방 음식 중에서도 몸에 좋다는 식물성 불포화 지방을 수소화 하여 음식다운 모양을 갖춘 트랜스 - 지방(trans-fat) 음식을 만드는 일이 식품업자들 사이에 유행했고, 이것이 건강에 해롭다고 알려진 포화지방 음식을 대치시켜 왔었다. 그 결과 식료품점 선반에 진열된 많은 종류의 음식 중 식물 쇼트닝 등 트랜스 - 지방 음식이 40%나 차지하기에 이르렀다.

패스트푸드로서 딱딱하고 보기 좋게, 장기보관 할 수 있게, 스낵용으로 간편하고 먹기 좋게, 더욱 맛나게 하기 위해서 등의 목적으로 여러 음식을 식물기름에 튀기거나 가공해서 만든 편리한 음식을 우리는 많이 먹고 있다. 쿠키, 비스켓, 크래커, 도넛, 마가린과 식물 쇼트닝 등 가공식품과 튀김요리 음식이 여기에 속한다.

그러나 불행하게도 이렇게 제조된 지방음식은 아무리 맛이 좋아도 인체에 가장 나쁜 음식으로 밝혀지고 있다. 트랜스지방은 다른 지방과 달라서 인체에 필수지방산이 아니며, 이 음식을 섭취하면 LDL콜레스테롤과 중성지방을 높이는 반면, HDL을 낮추게 하여 인체에 나쁜 작용만 골라서 하기 때문에 백해무익하고, 결과적으로 동맥경화와 심장병과 암의 위험률을 증가시킨다. 그래서 트랜스지방은 화학적으로 불포화지방에 속하지만, 인체에 해롭기 때문에 법적으로 별도의 '트랜스지방'이라 구분하고 있다.

4-7. 여러 가공식품의 트랜스지방 함유량 범위

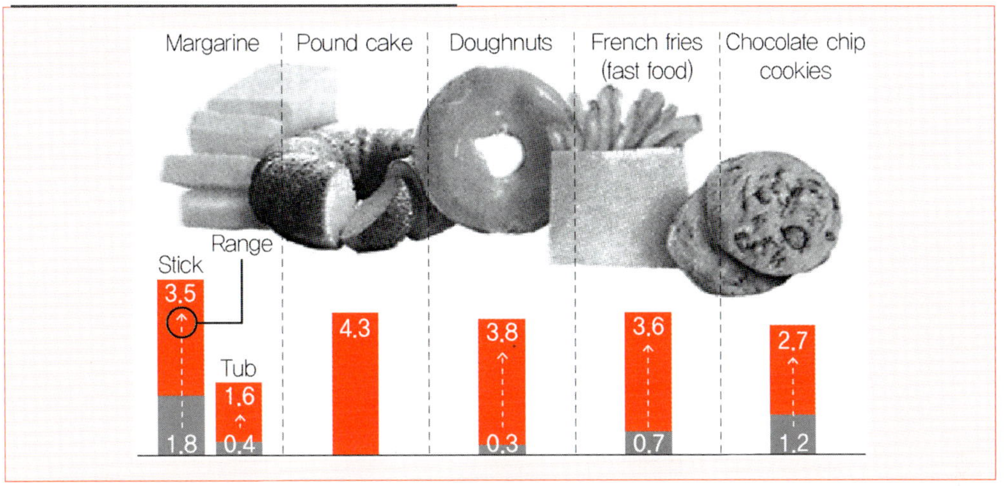

2003년 월 스트리트의 분석가들은 음식업자와 투자가들에게 유해한 건강음식의 위협을 심각히 고려해야 한다고 경고한 바 있다. 여기에 맥도날드 등 업자들은 호응하기 시작하여 프렌치프라이의 트랜스지방 함량을 최소량으로 줄이려 하고, 음식 사이즈도 작게 하는 경향이다. 한때 버터를 포화지방 음식이라 해서 기피하고, 이것 대신 식물성 기름을 고체화시켜 만든 마가린으로 대치했는데, 알고 보면 마가린도 대표적인 트랜스-지방 음식이고, 그 해독이 강조되면서 미국과 유럽엔 현재 트랜스지방이 없는 마가린이 개발되어 시중에 판매되고 있다.

최근 미국 비만 인구가 급증하고 트랜스지방이 해롭다는 언론이 국민을 불안하게 만들면서, 패스트푸드 식당과 제조업자를 비난하는 소송이 속출했다. 그러나 담배 소송에서처럼 성공한 예가 드문 상황에서, 변호사들은 담배 소송이 성공한 비결을 연구하고, 이것을 유해한 건강음식에 대한 소송에 적용시키려 노력 중이라 전한다. 시민단체와 변호사들은 식품업자를 상대로 아무 때나 소송을 제기할 준비태세를 갖추고 있으며, 이러한 분위기에서 FDA는 트랜스지방 레테르 규제에 적극참여하고 나서게 되었다.

4) 단백질의 소화 · 흡수 과정

4-8. 단백질의 소화 · 흡수 과정

- ▶ 섭취된 단백질 - 아미노산으로 분해 - 혈액 내 흡수 - 새로운 조직 형성 - 효소, 호르몬, γ-글로블린
- ▶ **필수 아미노산:** 발린, 메티오닌, 트레오닌, 페닐알라닌, 트립토판(8종), 히스티딘(어린이는 9종)

단백질은 대부분의 조건에서 에너지원으로 참여하는 비율이 매우적다. 그러나 심한 기아 상태나 장시간의 운동 시에는 에너지원으로 참여하는 비율이 점차로 높아진다.

섭취된 단백질은 아미노산으로 분해하여 혈액 내 흡수되고, 새로운 조직을 형성하며, 효소, 호르몬, 그리고 γ-글로블린에 작용한다. 필수 아미노산은 발린, 메티오닌, 트레오닌, 페닐알라닌, 트립토판, 히스티딘, 이소로이신, 로이신, 아르기닌, 라이신 등으로 성인에게 있어서 필수 아미노산은 체내 합성이 안 되기 때문에 식사나 보충식품을 통해 섭취한다.

4-9. 아미노산의 장점

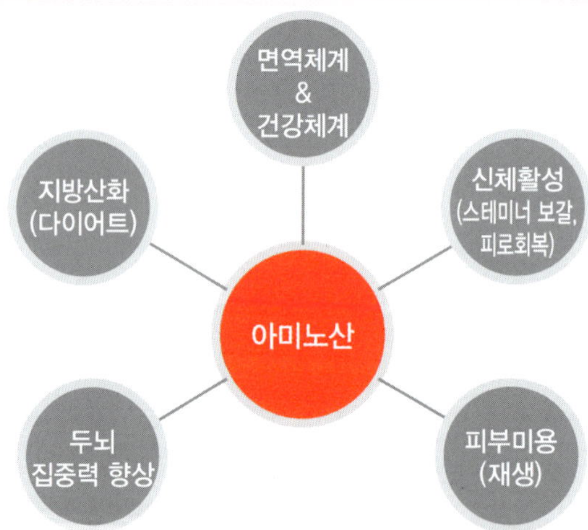

면역체계
&
건강체계
지방산화
(다이어트)
신체활성
(스테미너 보갈,
피로회복)
아미노산
두뇌
집중력 향상
피부미용
(재생)

요즘 각광을 받고 있는 아미노산은 여러 가지 장점을 가지고 있는데, 물과 산소와 같이 우리 일상생활에 깊이 관여하며 우리에게 생명력을 주고 있다.

면역력을 증가시킨다. 아르기닌과 글루타민과 같은 아미노산들은 병원 물질과 싸우는 면역세포를 만드는 원료가 돼 각종 질병으로부터 인체를 지켜주는 역할을 한다.

스테미너를 보강해 주고 피로를 완화시켜 활기찬 생활을 할 수 있게 하는 신체 활성화 기능이 있다. 아미노산은 근육을 만드는 기본 성분이기 때문에 성장 호르몬의 분비를 촉진시켜 근육의 움직임이 강화되도록 도와준다. 따라서 아미노산이 체내에 충분히 비축돼 있으면, 근육통이 생기지 않고 근육에 쌓인 피로 역시 회복이 빠르게 된다.

피부, 손톱, 머리카락 등을 아름답게 한다. 고운 피부를 가꾸는 데 필요한 콜라겐이나 천연 보습 성분들 역시 아미노산을 함유하고 있어 최근 아미노산을 함유한 화장품 등이 출시되고 있다.

뇌의 기능은 정보를 전달하고 기억하며 집중력을 향상시키고 의욕을 이끌어낸다. 아미노산은 뇌를 활성화하기 때문에 아미노산을 충분히 섭취한 경우, 그렇지 않은 사람보다 두뇌회전이 빨라져 집중력이 높아지고 이해력도 증가하게 된다.

지방의 연소를 촉진하여 체지방 감소와 다이어트에 밀접한 관계가 있다. 체지방을 태우기 위해서는 리파제(lipase)라는 지방 분해 효소가 필요한데, 아미노산은 이 리파제를 증가시켜 체지방을 분해하고 태우는 일을 활발하게 하는 역할을 담당한다.

4-10. 필수 아미노산의 작용

아미노산	작 용
이소로이신	각종 근육 대사에 필수, 헤모글로빈 생성
로이신	상처회복에 영양분으로 작용, 혈당량 감소
발린	두뇌활동에 활력을 부여하고 정서 안정
아르기닌	면역력 증강, 동맥 확장, 성장호르몬 촉진
라이신	성장호르몬의 원료, 골다공증 개선
히스티딘	성기능을 돕고 위산분비 촉진, 중금속 배설 촉진
메티오닌	지방대사 촉진, 우울증 억제, 손톱 모발 건강
페닐알라닌	기분개선, 통증을 줄여주며 두뇌자극
트립토판	숙면 유도, 혈압 및 신경 안정
트레오닌	지방 간 방지, 글리코겐 로딩에 필수, 신경기능 유지

4-11. 단백질의 중요성

- ▶ **청소년기 성장에 매우 중요**
- ▶ **단백질 에너지 불량(protein energy malnutrition; PEM):** 생명 위협, 성장 및 지능 발달 저해, 질병의 감수성 증가
- ▶ **1일 섭취량:** 1일 소모되는 열량의 8% 이상. 1/3 이상 동물성 단백질, 성장기 영유아기는 2/3 이상

그리고 단백질은 청소년기 성장에 매우 중요한 영양소이고 단백질 에너지 불량(protein energy malnutrition; PEM)은 생명 위협, 성장 및 지능 발달 저해, 질병의 감수성 증가시킬 수 있다. 1일 단백질 섭취량은 1일 소모되는 열량의 8% 이상, 1/3 이상 동물성 단백질, 성장기 영유아기는 2/3 이상을 섭취하는 것이 적당하다.

5) 비타민

4-12. 비타민의 구성 및 역할

- 생체 내에서 특수한 대사기능을 수행하기 위하여 매우 소량 필요로 하는 유기물
- 생체에서 합성할 수 없기 때문에 식사를 통해 섭취
- 탄수화물, 지방, 단백질이 에너지를 내는 과정을 촉진하고 세포분열, 시력, 성장, 상처치료 등에 참여

※ 노화 방지(체내 항산화제 역할)

비타민은 생체 내에서 특수한 대사기능을 수행하기 위하여 매우 소량 필요로 하는 유기물이다. 비타민은 생체에서 합성할 수 없기 때문에 식사를 통해서만이 섭취가 가능하다. 또한 비타민은 탄수화물, 지방, 단백질이 에너지를 내는 과정을 촉진하고 세포분열, 시력, 성장, 상처치료 등에 참여한다. 그리고 가장 중요한 노화 방지효과가 있는데, 체내 항산화제 역할을 하기 때문이다.

6) 무기질(미네랄)

미네랄은 아미노산, 지방산, 비타민을 사용하는 신체기능에 촉매역할을 한다. 그러므로 다른 영양분을 아무리 많이 섭취하더라도 미네랄의 상호작용 없이는 이 영양물질들로부터 최대한 이득을 얻기란 불가능하다.

4-13. 무기질의 기능

	기 능	급원식품	결핍증세
Ca	골격구성, 혈액응고, 근육의 수축과 이완	우유, 멸치, 어패류, 채소류	골다공증
P	골격구성, 세포막이나 ATP구성, 효소의 기능	콩류, 유즙, 육류	골격 손상 가능성
Mg	골격, 치아의 구성 성분, 신경과 심근에 작용	대두, 곡류, 견과류, 채소류	허약, 근육통, 심장 기능 약화
S	세포 단백질 및 비타민의 구성 성분, 약물 해독 단백질에 중요한 역할	단백질 식품	결핍증은 잘 일어나지 않음
Na	세포 외 액에 주된 양이온, 체액의 평형 유지, 신경 자극 전달	식탁염, 가공식품, 스낵과자류	근육경련, 식욕감퇴
K	세포 내 액의 주된 양이온, 체액의 평형 유지와 신경 자극 전달	시금치, 호박, 바나나 등	불규칙한 심장 박동, 식욕상실
Cl	세포 외 액에 주된 양이온, 위산의 일부로써 소화에 관여, 면역 체계반응에 작용	식탁염, 가공식품	염소의 결핍은 흔하지 않음

(1) 다량 미네랄

○ **칼슘**(Ca)

칼슘은 사람이 식품을 통해서 반드시 섭취해야 하는 필수 영양소로서 칼슘은 탄소, 수소, 산소, 질소 외에 인체에 가장 풍부한 무기 원소로 체중의 1.5~2.0%를 차지한다. 약 1,200g이 인체에 함유되어 있다.

〈중요 생리작용〉

칼슘이 인체에서 대표적으로 하는 기능은 혈액응고, 근육의 수축과 이완 작용, 신경전달 작용, 세포막 투과성 조절, 비타민 B12의 흡수에 커다란 영향을 미친다.

○ **인**(P)

인은 성인 남자의 체내에 약 700g 정도 존재하는 칼슘 다음으로 많은 무기질 원소이다.

〈중요 생리작용〉

골격과 치아 형성: 체내에 존재하는 인의 85%가 칼슘과 결합한 '인산칼슘'의 형태로 골격과 치아조직에 함유되어 있다.

에너지 대사: 신체에 함유된 나머지 15%의 인은 거의 모든 세포에 골고루 분포되어 있다. ATP, ADP, AMP 분자의 인산 결합 형성에 사용된다. 세포를 자동차에 비유한다면, 인은 휘발유이다.

핵의 구성 성분: 인은 세포의 핵 안에 존재하는 핵산물질(DNA, RNA)의 구성 성분이 되며 후자는 단백질의 아미노산 서열을 결정짓는 유전 정보를 담고 있다.

○ **칼륨과 나트륨(K, Na)**

나트륨은 세포 외 액의 중요한 양이온으로 체내에 많은 미네랄 중의 하나이며, 칼륨은 세포 내 액의 양이온으로서 체내에 나트륨의 2배가량 존재한다.

〈중요 생리작용〉

삼투압 및 산·알칼리의 평형 유지 및 혈압유지 작용

신경자극 전달 및 근육 수축

탄수화물 및 단백질 대사과정에 생화학적 기능 담당

○ **염소(Cl)**

염소는 신체 내 총 무기질량의 3%이며, 세포 외 액의 중요한 음이온이다. 정상 혈청에는 304~370㎎/㎗이 들어 있으며 뇌 척수액에는 많아서 440㎎/㎗이 들어 있다. 삼투압의 조절을 도우며 체액의 pH를 일정하게 하는 역할을 한다.

○ **마그네슘(Mg)**

마그네슘은 효소반응의 촉매작용, 신경의 자극 전달 작용, 근육이완 작용에 영향을 미친다.

○ **황(S)**

황은 모든 세포 내에 존재하며, 세포 단백질 및 비타민의 구성 성분으로 조직의 호흡 작용, 생물학적 산화과정에 작용한다. 약물 해독 단백질에 중요한 역할을 한다.

(2) 소량 미네랄

소량 미네랄은 철분(Fe), 요오드(I), 아연(Zn), 구리(Cu), 망간(Mn), 셀레늄(Se), 게르마늄(Ge), 크롬(Cr), 바나듐(V), 붕소(B), 규소(Si), 코발트(Co), 니켈(Ni), 몰리브덴(Mo) 등이 있다.

2 식품별 당 지수(GI)

4-14. 당 지수(glycemic index: GI)란?

- 빈속에 음식을 먹은 다음, 30분 후에 혈당치 상승률(포도당을 100으로 한 경우)과 식품 100g 가운데 당질 함유량으로 산출한 수치이다.
- 다음은 주요 식품의 당 지수를 나타낸 표로 60을 기준으로 그보다 낮은 식품을 골라 먹는 것이 좋다.

1) 두류, 해조류

채에 거른 팥소 80, 으깬 팥소 78, 두부 부침 46, 팥 45, 완두콩 45, 유부 43, 두부 42, 연두부 42, 비지 35, 청국장 33, 된장 33, 콩 30, 풋콩 30, 캐슈너트 29, 아몬드 25, 두유 23, 피스타치오 23, 땅콩 20, 녹 미채 19, 다시마 17, 김 15, 파래를 비롯한 녹조류 16, 미역 16, 한천 12, 큰 실 말 12, 우뭇가사리 11.

2) 설탕, 과자, 음료

맥아당 105, 얼음사탕 100, 백사탕 109, 초콜릿 91, 찹쌀떡 88, 도넛 86, 캐러멜 86, 감자튀김 85, 핫케이크 80, 미다라시당고 79, 쿠키 77, 벌꿀 88, 메이플 시럽 73, 크래커 70, 카스테라 69, 감자 칩 60, 푸딩 52, 코코아 47, 젤리 46, 천연과즙 주스 42, 카페오레 39, 과당 30, 커피 프림 24, 녹차 10, 홍차 10.

3) 과일류

딸기 잼 82, 파인애플 65, 황도 통조림 63, 건포도 57, 귤 통조림 57, 바나나 55, 포도 50, 망고 49, 멜론 41, 복숭아 41, 감 37, 버찌 37, 사과 36, 서양 배 36, 키위 35, 블루베리 34, 서양자두 34, 레몬 34, 귤 33, 배 32, 오랜지 31, 포도 통조림 31, 자몽 31, 파파야 30, 살구 29, 딸기 29, 아보카도 27.

4) 우유, 유제품, 알

연유 82, 아이스크림 65, 생크림 39, 크림치즈 33, 드링크 요구르트 33, 마가린 31, 탈지유 30, 버터 30, 달걀 30, 가공치즈 31, 저지방류 26, 우유 25, 플레인 요구르트 25.

5) 조미료류

후추 73, 된장 33, 청국장 33, 파래 49, 고추냉이 44, 마요네즈 15, 간장 11, 소금 10, 양겨자 10, 식초 3.

6) 곡류, 빵 면류

식빵 91, 바게트빵 93, 정백미 84, 떡 85, 우동 85, 롤빵 83, 소면 80, 팥밥 77, 베이글 75, 콘프레이크 75, 라면 73, 마카로니 73, 배아미 70, 크로와상 70, 현미+정백미 65, 현미 프레이크 65, 파스타 65, 흰죽 57, 현미 56, 밀가루 55, 호밀빵 55, 오트밀 55, 메밀국수 54, 중화면 50, 보리 50, 통밀빵 50, 파스타(전립분) 50, 현미 죽 47.

7) 육류, 어패류

구운 어묵 55, 찐 어묵 51, 참치 통조림 50, 베이컨 50, 살라미 소시지 48, 생성 경단 47, 햄 46, 돼지고기 46, 소시지 46, 닭고기 45, 오리고기 45, 양고기 45, 굴 45, 성게 45, 바지락 44, 전복 44, 장어구이 43, 대합 43, 가리비 42, 모시조개 40, 참치 40, 전갱이 40, 붕장어 40, 새우 40, 오징어 40, 낙지 40, 명란 40, 바다빙어 40, 말린 멸치 40, 연어 알 40, 고등어 40, 꽁치 40, 대구 40.

8) 야채, 근채류

감자 90, 당근 80, 산 마(불장서) 75, 옥수수 75, 참 마 65, 호박 65, 토란 64, 밤 60, 은행 58, 고구마 55, 마늘 49, 우엉 45, 연근 38, 양파 30, 송이버섯 29, 팽이버섯 29, 오크라 28, 대파 28, 새송이 버섯 28, 표고버섯 28, 생강 27, 양배추 26, 피망 26, 꼬투리 강낭콩 26, 무 26, 순무 25, 가지 25, 양송이 모로헤이야 24, 곤약 24, 여주 24, 샐러리 24, 무순 24, 실곤약 23, 양상추 23, 양하 23, 크레송(물냉이) 23, 소송채 23, 청경채 23, 오이 23, 샐러드 채 22, 숙주 22, 콩나물 22, 시금치 15.

3 올바른 식생활과 운동

4-15. 질환별 사망률(2003년 통계청)

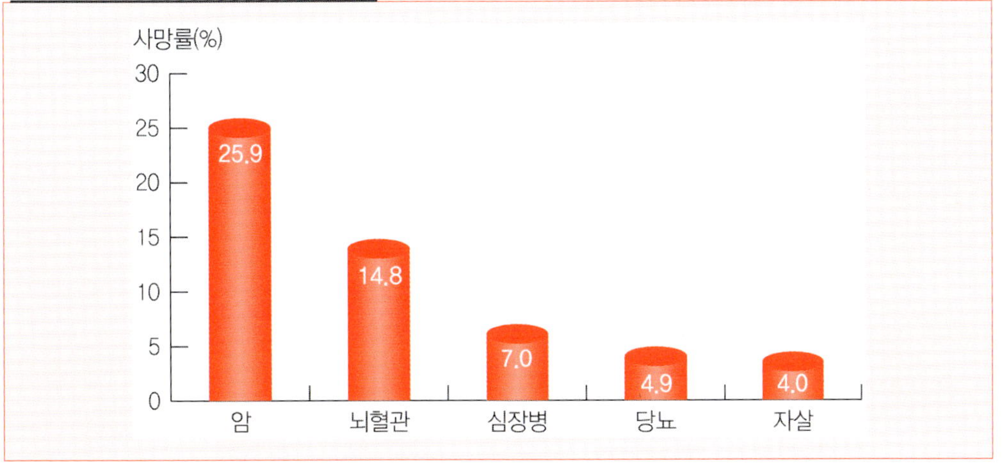

2003년 통계청에서 발표한 보고에 의하면, 암에 의한 사망률이 25.9%로 가장 높았고, 그 다음이 심혈관계 질환인 뇌혈관 질환이 14.8%, 심장병이 7.0%였으며, 당뇨 질환이 4.9%, 자살이 4.4%의 순으로 나타났다. 따라서 뇌혈관 질환과 심장병을 심혈관계 질환으로 볼 때 약 22%가 심혈관계 질환으로 사망하는 것으로 볼 수 있고, 이 질환에 의한 사망률의 비율이 점점 높아지고 있는 실정이다.

이러한 가장 큰 원인은 영양과잉과 비 활동의 영향을 들 수 있는데, 그만큼 에너지 섭취량은 증가하고 소비량은 감소하였다는 결과로 해석할 수 있고, 이 중에서 가장 큰 문제점은 최소한의 신체활동에 참여하지 않는 경우가 많다는 데 더 큰 문제가 있다. 섭취량이 늘어나면 늘어나는 만큼 신체활동의 증가를 통해 칼로리를 소비하는 것이 해결책이다.

서구 유럽인들의 식생활은 육류 섭취가 많은 데 따른 질환의 발병은 대장이나 직장암의 빈도가 늘어나고 있고, 한국인들은 자극적인 짜고 매운 음식을 섭취함으로써 위암의 발생률이 높게 나타나고 있다.

4-16. 운동과 에너지 소모량

종 류	체 중 (kg)	운동 시간별 소모 에너지(kcal)			
		10분	20분	30분	1시간
속보	55-65 65-75	54 64	109 127	163 191	327 382
조깅	55-65 65-75	94 110	189 230	283 331	566 661
자전거	55-65 65-75	44 51	88 103	132 154	264 308
축구	55-65 65-75	61 71	122 142	182 213	365 426
골프	55-65 65-75	35 39	69 78	104 117	208 235

그리고 운동 칼로리 소비 측면에서 어떠한 운동이라도 영향을 미칠 수 있으며 앉아 있을 때 소모 칼로리는 10분에 약 15kcal, 서 있을 때는 약 17kcal, 빠르게 걸을 때는 60kcal이다. 단순한 일이라도 운동량이 증가하면 칼로리 소비가 더 많게 된다. 따라서 어떤 운동 종목을 어느 정도 실시하느냐에 따라 에너지 소모가 따르게 나타난다.

운동은 그 종목의 특성에 따라 어떤 종목은 근력을 어떤 종목은 심폐지구력 등을 요구하기 때문에 그때 필요한 에너지 소모량은 다양하게 나타난다.

같은 일을 할 때 체중이 많이 나가는 사람이 적게 나가는 사람에 비해 칼로리 소모가 많은데, 1kcal은 1kg의 물을 1℃ 올리는 데 필요한 에너지의 양을 뜻하는 것으로 체중이 많이 나가는 사람들은 몸을 움직일 때 필요한 칼로리를 많이 써야 하기 때문이다.

4 영양과 운동수행 능력

4-17. 지방과 탄수화물의 연료공급 비율

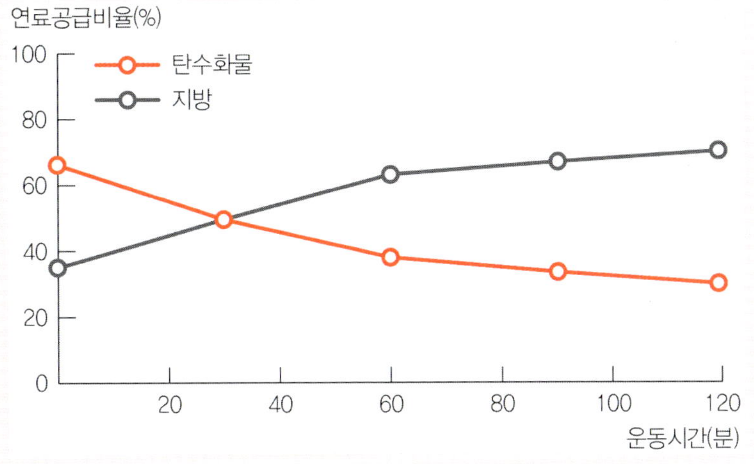

장시간의 가벼운 운동 시 에너지원으로서 지방과 탄수화물의 상대적 공헌도를 나타낸 그림이 〈표. 4-17〉에 제시되어 있다. 운동 지속시간이 길수록 인체의 에너지 생성체계는 인원질 과정 〈젖산 과정 〈유산소 과정의 순으로 의존도가 높다. 따라서 운동 초기에는 탄수화물(글리코겐, 글루코스)이 사용되고 어느 정도 시간이 지나면 지방이 소모하는 비율이 높아지게 된다.

무산소 과정(인원질, 젖산)에만 의존한다면, 장시간 동안 운동을 지속할 수 없게 된다. 그 이유는 이 무산소 과정에 의해서는 소량의 ATP만을 합성할 수 있는 에너지밖에 얻을 수 없기 때문이다. 그러므로 운동을 지속시키기 위해서 인체는 필연적으로 유산소 과정에 의한 에너지 생산과정에 의존해야만 한다. 그리고 글리코겐이나 글루코스의 인체 내 저장량은 제한되어 있기 때문에 장시간 운동을 지속함에 따라 지방의 유산소적 분해를 통한 ATP의 공급 비율이 점차 높아지게 된다.

그러므로 비만한 사람이 체지방을 줄이고 체중을 감소시키기 위해서는 유산소 운동을 최소한 20분 정도 이상을 하여야 지방을 소비하고 체중도 줄일 수 있다. 이는 운동 초기에는 탄수화물이 소비되고 이후에 지방이 소비되기 때문이다.

4-18. 글리코겐 과보충

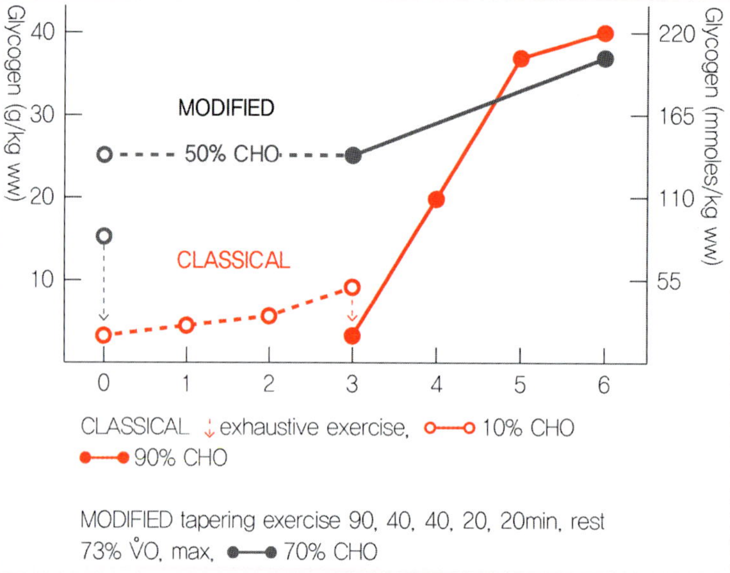

근육 내 글리코겐 과보충의 개선 방법이 발표되어 운동선수들이나 체계적인 운동이 필요한 일반인들에게 최적의 조건으로 최대의 수행을 이룰 수 있게 되었다. 이는 고전적인 방법과 개선된 방법을 제시하고 있는데, 고전적인 방법은 경기 6일 전부터 첫 3일간은 10%의 당질 식이를 하고, 그 다음 3일간은 90%의 당질 식이를 하며, 운동은 전력을 다하는 방법을 사용했다. 그러나 개선된 방법은 경기 6일 전부터 첫 3일간은 50%의 당질 식이를 하고, 그 다음 3일간은 70%의 당질 식이를 하며, 운동은 첫 1~5일까지 최대 산소 섭취량의 73% 정도로 90, 40, 40, 20, 20분 순으로 운동시간을 매일 감소시키고, 마지막 6일째는 휴식을 실시하면, 근육에는 글리코겐이 2배 정도 저장되고 간에는 최대로 저장된다.

4-19. 6끼 다이어트 식단

시 간	식단 내용	시 간	식단 내용
6:30	밤새 분비된 위산 중화 (350kcal)	13:30	운동 후 먹는 간단한 도시락 (205kcal)
8:00	아침은 건강식으로 지방이 없는 생선, 비타민과 무기질이 풍부한 반찬 (220kcal)	15:30	운동 후 먹은 도시락이 소화가 될 쯤, 고단백, 고 영양 (313kcal)
11:00	운동을 하기 전에 섬유소, 고칼로리, 고단백 (382kcal)	18:30	간단한 저녁식사, 소식 (170kcal)

체중관리와 영양처방 측면에서 식사를 적게, 자주 섭취하는 다이어트 방법을 소개한다. 이러한 6끼 식단도 중요하지만 영양과 운동처방은 항상 같이 이루어져야 효과가 있다.

오전 7시 30분은 잠자리에서 일어나 위장활동을 활발하게 하고 위산의 중화를 시키는 음식을 섭취하여야 한다. 저지방 우유나 물을 1컵 마시고 바나나 1개를 섭취한다. 우유가 체질에 맞지 않는 사람들은 즐겨 마시는 차나 물을 마시고, 바나나는 빠르게 열량을 전환하기 때문에 다이어트 식사로서 적격이고 껍질의 반점이 생길 때가 섬유질이 최대로 많이 함유되어 있으므로 변비예방, 면역력을 강화시켜준다.

오전 9시에는 아침 건강식으로 지방이 없는 생선, 비타민과 무기질이 풍부한 반찬으로 밥(⅓공기), 생선 1토막, 김치 또는 셀러드(야채)를 섭취한다.

오전 11시에는 운동을 하기 전에 섬유소, 고칼로리, 고단백 음식물로 돼지고기, 계란 흰자, 고구마, 보리밥을 섭취하면 된다. 여기에서 고구마는 감자에 비해 당질이 적으므로 다이어트에 적절하다.

오후 1시 30분에는 운동 후에 간단하게 먹을 수 있는 도시락이면 된다. 단호박, 익힌 토마토인데, 토마토는 익혀서 먹었을 때 영양소가 배가 된다.

오후 3시 30분은 도시락이 소화가 될 쯤, 고단백, 고 영양 음식을 섭취한다. 여기에는 밥(현미), 두부, 돼지고기 조금인데, 밥은 체질에 맞는 밥을 선택한다.

오후 6시 30분에는 간단한 저녁식사로 소식을 하여야 한다. 밥(현미), 버섯탕을 섭취한다.

5 식사지침(한국영양학회)

한국영양학회에서는 다음과 같은 식사지침 10가지를 강조하고 있다.

- 다양한 식품을 골고루 먹자.
- 정상 체중을 유지하자.
- 단백질을 충분히 섭취하자.
- 지방질로 총 열량의 20%를 섭취하자.
- 우유를 매일 마시자.
- 짜게 먹지 말자.

- 치아 건강을 유지하자.
- 술, 담배, 카페인 음료를 절제하자.
- 식생활 및 일상생활의 균형을 이루자.
- 식사를 즐겁게 하자.

1) 아침식사의 유익성 4가지

4-20. 아침식사의 유익성

유익성	이 유
두뇌 영양공급	두뇌나 적혈구 등은 포도당을 열량으로 사용
성적 업무능력 향상	학업성취도 조사에서 규칙적인 아침식사를 한 사람들이 우수
비만 예방	인체는 아침을 거른 만큼 부족한 열량을 보충하려 한다.
충치 예방	음식에 의한 양치의 효과

공부 및 업무를 잘하고 비만에 걸리지 않으며, 충치를 예방하려면, 아침을 거르지 말아야 한다. 보건복지부의 자료에 따르면, 끼니별 결식 비율은 아침 21.1%, 점심 4.3%, 저녁 3.3%인 것으로 나타났다. 아침을 거르는 이유는 대부분 "시간이 없어서", "귀찮아서", "식욕이 없어서" 등 3가지 이유로 집약된다.

아침 식사의 불필요성도 논의하는 학자들도 있으나, 아침식사를 해야 하는 4가지 이유를 보면, 두뇌 영양공급을 해준다. 저녁식사 후 아침까지 약 15시간 이상 공복으로 지내는 것은 인체에 해롭다. 두뇌나 적혈구 등은 포도당을 열량으로 사용하기 때문에 규칙적인 식사가 두뇌활동을 좋게 한다.

성적 및 업무 향상에 도움을 준다. 학업성취도를 조사한 결과, 규칙적인 아침식사를 한 사람들이 그렇지 않은 사람들에 비해 성적, 인지력, 학습속도와 기억력이 우수했는데, 이는 학업 스트레스를 해소하기 때문인 것으로 추정된다.

비만을 예방할 수 있다. 아침 등 한 끼를 거르는 경우, 3끼를 규칙적으로 먹는 사람에 비해 비만한 사람이 많았다. 이는 인체가 아침을 거르는 만큼 부족한 열량을 보충하려고 하기 때문에 결국 나중에 더 많이 먹게 된다.

충치를 예방할 수 있다. 어린이들의 충치 조사에서 아침을 거르는 아이들이 충치에 걸릴 확률이 훨씬 높게 나타났다. 아침을 먹는 건강한 식습관 형성이 충치예방에도 중요한 것으로 추정할 수 있다.

2) 장수 식품

4-21. 장수 식품

식 품	작 용
로열젤리	뇌하수체, 신장을 자극: 산소 공급 촉진, 세포 활동 활발하게 한다.
땅 콩	기억력 향상, 뇌의 노화 지연시킨다.
참 깨	비타민 E: 과산화지질, 세포의 노폐물 방지한다.
미나리	장 내 효소에 의해 분해되면서 비타민 B1의 활성화로 노화방지, 변비예방
해바라기씨	노화지연, 질병에 대한 저항력 증가

오래 살 수 있는 요인으로는 여러 가지가 있는데, 유전, 생활습관, 기후 및 환경, 음식 등을 들 수 있다. 이 중에서 음식 및 식품은 대표적으로 로열젤리, 땅콩, 참깨, 미나리, 해바라기씨를 들 수 있다.

로열젤리는 뇌하수체와 신장을 자극하여 산소공급을 촉진하고, 세포의 활동을 활발하게 한다.

땅콩은 기억력 향상과 뇌의 노화를 지연하는 기능이 있다.

참깨는 비타민 E가 다량 들어 있어서 과산화지질과 세포의 노폐물을 방지하는 데 도움을 준다.

미나리는 장 내 효소에 의해 분해되면서 비타민 B1의 활성화로 노화방지와 변비예방에 효과적이다.

해바라기 씨는 노화지연과 질병에 대한 저항력 증가시킨다.

또한, 타임지(TIME 誌)가 선정한 10대 건강식품으로는 토마토, 시금치, 적포도주, 견과류, 브로콜리, 귀리, 연어, 마늘, 녹차, 블루베리이다.

4-22. 장수 다이어트 식품 7가지

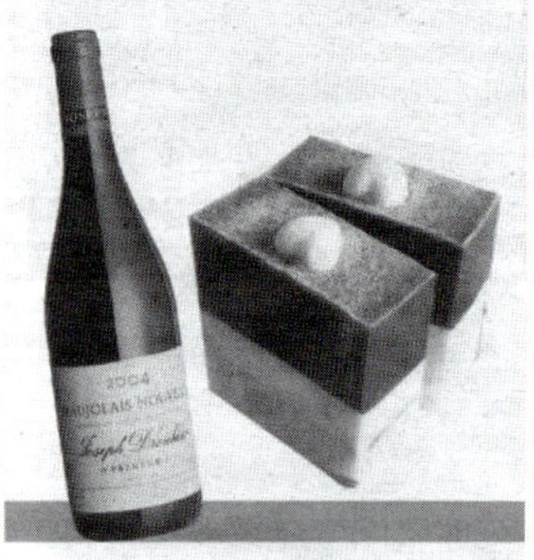

1. 초콜릿. 2. 레드와인.
3. 등 푸른 생선. 4. 과일.
5. 야채. 6. 아몬드.
7. 마늘.

하루에 초콜릿 100g과 레드와인 150㎖를 마시면, 6년을 더 살 수 있다는 조사 결과가 나왔다. 그리고 심장 질환의 위험률을 78%까지 줄여줄 수 있고, 혈압과 콜레스테롤을 낮추어 준다고 하였다. 남성은 6년 정도 생명이 연장되고, 심장 질환에 걸리지 않는 기간이 9년이나 늘어난 것으로 조사되었고, 여성은 4.8년 정도 생명이 연장되고, 심장 질환에 걸리지 않는 기간은 8년 정도 늘어난 것으로 나타났다고 하였다.

4-23. 암 예방과 식품 섭취

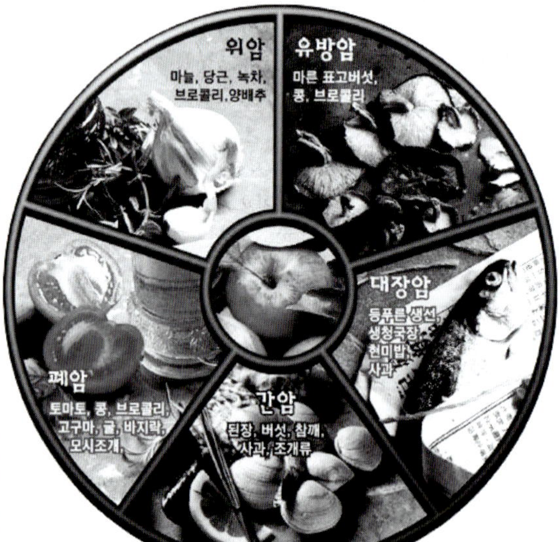

2003년 통계청 보고에 따르면, 2003년 한해에 25.9%가 암에 의해 사망하였다고 한다. 따라서 각종 암 예방에 좋은 식품들은 다음과 같다.

1) 위암: 마늘, 당근, 녹차, 브로콜리, 양배추.

2) 폐암: 토마토, 콩, 브로콜리, 고구마, 굴, 바지락, 모시조개.

3) 간암: 된장, 버섯, 참깨, 사과, 조개류.

4) 대장암: 등 푸른 생선, 생청국장, 현미밥, 사과.

5) 유방암: 마른 표고버섯, 콩, 브로콜리.

그리고 암 예방을 위한 식습관은 여러 가지가 있는데, 요약하면 다음과 같다.

1) 육류, 곡류, 야채 등을 골고루 섭취한다.

2) 기타 곡류나 면류를 함께 먹는다.

3) 염장식품 줄이고 탄 음식도 삼간다.

4) 우유나 요구르트를 많이 먹는다.

5) 과일과 녹황색 야채를 많이 먹는다.

6) 너무 맵거나 자극성 있는 음식 섭취를 줄이고 흰 설탕 섭취도 줄인다.

7) 곰팡이 핀 음식을 먹지 않는다.

8) 과음은 하지 않는다.

9) 비타민 ACE, 베타카로틴 등 항산화제와 셀레늄 등 미네랄을 충분히 섭취한다.

10) 음식은 천천히 충분히 씹어 먹는다. 발암물질도 타액(침)에 의해 파괴될 수 있다.

11) 너무 뜨거운 음식을 먹지 않는다.

3) 한국인이 꼭 섭취하여야 할 10대 식품

4-24. 한국인이 꼭 섭취하여야 할 10대 식품

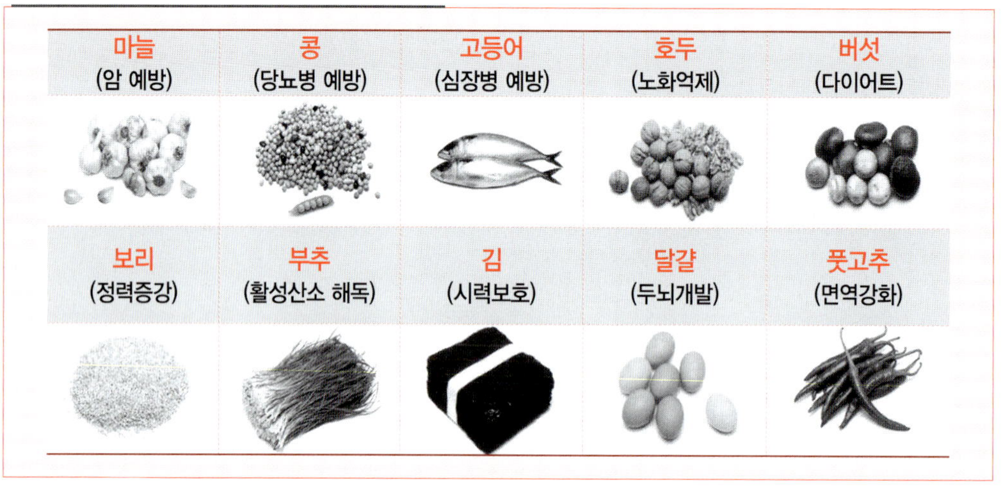

마늘은 암 예방을 하는데, 하루 반쪽을 꾸준히 섭취하면 암을 50%까지 예방한다. 콩은 당뇨병을 예방하는데, 콩의 풍부한 식이섬유가 급격한 혈당 상승을 억제한다. 고등어는 심장병을 예방하는데, 주2회 고등어를 섭취해야 한다. 불포화지방산이 혈액을 맑게 하고 순환시킨다. 호두는 노화를 억제하는데, 비타민 E가 많이 함유되어 있다. 하루 1개의 호두는 무병장수의 비결이다. 버섯은 다이어트에 좋은데, 칼로리가 낮고 포만감을 높이는 식이섬유가 과식을 억제한다. 보리는 정력을 증강한다. 최고의 자연 강장제로 말초신경 활동을 증진하고 기능을 향상시킨다. 부추는 활성산소를 해독하는데, 베타카로틴이 노화의 원인인 활성산소 발생을 억제한다. 김은 시력보호에 좋은데, 비타민 A가 눈의 시력을 보호하고 야맹증을 예방한다. 달걀은 두뇌개발에 효과적이다. 노른자에 든 레시틴이 기억력 증진과 치매 예방에 탁월하다. 풋고추는 면역을 강화하는데, 하루 2개만 섭취하여도 비타민 C가 바이러스에 대한 저항력을 증진시킨다.

참고문헌

강두희(1998). 생리학. 신광출판사.

강희성, 외 7인(1997). 운동생리학. 대한미디어.

김남익, 장지훈, 성기홍, 윤성(2002). 소방대원들의 실내, 실외 근무형태에 따른 유산소운동 능력 및 등속성 근력. 한국유산소운동과학회지, 6(1):17-32.

김명화(2003). 스포츠 스트레칭. 맑은소리.

마이클 박(2003). 죽은 의사는 거짓말을 하지 않는다. 꿈과 의지.

백일영(2002). 운동생리학 및 운동처방. 이론과 실험. 대한미디어.

안의수, 외 6인(2001). 운동과 건강관리. 현문사.

최대혁, 외 9인(2003). Power 운동생리학. 라이프사이언스.

최상배, 고성경(2001). 여성건강과 운동. 도서출판 홍경.

황수관, 최건식(1994). 운동처방과 건강. 도서출판 금광.

Pilzer, P. Z.(2003). 건강관리 혁명. 도서출판 아이프렌드.

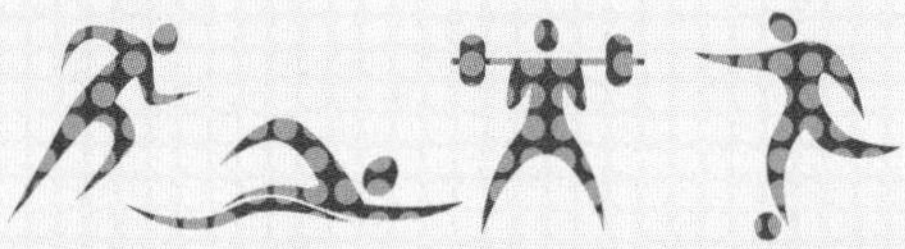

제 2 부

생활습관병과 운동처방

제 5 장 건강한 현대인의 심폐기능과 운동처방

1 에너지 시스템

5-1. 에너지 이용

▶ 에너지 이용의 예
- 건전지: 화학E. - 전기E.(모터) - 기계E.
- 식 물: 태양의 빛E. - 화학E.
- 인 체: 음식물(화학E.) - 기계E.(근육).
- 화학적 결합의 분해 = 열 E. + free E.
  (열E.; 체온의 상승, 유지. 자유E.; 생리적인 일)

에너지는 작업을 수행할 수 있는 능력이다. 우리 생활에 필요로 하는 많은 것들이 에너지와 관련되어 있는데, 가장 쉽게 볼 수 있는 것이 건전지이다. 건전지는 화학에너지에서 전기에너지(모터), 기계에너지의 형태로 전환되어 에너지를 발생시켜 가전제품 등 일상생활을 편리하게 만든다.

모든 에너지는 태양의 빛 에너지로부터 시작된다. 식물의 화학적 반응(광합성)은 빛 에너지를 식물에 저장되는 화학적 에너지로 바꾼다. 식물 또는 식물을 섭취한 동물은 식품을 섭취하면서 에너지를 얻는다. 에너지는 탄수화물, 지방, 그리고 단백질의 형태로서 식품에 함유되어 있다. 식품의 이러한 기본 구성요소는 신체의 세포 내에서 분해되면서 저장되어 있던 에너지를 방출한다. 이러한 식품의 영양소는 주로 탄소(C), 수소(H), 산소(O)로 구성되어 있으며, 단백질은 질소(N)도 포함되어 있다.

인체의 경우, 섭취하는 음식물로부터 화학적 에너지를 얻고 그것을 기계적 에너지(근육, 인체 동작)로 전환시킨다. 또한 화학적 에너지로부터 생리적인 일을 수행한다. 생리적인 일은 여러 가지 물질 분자들의 화학적 결합으로 저장된 에너지로부터 얻어진다. 즉, 어떤 종류의 물질의 화학적 결합이 인체 내에서 일어나는 화학적 반응에 의해 깨어질 때, 그 결합 안에 저장되어 있던 에너지는 방출된다. 이 방출된 에너지가 열에너지로 체온상승 및 유지에 쓰이고 나머지는 자유에너지로 생리적인 일을 한다.

5-2. 인체의 에너지 이용

▶ 인체의 에너지
- ATP(adenosine tri phosphate): 에너지의 현금
- ATP 생성을 통하여 영양소의 에너지를 고에너지 화합물 형태로 저장, 보관
- 탄수화물: 단당 glucose→간, 근육→glycogen(화학작용)
- 지방: 탄수화물보다 많은 양의 에너지 저장

인체의 에너지는 아데노신 3인산(adenosine tri phosphate; ATP)으로 탄수화물이나 지방의 저장 연료가 분해되면서 고에너지 분자를 합성하는 데 이용된다. 이 ATP는 "에너지의 현금"이라고 할 수 있는데, ATP 생성을 통하여 영양소의 에너지를 고에너지 화합물형태로 저장, 보관한다. 탄수화물은 단당 glucose→간, 근육→(화학작용)→glycogen으로 바뀐다. 지방은 탄수화물보다 많은 양의 에너지를 저장한다.

영양소 내의 분자적 결합은 비교적 약하며 결합이 부서질 때 적은 양의 에너지가 방출된다. 그러므로 영양소는 세포의 활동에 직접적으로 사용되지 않는다. 하지만 영양소의 분자적 결합에 내제되어 있던 에너지는 세포 내에서 화학적으로 방출되면서 아데노신 3인산(ATP)이라고 일컬어지는 고에너지 결합(high-energy compound)의 형태로 저장된다.

휴식 중에는 인체가 필요로 하는 에너지는 탄수화물과 지방의 분해로부터 거의 균등하게 충당된다. 단백질은 신체의 구성 재료이며 통상적으로 세포 활동에는 적은 양의 에너지를 공급한다. 운동 강도가 높아질수록 더 많은 양의 탄수화물이 사용되며 지방의 비중이 줄어든다. 짧은 시간 동안의 최대 운동에서는 거의 대부분 ATP가 탄수화물로부터 생성된다.

5-3. ATP 생성체계

▶ 고에너지 결합

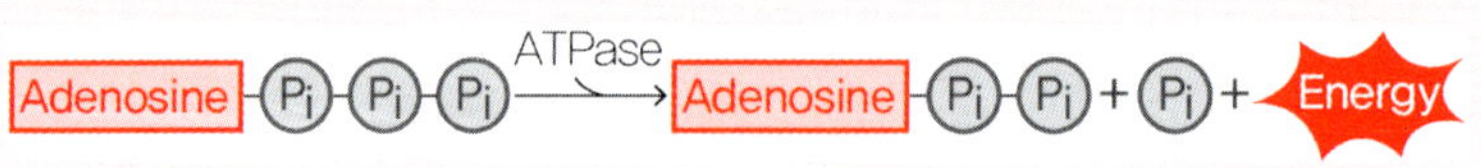

ATP → ADP+Pi+생리적인 일을 위한 E.

ATP는 아데노신(adenosine)과 3개의 인산염(P)이 결합되어 있는데, 인산끼리는 고에너지 결합으로 되어 있기 때문에 잘 분해가 되지 않는다. 에너지가 필요하면 효소(ATPase)가 작용하여 1개의 인산이 깨지고, ATP는 ADP와 무기 인산염(Pi)으로 분해되면서 생리적인 일을 수행한다.

방출된 에너지 중의 일부는 고인산 에너지 화합물인 ATP를 합성하는 데 쓰이고 나머지는 열에너지로서 체온을 상승시키거나 유지하는 데 쓰인다. 이 ATP는 모든 생물학적 활동에 사용되고 있는데, 탄수화물이나 단백질의 합성, 소화 효소나 호르몬 분비, 모든 종류의 근 수축, 신경의 자극 전도, 새로운 조직 구축, 순환 등이다.

5-4. 무산소 및 유산소 에너지 이용

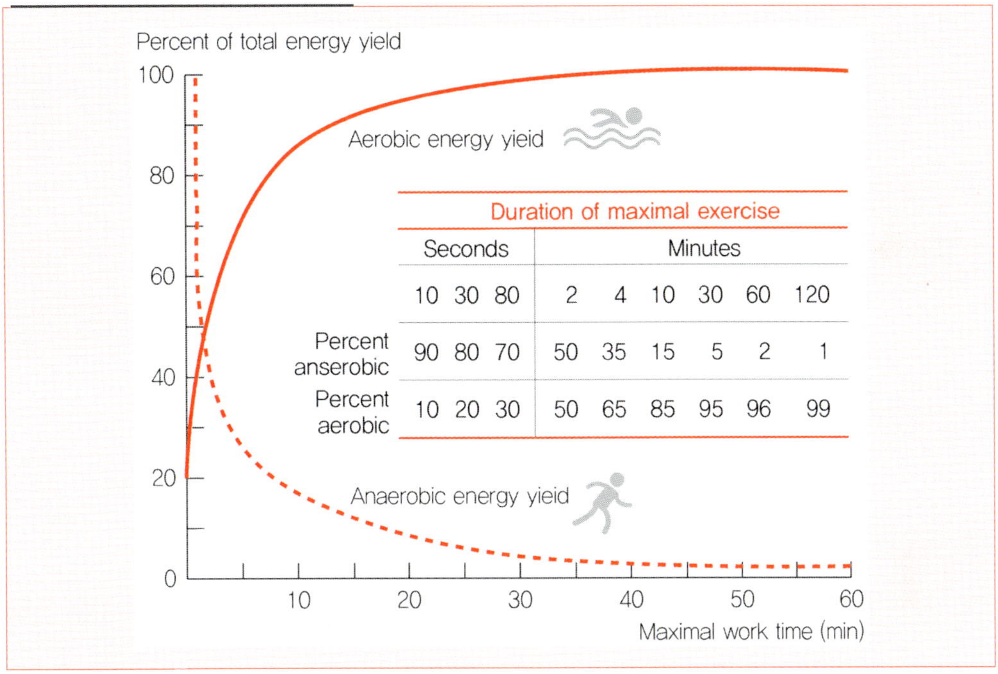

Duration of maximal exercise	Seconds			Minutes					
	10	30	80	2	4	10	30	60	120
Percent anserobic	90	80	70	50	35	15	5	2	1
Percent aerobic	10	20	30	50	65	85	95	96	99

이러한 에너지 대사는 크게 유산소 대사와 무산소 대사로 구분할 수 있는데, 유산소 대사는 산소의 공급을 받아 이루어지고 무산소 대사는 산소의 공급 없이 이루어진다. 특히 산소 공급을 많이 받는 유산소 대사에 의해서 에너지가 많이 방출된다.

유산소 대사와 무산소 대사과정의 에너지 이용 비율은 운동 강도 및 운동 지속시간에 따라서 달라지게 된다. 즉 운동 강도가 높고 운동 시간이 짧을수록 무산소 대사의 비율이 높은 반면, 운동 강도가 낮고 운동 시간이 길어지면 유산소 대사의 비율이 높다.

최대 운동이 시작된 후, 1.5~2분에 유산소 대사과정과 무산소 대사과정의 비율이 전체 에너지의 50%에 해당됨을 알 수 있다. 10초 이내에 이루어지는 운동에서는 거의 대부분 무산소 대사에 의해 에너지 공급을 받으며, 이와 반대로 장시간 운동에서는 주로 유산소 에너지 대사에 의해 에너지 공급을 받는다.

2 운동의 실제

'FITT'에 의한 체계적인 운동이 모든 세대에 걸쳐 효과적이다. 모든 사람들의 운동능력과 몸의 상태, 체질은 각기 다르기 때문이다. 일반 성인의 경우 운동의 핵심인 'FITT'는 다음과 같다.

- (F), Frequency(빈도)이다. 최소한 1주일에 3일 이상은 실시한다. 그 이상 4~5회/주는 더 큰 효과가 있다.
- (I), Intensity(강도)이다. 운동 강도는 심박수를 기준으로 설정하는 것이 가장 편리한데, 60%가 적당하다.
- (T), Time(시간)이다. 1일 운동 시간은 20~60분이면 된다.
- (T), Type(종목)이다. 운동을 처음 시작하는 사람들은 걷기, 자전거 등이 효과적이고 경쟁 스포츠를 실시하던 사람들은 운동부하 검사 후, 강도를 조정하여 실시한다.

운동은 본인의 능력에 맞아야 한다. 돈을 벌어서 투자를 잘 하는 것을 재(財)테크라고 하는데, 운동에 있어서도 능력에 맞게 하기 위해서는 체(體)테크가 잘 이루어져야 한다. 신체활동인 운동, 영양의 섭취에서는 채식, 여가와 재미를 즐기기 위한 레저가 조화롭게 적용되어야 한다. 그중에서도 운동은 유산소 : 저항성 : 유연성의 비율이 각각의 체질에 따라 다르게 적용되어야 한다는 것이다. 비만형은 5 : 3 : 2로 지방을 연소하기 위해서는 유산소의 비율이 절대적으로 높아야 하며 근력 운동도 간과해서는 안 된다. 마른 형은 3 : 5 : 2로 체중을 늘리기 위해서는 근 조성이 필수적이다. 비만형과는 전혀 다른 형태로 실시하여야 한다. 보통 형은 4 : 4 : 2로 본인 나름대로의 목적에 따라 계획을 잡고 실시하면 된다.

1) 주당 운동 빈도

5-5. 운동 빈도

- **성인**: 3~5회/주 적당
- **허약자, 질환 보유자**: 2회/주
- **비만자**: 6회/주
  - 1~2회/w; 정신건강 정도, 효과 적음
  - 3회/w; 운동의 효과가 나타남
  - 4~5회/w; 심폐기능 발달, 체력향상
  - 7회/w; 4~5회에 비해 떨어짐
- **3~5회/주, 1주일에 1~2일은 free day**

일반적으로 성인의 주당 운동 빈도는 3~5회가 적당하다. 그러나 허약자나 질환을 보유한 자는 주당 2회, 체중조절이나 비만을 관리하는 사람은 주당 6회가 효과적이다. 성인병 등 질환을 보유한 사람은 주당 3일 이상하였을 때, 무리가 따른다면 이보다 적은 빈도로 하는 것이 좋고, 체중 관리자들은 낮은 강도, 긴 시간의 주당 6회를 하는 것이 지방을 소모시키기에 적정하다.

주당 운동 빈도가 1~2회는 정신건강에는 도움이 되나 건강증진이나 체력 향상을 위해서는 효과가 적다. 주당 3~5회의 운동 빈도는 심폐기능 발달이나 체력향상에 가장 효과적이다. 따라서 3일부터 운동의 효과가 나타난다고 볼 수 있다. 그러나 주당 7회의 운동 빈도는 주당 4~5회에 운동 빈도에 비해 떨어진다.

그러므로 주당 운동 빈도는 3~5회가 적당하며, 1주일에 1~2일은 자유로운 날(free day)로 설정하여 운동을 하지 않고 약간의 금기 식품도 섭취하는 그런 쉬는 날로 정해주는 것이 좋다.

2) 운동 강도

5-6. 운동 강도

- **HRmax**: 60~85%
- **VO2max**: 50~85%
- **비만자, 관절 질환자 등**: 60% 이하로 시작
- **안전성**: HRmax 90% 이상은 고려
- **THR (target HR)**: 목표 심박수
  - 연령별 적정 운동 강도 설정을 위한 방법
  - THR = 운동목표 강도×(HRmax-HRrest) + HRrest

  Ex) 20세 안정 시 HR, 68회/분 50, 70, 80% 운동 강도 계산
- **Borg's Scale**: 노력성 자각도 - 심리적 운동 강도

운동 강도는 심박수, 산소 섭취량, 노력성 자각도 등을 기준으로 설정한다. 이 중에서 가장 손쉬운 것은 심박수를 기준으로 하는 것이 좋은데, 이는 운동 중에도 특별한 장비 없이 맥박을 잡아서 강도를 알 수 있기 때문이다.

일반 성인의 경우, HRmax 60~85%, VO2max 50~85% 정도의 운동 강도로 실시하는데, 비만자나 관절 질환자 등은 60% 이하인 약 40% 정도에서부터 시작하는 것이 안전하다. 안전성을 고려하여 너무 강한 HRmax 90% 이상은 고려하지 않는 것이 좋다.

그리고 노력성 자각도(Borg's Scale)는 심리적인 상태로 운동 강도를 추정할 수 있는데, 지금 현재 느끼는 정도를 가지고 대략적인 운동 강도를 잡는다. 그 정도는,

(7) 매우 가볍다(Very very light).

(9) 상당히 가볍다(Very light).

(11) 가볍다(Fairy light).

(13) 약간 힘들다(Somewhat hard).

(15) 힘들다(Hard).

(17) 상당히 힘들다(Very hard).

(19) 매우 힘들다(Very very hard).의 항목들로 설정되어 있다. 이러한 노력성 자각도의 수치에 10을 곱해주면 대략적인 심박수가 되는데, '약간 힘들다'의 자각도는 13이므로 10을 곱해주면 대략 130회/분이라는 것으로 알 수 있다.

목표심박수(target HR, THR)는 운동을 안전하게, 그리고 효과적인 운동을 실시하기 위하여 심박수를 어느 정도 증가시켜야 될지를 설정하는 데 좋은 지표가 된다. 각 개인마다 운동능력의 차이, 질환의 유무 등을 고려하여야 하기 때문에 운동 강도 설정에 목표 심박수를 적용하면 효과적으로 운동을 할 수 있다.

$$THR = 운동\ 목표\ 강도 \times (HRmax - HRrest) + HRrest.$$

Ex) 20세인 남성이 안정 시 HR는 60회/분이다. 50%와 80% 운동 강도를 계산해 보자.

먼저, 최대 심박수를 구한다. HRmax = 220-age(연령)

(50% 운동 강도 시) THR = 0.5(200-60)+60

= 0.5(140)+60

= 130회/분(beats/min)

(80% 운동 강도 시) THR = 0.8(200-60)+60

= 0.8(140)+60

= 172회/분(beats/min)

3) 운동시간

5-7. 운동시간

- 운동 강도에 따라 결정
- ACSM: 20~60min/d.
- 건강, 체중조절: 20min/d 이상, 주 3회 1500kcal 소비
- 운동부하에 따른 강도와 시간

지속시간(분)	5	10	15	30	60
운동 강도(%)					
낮은 부하	70	65	60	50	40
중정도 부하	80	75	70	60	50
높은 부하	90	85	80	70	60

- 체력수준에 따른 소모 열량

체력수준	low	medium	high
소모열량(kcal)	100~200	200~400	400~

운동 시간은 운동 강도에 따라 결정된다. 미국스포츠의학협회(ACSM) 안내서에 따르면, 20~60(분/일)을 적정한 운동 시간으로 정하고 있다.

그러나 건강이나 체중조절을 위한 운동 시간은 20(분/일) 이상, 주당 3회 이상 운동을 해야 하며, 1,500kcal를 소비하는 운동이 효과적이다. 그러나 질환자나 수술 후 운동을 시작할 때는 운동부하 검사 후, 운동 프로그램을 설정하여 실시하는 것이 효과적이다.

일정한 운동부하(exercise load)에 대하여 운동 강도와 지속시간은 서로 반비례 관계에 있다. 운동처방 시에는 순환 호흡계의 과노작(overexertion) 없이 충분한 부하를 줄 수 있는 운동 강도와 지속시간의 조합을 구하여야 한다.

운동 지속시간을 결정하는 다른 방법은 에너지 소모량(caloric cost)에 의한 방법이 있다. 예를 들어 체중 60kg의 여성이 초기 운동 강도로서 7METs가 처방되었다면, 지속시간은 다음과 같이 구할 수 있다.

$$1\text{METs} = 1\text{kcal/kg/hr}$$

$$7\text{METs} = 7\text{kcal/kg/hr} \times 60\text{kg} = 420\text{kcal/hr} = 7\text{kcal/min}$$

$$\text{지속시간} = \frac{100\text{-}200\text{kcal}}{7\text{kcal/min}} = 14\sim28\text{min}$$

4) 운동 형태

5-8. 운동 형태

- ▶ **유산소 운동:** 대근활동, 리드미컬, 자연스러운 운동
  - 속보, 조깅, 수영, 에어로빅댄스 등
- ▶ **근력 및 저항성 운동:** 근력향상, 약해진 근력 보강
  - 상체, 하체로 구분하여 각각 3~4 종목
- ▶ **신체 1군 활동:** 걷기/조깅/달리기, 수영, 자전거
- ▶ **신체 2군 활동:** 에어로빅댄스, 등산, 스케이팅, 경쟁스포츠

심폐기능 향상을 위한 운동 형태는 대표적으로 유산소 운동을 들 수 있다. 이 운동은 대근활동이며 리드미컬하게 자연스러운 운동이므로 최고의 건강증진 운동으로 각광을 받고 있다. 속보, 조깅, 수영, 에어로빅댄스 등이 대표적인 유산소 운동종목들이다.

유산소 운동의 효과는 뛰어나지만, 효과적인 운동법에서는 한계를 느낀다. 따라서 근력 및 저항성 운동으로 근력향상과 약해진 근력을 보강해 주어야 하는데, 상체와 하체로 구분하여 각각 3~4종목으로 실시하여 주어야 한다. 약한 체력을 가진 사람들은 덤벨을 이용한 근력운동이 효과적이다.

그리고 최근에는 유연체조가 건강증진을 위한 효과적인 운동으로 각광을 받고 있다. 신장운동의 대표적인 종목으로 요가, 기공체조 등이 있는데, 이러한 정적인 운동은 전신운동이 아니기 때문에 효과는 대근활동을 하는 운동에 비해 떨어지는 것이 사실이다.

따라서 효과적인 운동 형태는 유산소, 근력, 유연체조를 복합적으로 실시하는 것이 가장 효과적이라고 할 수 있다.

5) 운동 기간

5-9. 운동 기간

- ▶ **초기 훈련기:** 1~4주, 4~6주
- ▶ **향상 훈련기:** 5~16주, 12~20주
- ▶ **유지 훈련기:** 17~24주, 6개월 후
- ▶ **12주간 지속적으로 실시:** 운동의 효과가 나타나는 시기
- ▶ **1~2주, 강한 운동:** 효과 적음(상해; 심장, 혈압, 근 통증 등)
- ▶ **평생운동:** 생활화, 중독화

운동의 효과가 나타나는 시기는 차이가 있는데, 가장 큰 훈련 효과는 첫 6~8주에 나타난다. 즉 기능적 유산소 운동 능력의 진전은 1개월에 3%, 2개월에 매주 2%, 그 이후에는 매주 1%로 나타난다. 진전 속도는 연령에 의존하는데, 30세 이후 10세의 연령 증가에 따라 신체 적응이 1주씩 더 걸린다.

그렇지만, 운동기간은 12주 정도 운동을 했을 때 운동의 효과가 나타나는 운동기간이 가장 안전하고 적절하다. 그리고 지속적이고 점증적이며 주기화 운동 프로그램이 좋은데, 초기 훈련기, 향상 훈련기, 유지 훈련기로 나누어 운동 프로그램을 설정하여 실시한다.

24주간 운동 프로그램 기간으로 개인에게 주어진다면, 초기 훈련기는 보통 1주에서 4주, 향상 훈련기는 5주에서 16주, 향상 훈련기는 17주에서 24주로 운동기간을 잡아서 실시하면 효과적이다.

초기 운동기간인 1~2주에 강한 운동은 효과가 적은데, 이는 심장이나 혈압 등의 심혈관계 질환에 상해를 입을 수 있고, 근 통증 등이 일어날 수 있어 지속적으로 운동을 실시할 수 없게 된다.

따라서 운동은 평생운동이 되어야 한다. 생활화, 중독화가 되어야 건강한 생활을 할 수 있는데, 평생 실시하여야 할 3가지를 든다면, 운동과 공부, 그리고 사랑일 것이다. 이 3가지는 평생 잊지 말고 실시하여야 건강하고 장수할 수 있다.

6) 운동 중지

5-10. 운동 중지

- ▶ **운동 중지 2주 후부터 체력저하**
- ▶ **4~12주 후:** 심폐기능 50% 감소
- ▶ **10~32주 후:** 비 활동자의 일반인과 동일 상태

※ But, 일시적 중지 후 운동은 빠른 체력 향상

여러 가지 상황에 의해서 운동을 지속하지 못하고 어느 정도의 기간 운동을 쉬는 경우가 있다. 운동을 중지한 2주 후부터 체력은 저하되기 시작하며, 4~12주 후에는 심폐기능의 50%가 감소한다. 10~32주 후에는 비 활동자인 일반인과 동일 상태가 된다. 그러나 일시적인 중지 후에 다시 운동을 시작하면, 그렇지 않고 최초로 실시하는 사람들에 비해 빠른 체력의 향상을 꾀할 수 있다.

3 운동 프로그램

5-11. 운동 프로그램

- **걷기**: 산보, 평보, 속보, 경보
- **달리기**: 건강 달리기, 마라톤
- **줄넘기**: 빠르지 않게 오랫동안 실시
- **수영**: 심폐지구력, 비만, 관절

※ 상기 운동 강도, 시간, 빈도를 적용하여 프로그램 작성

일반적으로 걷기는 산보, 평보, 속보, 경보로 나눈다. 이 중에서 가장 효과적인 걷기는 조금 빠르게 걷는 속보가 효과적이고, 모든 초기 운동은 속보 프로그램으로 약한 강도에서 실시하는 것이 적절하다. 걷기 프로그램 구성은 시간과 강도 빈도를 설정하고 점증적으로 빨라지는 운동 프로그램으로 일상생활에서 가장 손쉽게 실시할 수 있는 운동 프로그램이다. 이때 효과적인 걷기 방법은 발뒤꿈치 - 발 중앙 - 발 앞 끝을 차고 나가는 방법을 했을 때 각 근육을 골고루 발달시킬 수 있다.

달리기 프로그램은 필수적으로 운동부하 검사를 받은 후에 심혈관계 질환에 이상 징후가 나타나지 않았을 때, 실시하여야 한다. 따라서 건강 달리기, 마라톤 같은 고강도의 운동은 철저한 관리하에 실시하여야 한다.

줄넘기 프로그램은 청소년들의 성장이나 선수들의 트레이닝에 효과적이다. 일반인들의 경우, 빠르지 않게 오랫동안 실시만 할 수 있다면, 효과적이나 그렇지 않으면 무리가 갈 수 있다. 강하고 짧은 시간에 이루어지기 때문이다.

수영 프로그램은 심폐지구력 증강, 비만이나 관절, 요통 환자들의 운동으로 대단히 좋은 효과를 보이고 있다. 이때 어느 관절이 이상이 있느냐에 따라 운동도 다르게 설정되어야 하는데, 요통 환자의 경우, 등이 잠기는 배형이 가장 적절하다. 아쿠아 에어로빅은 고령자들의 관절 질환 치료로 훌륭한데, 물속에서 운동은 다리 관절의 부담을 줄여주고 운동의 효과도 크게 할 수 있다.

상기 운동 프로그램들은 성별, 연령, 질환 등을 고려한 프로그램이 작성되어야 한다. 또한, 장기간 같은 강도, 시간, 빈도에서의 운동수행은 건강증진과 체력 향상에 효과적이지 못한데, 인체는 약간의 강한 자극을 점증적으로 주었을 때, 가장 효과적으로 체력을 향상시킬 수 있다.

5-12. 연령대별 운동처방

세 대	근력운동	심폐지구력	유연성
10대	팔굽혀 펴기, 윗몸일으키기, 철봉 등 체중 이용	달리기, 줄넘기, 수영	스트레칭, 체조
20~40대	중량을 이용한 근력운동 (매주 2일, 15~20분)	조깅, 자전거, 수영 등 (매주 3~5일, 30~60분)	스트레칭 (매주 3~5일, 10분)
50~60대	중량을 이용한 근력(아령) 체중을 이용한 근력(팔굽혀 펴기, 앉았다 일어서기) (매주 2일, 20분)	속보, 자전거, 등산 (매주 3~5일, 30~40분)	스트레칭 (매주 3~5일, 20분)
70대 이상	가벼운 아령이나 신체 일부를 이용할 수 있는 근력(한쪽 다리 올리고 오래 버티기) (매주 2일, 10~15분)	걷기, 속보, 수중 걷기 (평상시: 산책, 매주 3~5일)	스트레칭, 체조 (매주 3~5일, 20분)

〈출처: 세브란스병원 스포츠크리닉 제공〉

운동 프로그램은 연령별, 성별, 체력 등의 세부적인 사항들이 고려된 운동이 안전하고 건강을 증진시킬 수 있다.

10대의 성장기에는 적극적으로 신체활동에 참여하게 하여 성장에 도움을 줄 수 있어야 한다.

20~40대의 시기는 건강관리에 가장 중요한 시기이므로 근력 및 저항성운동, 그리고 유산소 운동에 1주일에 최소한 3일은 적극적으로 참여하여야 한다.

50, 60대 이상 70대의 시기는 안전을 중요시 하여야 한다. 젊은 시절의 체력을 과신하지 말고 본인의 체력과 질환을 정확하게 측정한 후에 강하지 않고 시간을 조금 길게 가지는 운동이 필요하다.

4 흡 연

5-13. 폐의 작용 및 담배의 폐해

〈폐의 작용〉

▶ **섬모기능 저하:** 기관지 점막의 표면은 섬모가 형성

※ 흡연자는 외부에서 들어온 먼지나 세균을 외부로 배출하는 섬모가 감소되거나 없어짐

〈담배〉

▶ **폐암의 최대 원인**

▶ **담배 연기 속에는 200여 종의 유해물질 함유**

※ 하루 20개비, 1년간 담배를 계속 피우면 약 1컵의 타르가 몸속으로 들어간다.

먼저 폐의 작용을 살펴보면, 그 기능 중에서 섬모의 기능을 가지고 있다. 기관지 점막의 표면은 섬모가 형성되어 있어 섬모 기능이 저하되면 폐의 작용을 제대로 하지 못하게 된다. 따라서 흡연자는 외부에서 들어온 먼지나 세균을 외부로 배출하는 섬모가 감소되거나 없어지게 되어 질환에 쉽게 노출된다. 따라서 인간은 코로 들어가는 공기는 코의 표면에 섬모에 의해 걸러지고 입으로 들어간 먼지 등은 폐의 섬모에 의해 제거되어야 한다.

담배는 폐암의 최대 원인이다. 담배 연기 속에는 200여 종의 유해물질이 함유되어 있어 하루 20개비, 1년간 담배를 계속 피우면 약 1컵의 타르가 몸속으로 들어간다. 이러한 타르나 니코틴은 활성산소(free radical), 지질과 잘 결합되는 성질을 가지고 있어 폐암이나 호흡기 질환, 노화를 유발하게 된다.

5-14. 청소년들의 폐기능 비교

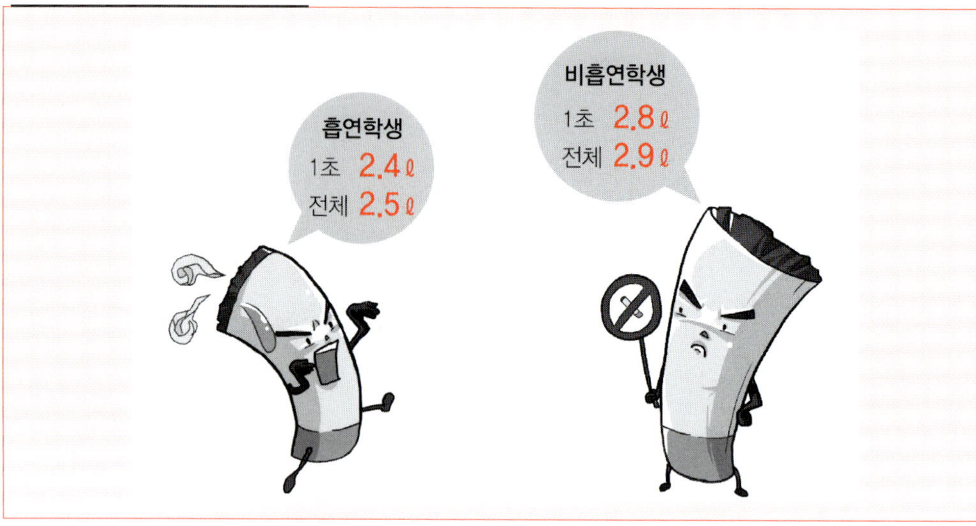

청소년들의 흡연은 가장 큰 사회문제로 대두되고 있는데, 그 이유로는 다음과 같다.

1) 57%는 가족 중에 흡연자가 있는 경우에 모방 흡연을 한다.

2) 중학교 3학년에서 고등학교 1학년 사이에 많이 흡연을 시작한다.

3) 80%가 하루에 10개피 미만을 피운다.

4) 성적이 나쁠수록, 용돈이 많을수록 흡연을 많이 한다.

5) 부모가 무관심할 때 흡연을 한다.

흡연은 폐기능에 크게 영향을 미치는데, 흡연 학생은 비흡연 학생에 비해 호기량에서 크게 차이를 보인다. 1초 호기량은 흡연 학생이 2.4ℓ이고 비흡연 학생은 2.8ℓ로 큰 차이를 보이고 있고, 전체 호기량에서도 흡연 학생이 2.5ℓ이고 비흡연 학생은 2.9ℓ로 차이를 보였다.

따라서 담배의 피운 년수와 1일 개피수가 미래에 폐 질환과 폐암에 크게 관련성이 있기 때문에 청소년기의 흡연은 큰 영향을 미치게 된다.

5-15. 성별, 연령별 흡연율

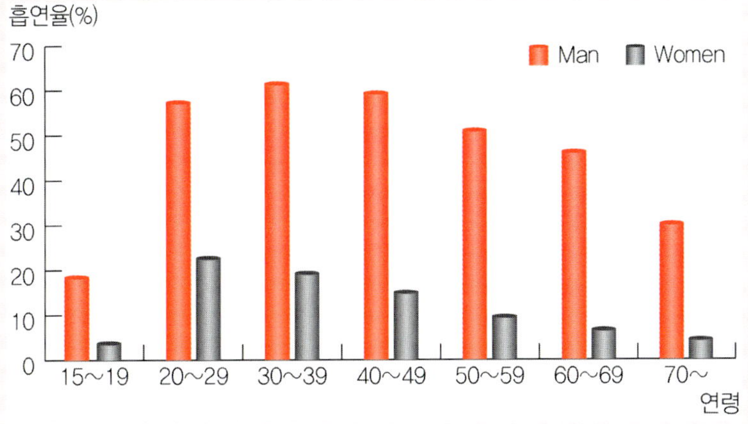

성인 흡연율은 남성이 53%, 여성이 13%이다. 남성은 20대에서 50대까지 50% 이상이 담배를 피우며, 특히 30~40대가 60% 이상으로 가장 높고, 50대 이후부터는 감소 경향을 보이고 있다. 그리고 성장이 활발한 청소년기인 10대에서도 20%에 가까운 비율을 보이고 있는 것을 볼 때, 사회적인 문제점으로 대두되고 있다.

여성 흡연율은 남성의 거의 1/4이지만, 20~30대의 가임 여성들의 흡연율이 높아지고 있는 실정이고 10대의 여성도 5% 정도의 흡연 비율을 보이고 있으며, 30대부터는 점점 감소되는 경향을 보이고 있다. 따라서 2세 출산에 큰 문제점이 노출될 가능성이 매우 높다.

5-16. 담배의 영향

- ▶ **수명 단축:** 담배 1개피 - 수명 5분 30초 단축
- ▶ **소화기계:** 위, 십이지장 궤양의 원인, 위액분비 항진, 위 점막의 저항력이 약해짐
- ▶ **심장병:** 심근경색, 협심증, 고혈압, 맥박수 증가
- ▶ **여성에 미치는 영향:** 피부가 거칠어짐, 비타민 C를 잃는다. 조산아의 출생률이 높음

담배의 영향은 전신에 각종 질환이 노출될 가능성이 매우 높다. 먼저, 수명이 단축되는데, 담배 1개피를 피우면 수명이 5분 30초 정도 단축된다고 한다. 하루 20개피를 1년간 피우면 28일이 손실된다는 결과가 나온다.

소화기계 질환과 흡연과의 관계는 위, 십이지장 궤양의 원인이 되고, 위액 분비를 항진시키며, 위 점막의 저항력이 약해진다.

흡연은 심장병의 원인이 되는데, 심근경색이나 협심증의 위험이 증가하고, 동맥경화의

원인이 되며, 세동맥을 수축시켜 고혈압을 일으킨다. 또한, 맥박수가 증가한다.

여성에 미치는 영향은 피부가 거칠어지고, 기미 주름의 원인이 되며, 비타민 C를 잃는다. 저체중 아나 조산아의 출생률이 높게 된다.

호흡기계 질환인 만성기관지염, 폐기종, 폐렴의 위험이 증가되고 기침, 가래, 숨이 차는 증상이 나타난다. 그리고 전신의 암이 증가한다.

기타 후각, 미각, 식욕이 둔해진다. 담배에 의한 구취, 눈을 자극한다. 운동능력을 저하시킨다.

그리고 주위 사람들에게 간접흡연으로 큰 폐를 끼친다. 직접 담배를 피우는 주위 사람이 10개피를 피우면 담배를 피우지 않는 당신도 1개피를 피운 것과 같다. 주류연(들어 마신 후 내 뿜는 연기)은 15%, 부류연(담배 끝에서 타오르는 연기)은 85%에 해당되기 때문이다. 부류연은 주류연에 비해 타르(3.4배), 니코틴(2.8배), 일산화탄소(2.7배), 암모니아(46.3배), 이산화탄소(8.1배) 그리고 산화질소(3.6배)가 매우 높다.

5-17. 담배가 암에 미치는 영향

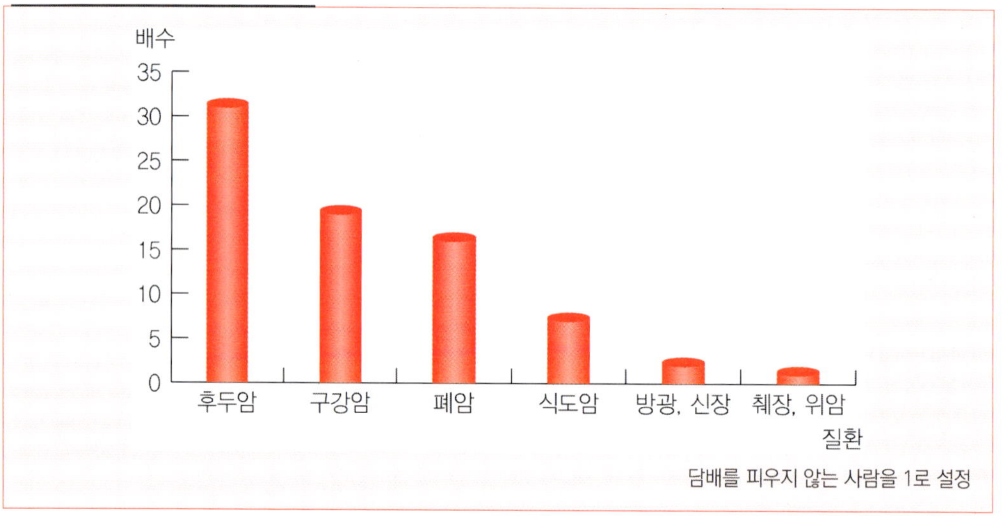

흡연은 전신의 암에 영향을 미치는데, 담배를 피우지 않는 사람을 1이라고 했을 때, 후두암 32배, 구강암 20배, 폐암 17배, 식도암 8배, 방광암 2~3배, 신장암 2~3배, 췌장암 2배, 위암 2배로 증가된다. 이렇듯 식도부터 위, 방광, 신장까지 온 몸에 영향을 미치게 된다.

흡연과 함께 구강, 식도, 후두에 좋지 않은 것은 뜨거운 음식이다. 뜨거운 음식과 뜨거운 차는 조금 식혀서 천천히 향을 음미하는 것이 좋다. 카페인이 많이 함유된 커피나 녹차는 식사 시 섭취한 영양분의 흡수를 방해하기 때문에 식후 30분 후에 너무 뜨겁지 않게 즐기는 것이 좋다.

5-18. 흡연과 비만의 관계(남자)

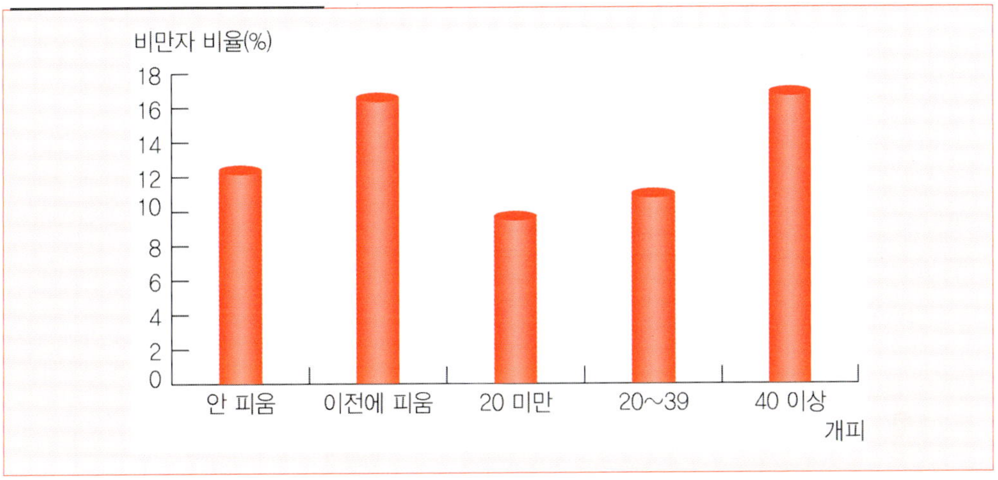

흡연과 비만의 관계를 살펴보면, 요즘 여성들이 체중을 줄이기 위해 흡연을 하는 경우가 많다. 그러나 담배를 피워도 살은 빠지지 않는다.

담배를 끊으면 체중이 감소한다는 것은 호르몬(카테콜라민)의 관계인데, 담배를 끊으면 카테콜라민이 분비되지 않기 때문이다. 금연은 식욕이 생기고 소화가 잘되는데, 미각과 후각이 좋아지고 위벽이 헐지 않기 때문이다. 담배를 피우면 일시적으로 혈당치가 상승해 공복감을 느끼지 못하게 된다. 그러므로 음식의 맛이 좋아지게 된다. 또한, 입이 심심해서 무심결에 먹게 되는데, 위장상태가 좋아져서 무심결에 간식 등을 섭취량이 증가하게 된다.

담배를 피우고 싶은 마음은 1~3분이라고 한다. 금연을 하려면, 아래 사항을 숙지하여야만 한다.

✓ 담배를 끊어야 할 이유를 확실히 한다.

✓ 담배를 피우고 싶어지는 환경을 만들지 말아야 한다. 담배를 피우는 사람과 어울리지 않는다. 되도록이면, 술자리나 모임을 피한다.

✓ 우선 반나절이라도 노력해 본다. 그러고 나면 하루를 참을 수 있다.

✓ 담배를 끊고 나서 5일 동안은 1) 물을 많이 마신다. 2) 어육류를 줄이고 야채 중심의 식사를 한다. 3) 술은 가능한 한 마시지 않는다. 4) 커피, 홍차, 진한 차는 조금만 마신다. 5) 기름기 많은 요리는 절제한다. 6) 향신료는 조금만 넣는다. 7) 식사는 항상 80%

정도만 섭취한다. 8) 식후 바로 식탁에서 일어나 양치를 하거나 산보를 한다.

✓ 금단 증상을 극복하는 방법을 몸에 익힌다. 1) 천천히 심호흡 3회. 2) 담배를 피우고 싶으면, 물을 마신다. 3) '담배를 피우지 말자'라고 소리를 내어 외친다. 4) 팔목에 고무를 끼워두고 피고 싶어질 때마다 고무를 튕긴다. 5) 휴식을 충분히 해 기분 전환을 한다. 6) 금연 동료를 만든다.

5-19. 흡연과 비만의 관계(여자)

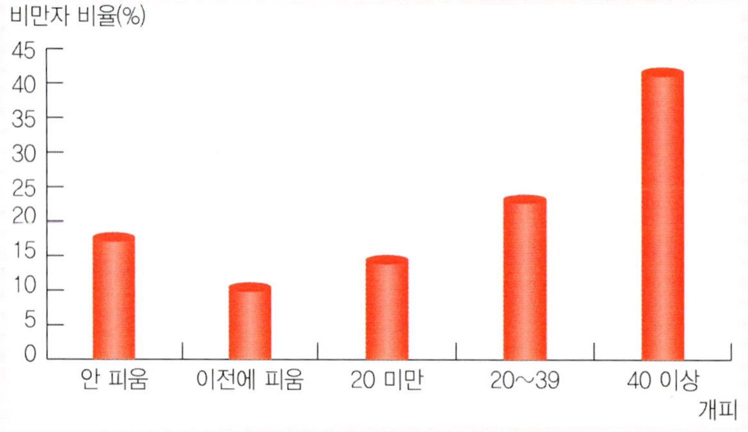

또한, 실제적으로 흡연량과 비만자 수를 비교한 자료에서 보면, 확실히 비만과 흡연과의 관계는 성립하지 않는다는 결과를 볼 수 있다.

남자의 경우 담배를 피우지 않는 사람은 비만자 수가 12.7%, 이전에 피웠던 사람이 16.9%, 20개피 미만인 사람들은 10.0%, 20~39개피를 피우는 사람은 11.3%, 40개피 이상은 17.2%였다.

여성의 경우는 담배를 피우지 않는 사람은 비만자 수가 18.4%, 이전에 피웠던 사람이 11.2%, 20개피 미만인 사람들은 15.2%, 20~39개피를 피우는 사람은 24.0%, 40개피 이상은 42.4%였다.

상기 비율의 결과, 담배를 피우지 않는 사람의 비만자 비율이 낮고, 담배를 피우는 흡연자들의 비만자 비율이 높은 것을 알 수 있다. 이것은 흡연과 비만의 관계가 성립되려면, 오히려 흡연자들이 비만자 비율이 낮아야 된다.

따라서 담배를 피워도 비만조절과는 관련이 없다는 결론을 내릴 수 있는데, 담배보다는 음식조절과 운동요법으로 해결하여야만 효과적이다. 과식, 과음, 운동부족이 살을 찌우는 원인이므로 음식섭취는 기존의 식사량에서 80%가량만 섭취하고 활동량을 늘려야만 한다.

우선 반나절이라도 노력해 본다. 그 다음 반나절, 24시간을 참을 수 있게 되면, 그 다음 날도 참아본다. 5일 동안 참아 본다. 그러면 금연에 성공할 수 있다. 이러한 금단 증상은 …….

✓ 2~3일이 절정이다.

✓ 3일이 지나면, 50%의 사람이 편해진다.

✓ 4일이 지나면, 80%의 사람이 편해진다.

✓ 5일이 지나면, 거의 모든 사람이 편해진다.

따라서 금연 크리닉은 금연지도 전문의, 간호사가 금연을 지속적으로 할 수 있도록 대처법을 지도해준다. 니코틴 껌이나 패치(patch)도 처방한다.

5-20. 폐암 사망률(비흡연자 1) 담배를 끊은 후의 년 수와 폐암 사망률의 관계(남성)

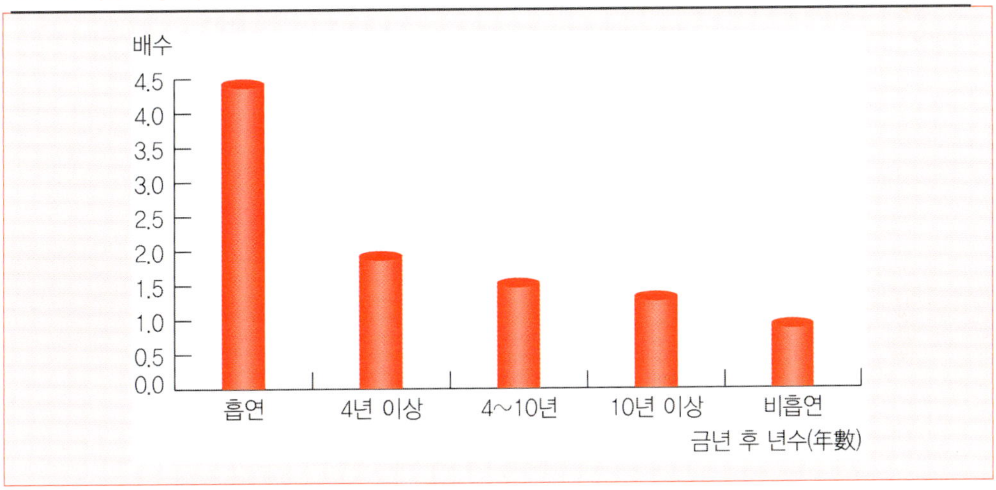

비만 외에도 흡연은 여러 질환을 유발하는데, 이 중에서 폐암 사망률은 대단히 높다. 비흡연자를 1로 설정하고 담배를 끊은 후의 년 수와 폐암 사망률의 관계를 살펴보면, 그대로 담배를 피우는 흡연자의 폐암 사망률은 4.5배, 금연 후, 4년 이상은 2배, 4~10년은 1.6배, 10년 이상은 1.4배로 폐암 사망률의 비율은 점점 감소되는 것을 알 수 있다. 따라서 담배를 일시적으로 끊어서는 효과가 적고 최소한 10년 이상은 금연했을 때 효과가 나타나는 것을 알 수 있다. 따라서 담배는 많이 피우나 적게 피우나 좋지 않은 것은 동일하기 때문에 완전하게 금연하는 것이 중요하다.

1) 폐 암

폐암의 발병 부위는 폐 문부와 말초부로 크게 나뉜다. 폐 문부 폐암은 굵은 기관지염으로 40세 이상 남성에 많이 발생하며 담배가 원인이다. 건강검진 시 X-ray 검사와 객담검사를 받아야 정확히 진단할 수 있다.

폐 말초 부 폐암은 폐의 말초 부위에 발병한다. 40세 이상의 남자가 여자보다 많으며, 자각증상 없는 것이 특징이다. 이 부위의 질환은 객담검사를 할 수 없을 정도로 가래를 뱉기가 힘들다.

따라서 폐 말초 부위의 질환이 폐 문부에 비해 심각성을 느끼는 것을 알 수 있고, 정기적인 건강검진으로 사전에 정확한 진단이 필요하다. 이러한 검진에는 혈액검사, X-ray검사, 폐기능 검사 등이 있으며, 유전적인 소인이 있는 사람은 더욱더 정밀한 검사가 필요하다.

비 흡연자들도 폐암에 걸리게 되는데, 이중에서 가징 주부들은 흡연을 하지 않는데도 선암이라는 암에 노출된다. 간접흡연이나 주방에서의 조리 시 발생되는 연기 등이 폐에 영향을 미치는 주요한 원인이다.

5-21. 폐암의 진행 과정

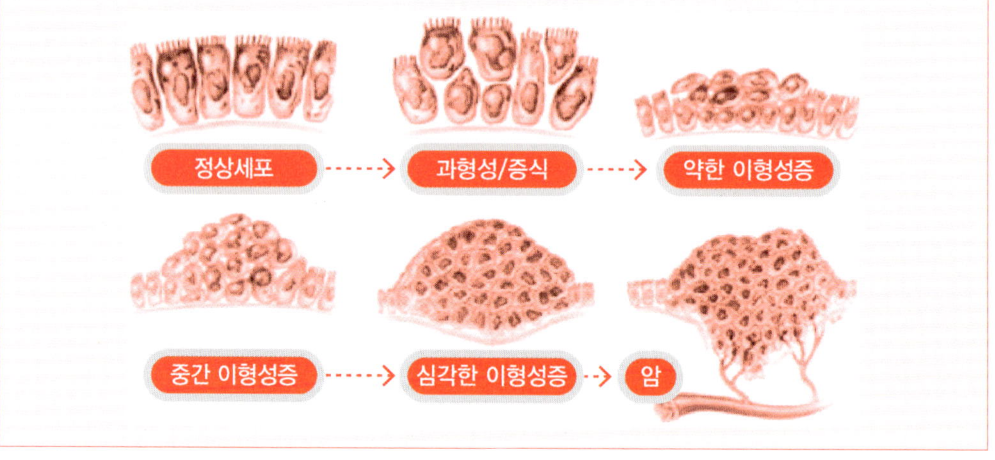

폐암은 정상세포, 과형성/증식, 약한 이형성증, 중간 이형성증, 심각한 이형성증, 암으로 진행된다. 정상세포에서 과형성/증식이 되는 과정은 불규칙한 배열을 볼 수 있다. 그리고 이형성증 단계는 세포 배열이 깨진 것을 볼 수 있는데, 이때부터 폐의 섬모기능의 파괴가 시작된다고 할 수 있다. 이형성증이 심각한 수준이 되면서 딱딱해지고 경색이 진행되어 임파선으로 암의 진행이 확대된다. 그리고 혈관이나 혈액을 통해 암이 전이가 진행된다.

5-22. 폐암에 걸리기 쉬운 사람

- ▶ 40세 이상의 남·여
- ▶ 흡연자: 1일 개피수×흡연 연수가 400 이상인자
- ▶ 자각증상이 있는 자(기침, 객담 등)
- ▶ 환경-호흡기에 영향
- ▶ 가족력

폐암에 걸리기 쉬운 사람은 흡연과 무관하게 40세 이상의 남녀가 모두가 해당된다. 그리고 담배를 피우는 흡연자이면서 1일 개피수×흡연 연수가 400 이상인 사람들이 훨씬 위험도가 높다. 그만큼 연령과 흡연 기간이 문제가 되고 하루에 피우는 담배의 개피수가 폐암과 밀접한 관계를 가진다. 따라서 20대의 대학생도 200의 수치가 나올 가능성이 매 높다고 할 수 있는데, 청소년기부터 담배를 하루에 20개피를 피웠다면, 가능한 수치인 것이다.

기침이나 객담 등 자각증상이 있는 사람은 폐에 부담을 많이 주기 때문에 폐암과의 관련성이 있고 환경적인 요인도 크게 작용한다. 나쁜 환경에서의 근무나 생활은 호흡기에 영향을 미치게 되어 폐기능 감소와 함께 질환으로 전이될 수 있다. 연기에 노출이 되는 소방관, 거리를 깨끗하게 청소하는 미화원, 지하에서 근무하는 기술자들 등이 폐 질환에 쉽게 노출된다.

그리고 폐암의 가족력을 들 수 있는데, 모든 성인병에서 유전적 소인을 보유한 사람들은 50%의 비율은 잠재해 있다고 할 수 있다.

5-23. 지금 금연했을 때

제공: 국립암센터

- ▶ **20분 후:** 혈압, 맥박, 체온 정상으로
- ▶ **8시간 후:** 혈중 일산화탄소량이 정상으로 떨어진다. 혈중 산소 농도 증가
- ▶ **24시간 후:** 심장마비 위험 감소-스스로 자각
- ▶ **48시간 후:** 신경말단 기능 회복, 미각, 후각이 좋아지고, 몸이 가벼워짐
- ▶ **2주~3개월:** 혈액순환 향상, 발걸음 가벼움
- ▶ **4~9개월:** 기침, 코 막힘, 피로, 호흡곤란이 감소, 신체활력이 전반적으로 증가
- ▶ **1년 후:** 심장병 위험이 흡연자의 절반으로 감소
- ▶ **5년 후:** 폐암 사망률 흡연자의 절반으로 감소, 뇌졸중에 걸릴 위험이 비흡연자만큼 낮아짐
- ▶ **10년 후:** 폐암 사망률이 비흡연자와 같아짐
- ▶ **15년 후:** 심장병 위험이 비흡연자와 같아짐

지금 당장 금연했을 때, 뚜렷한 생리적 증상들이 나타나게 된다. 20분 후면, 혈압, 맥박, 체온 정상으로 돌아오고, 8시간 후면, 혈중 일산화탄소량이 정상으로 떨어진다. 그리고 혈중 산소 농도가 증가하게 된다. 담배를 피우지 않은 지 24시간 후가 되면, 심장마비 위험이 감소되는데, 스스로 자각 증상을 느끼게 된다.

48시간 금연 후가 되면, 신경말단 기능 회복, 미각, 후각이 좋아지고, 몸이 가벼워진다. 2주~3개월이 지나면, 혈액순환 향상, 발걸음이 가벼워 진다. 4~9개월 후면, 기침, 코 막힘, 피로, 호흡곤란이 감소하고 신체활력이 전반적으로 증가한다.

1년이 지나면, 심장병 위험이 흡연자의 절반으로 감소되고, 5년 후면 폐암 사망률이 흡연자의 절반으로 감소되며, 뇌졸중에 걸릴 위험이 비흡연자만큼 낮아지게 된다.

10년 후면, 폐암 사망률이 비흡연자와 같아지고, 15년 후면, 심장병 위험이 비흡연자와 같아지게 된다.

5-24. 아침식사는 야채를

- ▶ **브로콜리, 양배추, 순무:** 담배 독소 성분 분해
- ▶ **절대 빈속에 흡연 삼가:** 위궤양
- ▶ **금연:** 맵고 짠 음식, 커피 삼가 - 흡연 욕구 증가
- ▶ **흰밥보다 현미, 잡곡밥**

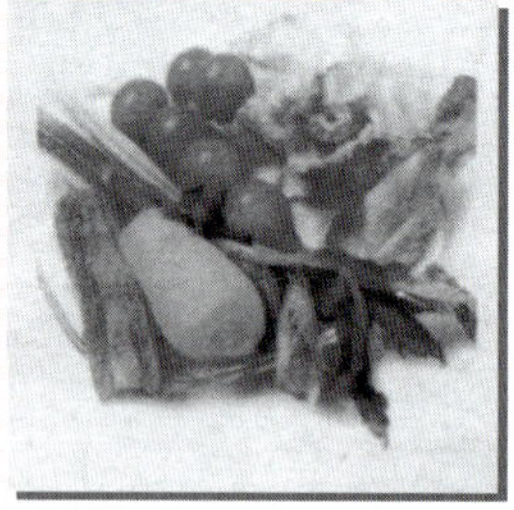

따라서 장기간 금연을 하여야 건강을 회복할 수 있고 작심 3일, 작심 3개월이 되지 않게 절대 금연으로 건강한 몸을 회복해야 할 것이다.

그래도 담배를 피워야 한다고 생각하는 사람들은 꼭 이것만은 지켜야 한다. 식생활 개선인데, 아침식사 시 브로콜리, 양배추, 순무 등을 섭취하게 되면, 담배의 독소 성분을 분해시켜 준다.

그리고 절대 빈속에 흡연은 삼가야 하는데, 위궤양의 위험이 증가한다. 맵고 짠 음식과 커피는 줄여야 되는데, 이러한 음식들은 흡연의 욕구를 증가시켜 준다. 식사 시 흰밥보다는 현미나 잡곡밥의 식사가 효과적이다.

제 6 장 심혈관계 질환과 운동처방

1 심혈관계 질환(CVD)

1) 개 요

6-1. 심혈관계 질환

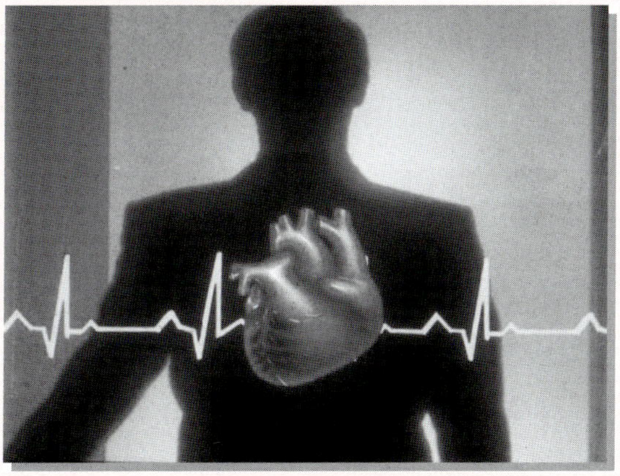

심혈관계 질환은 cardio(심장)과 vascular(혈관)에 이상이 생겨 질환(disease)이 발병된 경우를 말한다. 심장은 사람의 주먹보다 조금 큰데, 항시 뛰고 있고 잠시라도 멈추어서는 인간은 생존할 수가 없다. 심장은 전기적 자극에 의해 주기적으로 수축과 이완이 일어나고, 그 과정은 동방결절(S-A node), 방실결절(A-V node), 히스 속(bundle of his), 파킨제 섬유(Purkinje fibers)를 따라 심실 전체로 전기적 자극이 퍼지게 된다.

이렇게 심장에서 탈분극과 재분극이 일어나는 전기적 자극을 그림으로 나타낸 것이 심전도(ECG)이다. 이 심전도의 파형에 따라 심장 질환과 관련된 질병을 판독하고, 질환의 예후 과정을 살펴볼 수 있다. 심전도 측정은 안정 시 심전도, 운동부하 검사, 24시간 홀터 모니터, 그리고 심초음파 등의 장비로 측정하게 된다.

심장 질환은 식생활의 서구화에 따라 고지방, 고칼로리의 식사에 의해 심장병이 늘고 있고, 이것은 생활습관과 밀접한 관계를 가지고 있다. 생활습관은 대표적으로 비 활동과 영양의 불균형을 들 수 있는데, 혈중 지질 성분이 혈관에 쌓이고 이렇게 쌓인 지질로 인해 혈관이 점점 좁아지고 혈압도 높아지게 된다.

2) 심혈관계 질환 위험요소

6-2. 심혈관계 질환 위험 요소

- ▶ **고혈압**: 관상동맥 질환, 뇌졸중
- ▶ **고지혈증**: 동맥벽 프라그
- ▶ **흡연**: 혈관내피 손상, 혈전
- ▶ **운동 부족**: 심근의 산소이용
- ▶ **나이**: 노화에 따른 심장기능 약화
- ▶ **성별**: 남〉여
- ▶ **당뇨**: 뇌, 심장 등 말초 혈관 이상
- ▶ **비만**: 체지방 과다
- ▶ **유전**: 직계 가족 심장 질환 - 2~5배 위험
- ▶ **성격과 사회 환경**: 경쟁적, 다혈질 - 스트레스 호르몬

심혈관계 질환을 일으킬 수 있는 위험요소들은 다양하다. 따라서 이 질환에 노출될 가능성이 높고, 대부분의 성인병이 심혈관계 질환을 일으킬 수 있는 위험요소들이다.

고혈압은 심장 질환과 관련된 관상동맥 질환, 뇌혈류와 관련된 뇌졸중을 대표적으로 들 수 있다. 고혈압은 혈관 벽의 압력이 높아진 상태이고, 지질 등의 침착으로 혈관이 좁아지게 되며, 따라서 혈액의 흐름이 빨라지게 된다. 심장에 관여하는 관상동맥에 이러한 현상이 나타나면, 심장 질환으로 발전될 가능성이 높고, 뇌혈관에 작용하여 혈관이 터지면, 뇌졸중이 되게 된다.

고지혈증은 콜레스테롤 등, 지질 성분이 동맥벽에 침착되어 프라그가 일어나는 것으로 고지방, 고칼로리 섭취, 비 활동이 주요인이다. 혈관 벽에 지질의 침착은 동맥경화, 고혈압 등의 질환으로 전이될 가능성이 높다.

심혈관계 질환과 흡연은 깊은 관련성이 있다. 흡연은 혈관의 내피 세포의 손상을 가져오고, 혈전현상이 나타난다. 흡연으로 섭취된 타르나 니코틴은 활성산소나 혈중지질과 친화성이 뛰어나기 때문에 더욱더 위험하다.

운동 부족은 모든 성인병의 근원이 되는데, 심근의 산소이용이 떨어지면, 허혈 상태가 진

행되고, 더 나아가 심장 질환으로 진전될 가능성이 높다. 규칙적인 유산소 운동으로 대부분의 성인병 예방 효과를 볼 수 있다.

우리 인체는 나이가 들면, 모든 기능이 떨어지게 된다. 노화에 따른 심장기능 약화와 혈관의 탄력성 등이 떨어지고 근육이나 관절 기능도 함께 감소하게 된다. 따라서 각 장기와 조직을 많이 사용한 결과로 기능의 감소는 올 수 있는데, 젊은 시절의 건강관리가 대단히 중요하다.

성별에 다른 심혈관계 질환은 남성이 여성에 비해 매우 높다. 이것은 여러 가지 원인이 있지만, 여성호르몬인 에스트로겐의 역할이 가장 두드러진다. 따라서 에스트로겐은 심장병의 예방 효과가 뛰어나다는 것이다.

당뇨와 비만은 대사질환으로 뇌, 심장 등 말초 혈관 이상, 체지방 과다가 심혈관계 질환에 영향을 미친다. 이렇게 성인병 중에 1가지 질환만이 존재한다면, 크게 문제가 되지 않지만, 이러한 질환이 복합적으로 진행된다면 큰 문제가 될 수 있다.

유전적 요인은 직계 가족 중에 심장 질환을 보유한 사람이 있을 경우 2~5배 위험성이 높다. 그리고 60세 이전에 사망한 경우는 더욱더 위험성이 높다.

성격과 사회 환경에 따라서도 심혈관계 질환에 영향을 미치는데, 경쟁적이며 다혈질인 사람은 스트레스 호르몬의 분비로 심장 질환에 노출될 가능성이 높게 된다.

2 심장 질환

1) 심장 질환의 위험 인자

6-3. 심장 질환의 위험 인자

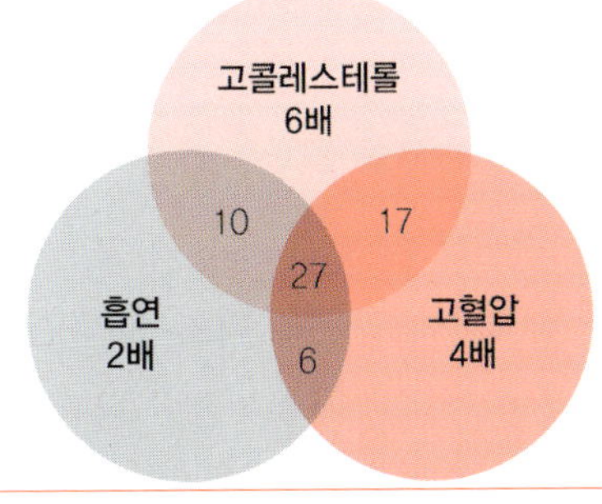

- 비만
- 당뇨
- 스트레스
- 운동부족
- 유전적 요인

심장 질환과 관련이 깊은 요인들로는 고콜레스테롤 혈증, 흡연, 고혈압을 들 수 있는데, 심장 질환이 없는 정상인을 기준으로 고콜레스테롤 혈증이 있는 사람은 심장 질환에 노출될 가능성이 6배 이상 높고, 흡연은 2배, 고혈압이 있는 사람은 4배 높다. 그러나 이것이 복합 질환으로 진전된다면, 그 위험성은 배가되는데, 고콜레스테롤 혈증과 흡연이 복합 질환으로 진행되었을 때는 심장 질환에 노출될 가능성이 10배 이상, 고콜레스테롤 혈증과 고혈압은 17배, 흡연과 고혈압은 6배 이상 질환에 걸릴 가능성이 높다. 그리고 고콜레스테롤 혈증과 흡연, 고혈압의 3가지가 복합적으로 진행되었을 경우, 심장 질환에 걸릴 위험은 정상인에 비해 27배나 높다.

콜레스테롤은 뇌나 신경 등의 세포를 만들고 호르몬을 만드는 중요한 역할을 가지고 있으나, 지나치게 많으면 동맥경화를 촉진한다. 그리고 고혈압의 사람은 항상 혈관에 부담이 걸려 있다. 이 상태가 길게 지속되면, 혈관의 동맥경화가 촉진된다. 니코틴은 교감신경을 자극해서 혈관을 수축시켜 혈압을 상승시키는 호르몬의 분비를 높이고 일산화탄소는 혈관의 세포를 상처를 입혀 동맥경화를 만들기 쉬우며 HDL-C를 줄이고 LDL-C를 늘리는 역할을 한다.

그 외, 비만은 온몸으로 가는 혈관의 주행거리를 늘리고 심장의 부담이 커지며, 당뇨는 혈관을 약게 해서 협심증이나 심근경색의 발생을 조장한다. 스트레스가 쌓이면, 카테콜라민이라고 하는 호르몬의 분비가 늘어나고 혈관을 수축시켜 혈압 상승을 초래하며 동맥경화를 촉진한다. 그리고 운동부족, 유전적 요인 등도 심장 질환 발병 위험 요인으로 알려지고 있다.

6-4. 성격과 심장질환

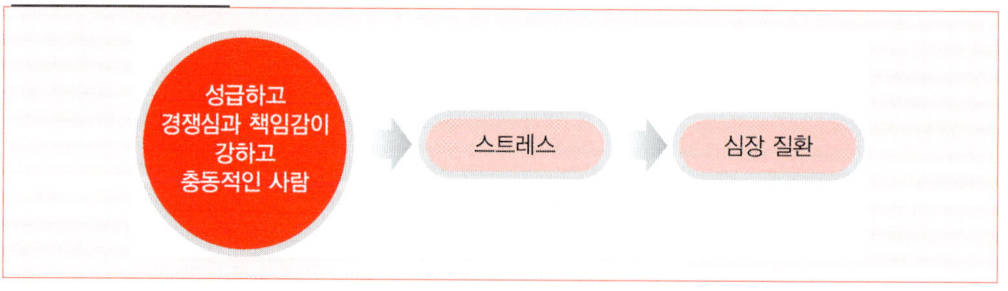

그리고 심장 질환은 성격과 관련이 높은데, 성급하고 경쟁심과 책임감이 강하고 충동적인 사람 즉, A형인 사람은 스트레스를 잘 받는다. 작은 일에도 화를 잘 내는 사람은 심장 질환에 노출될 가능성이 높다. 따라서 강한 스트레스는 호르몬에 영향을 미쳐서 심장까지 영향을 미치게 된다. 이러한 성격 보유자는 심리적 이완 요법을 적용하여 조절할 필요가 있다.

2) 심장 질환의 종류

6-5. 심장 질환의 종류

▶ **허혈성**: 관상동맥 경화가 원인
- 심근 허혈→협심증→심근경색

▶ **비허혈성**
- 판막성 심장 질환, 선천성 심장 질환, 심근·심막 질환, 심장 비대

▶ **부정맥**
- 동방결절의 기능 이상

심장질환은 크게 허혈성 심장 질환과 비허혈성 심장 질환, 부정맥으로 나누어진다. 허혈성 심장 질환은 관상동맥의 경화가 원인이 되는데, 심근 허혈, 협심증, 심근경색으로 질환이 진전된다고 할 수 있다.

심근의 산소 공급이 부족한 심근 허혈은 심전도의 파고에 따라 확연히 구분된다. S파와 T파 사이의 간격과 경사의 상승과 하강에 따라 위험도를 측정할 수 있는데, ST level이 ± 2.0을 의의성이 있는 것으로 본다.

협심증은 관상동맥이 좁아진 상태로 짧은 기간의 통증이 유발되며, 갑자기 추운 환경에 노출되었을 때나 갑작스런 심장활동의 증가로 인해 관상동맥에 충분한 산소와 영양분을 공급하지 못하여 일어난다.

심근경색은 통증의 기간이 협심증에 비해 길어지고, 다른 심장 질환과 동반될 경우도 있으며, 차단된 관상동맥을 개방해주는 관상동맥 성형술(coronary angioplasty)로 혈관을 넓혀주는 수술을 통해 기관에 산소와 영양분을 공급할 수 있게 한다. 이러한 심장 질환은 전조증상이 나타나며, 이러한 전조 증상이 있을 경우, 빨리 전문 병원을 찾아 진료를 하여야만 위급한 사고를 방지할 수 있다.

그리고 신체활동과 식이습관에 따라 심장 질환은 크게 영향을 미치므로 평소 생활습관을 개선할 필요가 있다. 고지방 식이를 저지방 식이로, 비 활동을 규칙적인 활동으로 생활습관을 바꾸어야 한다.

비허혈성 심장 질환은 판막성 심장 질환, 선천성 심장 질환, 심근·심막 질환, 심장 비대 등으로 심혈관 센터의 전문의들이 진료와 수술을 통해 치료하게 되고, 부정맥은 동방결절의 기능 이상에 따라 발생하는 것이 일반적이다.

6-6. 허혈성 심장 질환

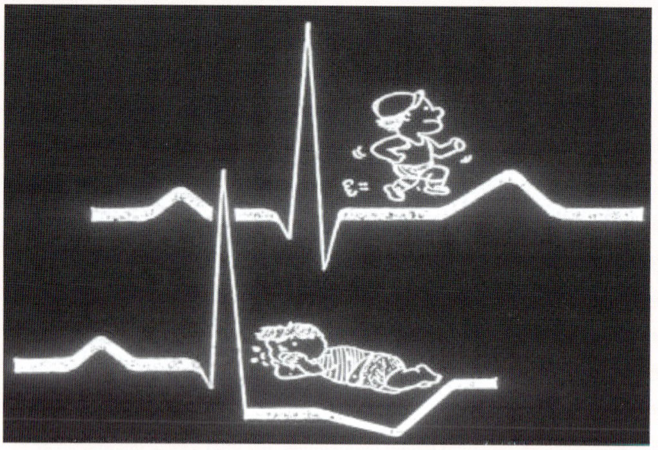

운동과 스포츠의학과 관련된 심장 질환의 처방은 허혈성 질환에 국한되어 있다고 해도 과언이 아니다. 그중에서 심근허혈은 비 활동, 과잉 영양 섭취가 근 문제가 되어 ST 파고가 하강하게 되고 심 내막의 이상으로 증상이 나타나게 된다. 그렇지만 열심히 운동을 실시한 사람은 정상 ST 파고를 보이게 된다. 또한, 심 외막까지 이상 증상을 보일 때는 ST 파고가 상승을 하게 되는데, 이 증상은 관상동맥 질환으로 해석한다.

운동부하 심전도 반응에 있어서 건강한 대상자에서도 운동시작 후 ST 분절 하강이 뚜렷이 나타나지만, 운동을 계속시켜 목표 심박수에 도달하면 오히려 소실된다고 하였다. 그리고 비만 중년 여성의 심전도 ST level은 안정 시에 비해 운동 중에 1/2 수준으로 감소하며, ST slope는 운동 중에 2-3배 증가한다. 이는 심혈관계 질환 위험요소(비만, 비 활동, 등)에 의해 심실의 비대, 원활한 산소 공급이 이루어지지 못하는 등 심장의 부담이 지속되는 결과이며, ST 분절로만은 해석이 약하지만, 그만큼 운동 수행능력이 떨어진다고 할 수 있다.

3) 심장 질환의 증상

6-7. 심장 질환의 증상

- ▶ **협심증**
  - 왼쪽 가슴이 통증이 오고 조이는 듯한 느낌
  - 1~3분간 지속되는 짧은 통증
- ▶ **심근경색**: 가슴통증이 10분 이상 지속
- ▶ **심장 질환의 위험인자**: 흡연, 고혈압, 고지혈증, 운동부족
- ▶ **규칙적인 운동으로 심장기능이 좋아지면, 성인병의 거의 대부분 예방**

다음 증상이 있는 사람은 심장 질환의 적신호가 나타날 수 있으므로 주의하여야 한다. 언덕이나 계단을 올라갈 때 가슴 통증이 있다. 아침 보행 시 가슴이 아프거나 고통스럽다. 운동이나 식사, 목욕 시 가슴 중앙에 통증이 있다. 발이 이유 없이 붓는다. 또한, 심장박동이 불규칙하다. 잠자리에서 돌연히 숨쉬기가 힘들어서 깬다.

협심증은 왼쪽 가슴에 통증이 오고 조이는 듯한 느낌이 드는데, 1~3분간 지속되는 짧은 통증이다. 그렇지만, 심근경색은 가슴통증이 10분 이상 지속된다.

협심증과 심근경색은 여러 면에서 차이를 보인다. 원인에 있어서 협심증은 심근이 일시적인 산소부족으로 기능이 떨어진 상태이고 심근경색은 관상동맥의 혈관 내강이 막혀 그 혈관에 의해 영양을 보충 받고 있는 부분의 심근이 죽어버리는 상태이다. 증상에 있어서 협심증은 가슴을 쥐어짜는 듯한 통증과 어깨로의 방사통증, 호흡곤란 등이 나타나고 심근경색은 가슴의 통증이 협심증보다 더 심하고 심한 전신 증상을 동반한다. 예후에 있어서 협심증은 발작이 자주 일어나고 그 때문에 사망하는 일도 드물게 있으며, 심근경색은 발작 시 쇼크 상태로 되고 단시간에 사망하는 일이 있다.

심장 질환의 위험인자는 흡연, 고혈압, 고지혈증, 운동부족 등을 대표적으로 들 수 있다. 따라서 규칙적인 운동으로 심장기능이 좋아지면 다른 성인병의 거의 대부분이 예방되는 부수적인 효과가 크게 나타나게 됨으로 운동부하 검사로 체크한 후, 적극적인 신체활동에 참여하여야만 한다.

4) 심혈관계 질환의 검사

6-8. 운동부하검사와 심전도

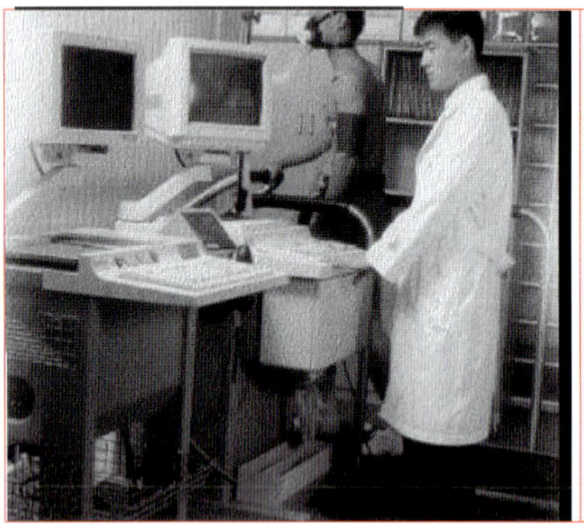

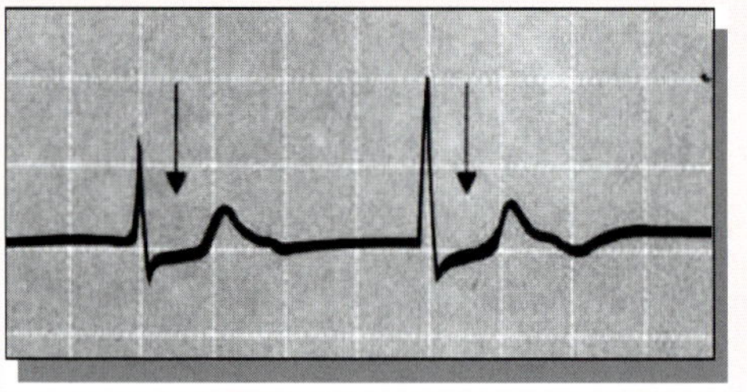

심혈관계 질환 측정 및 검사는 혈액검사, X-ray, 폐기능, 체지방 검사, 안정 시 심전도 등, 이학적인 검사와 운동부하 검사, 24시간 심전도 검사, 심초음파 검사 등이 있다.

이 중에서 운동부하 검사는 말 그대로 운동이라는 스트레스(트레드밀 속도, 경사도)를 줌으로써 안정 시에 나타나지 않는, 잠재해 있던 질환을 발견하는 검사로 심박수, 혈압, 부하 심전도, 산소 섭취량, 운동능력 등을 검사한다. 요즘 현대에는 안정 시 심전도 검사만으로는 심혈관계 질환을 정확한 진단을 내리기에는 무리가 있다. 따라서 안정 시에 정상이라도 운동부하 검사 중에 이상 변화가 나타나면, 정밀검사가 필요한데, 즉 24시간 심전도나 심초음파 검사 등을 받아보는 것이 좋다.

5) 심장재활 프로그램

6-9. 심장재활 프로그램의 구성 내용

- **의료진:** 심장 내과의사, 간호사, 운동생리학자, 영양사, 심리학자
- **심장 수술 후, 전반적인 관리:** 운동, 식사, 금연, 행동수정, 스트레스 줄이기, 직업 카운셀링 등
- **이전:** 침상생활(안정, 휴식)
- **현재:** 심장재활
- **1단계:** 수술 후 입원 자
  - 신체적 정서적 합병증을 감소
  - 가벼운 걷기, 관절운동, 관련 지식교육
- **2단계:** 퇴원환자, 외래환자
  - 원격 무선 심전도기 이용, 간헐적 혈압 측정
  - 의료진 감독하에 실시
- **3~4단계:** 유지단계

이전에는 심장 수술을 받은 환자는 침상에서 안정과 휴식을 취하였다. 그러나 이러한 처치는 회복이 빠르지 않기 때문에 현재에는 심장재활을 실시하는 임상센터들이 많다.

의료진의 구성은 많은 인원이 참여하게 되는데, 심장 내과의사, 간호사, 운동 생리학자, 영양사, 그리고 심리학자 등이 한 팀으로 참여하고, 심장 수술 후, 전반적인 관리를 담당하게 되는데, 운동, 식사, 금연, 행동수정, 스트레스 줄이기, 그리고 직업 카운슬링까지 받게 된다.

심장재활 프로그램은 3단계로 나누어 실시하는데, 1단계는 수술 후 입원 자로 신체적 정서적 합병증을 감소시켜 주어야 하며, 활동은 가벼운 걷기나 관절운동 그리고 심장과 관련된 지식교육 등이 포함된다.

2단계는 퇴원환자나 외래환자가 해당이 되는데, 최신 원격 무선 심전도기를 이용하고 간헐적인 혈압을 측정하게 된다. 이 모든 프로그램은 의료진 감독 하에 실시한다.

3~4단계는 유지단계로 일반인과 동일한 강도로 운동을 실시하는데, 각자의 운동처방에 따라 적절한 운동을 실시하게 된다.

3 동맥경화증

동맥 내벽에 손상이 생겨 이곳을 통하여 동맥 내벽에 콜레스테롤 등 지방질 축적, 섬유세포나 평활근의 비대 석회화 등이 일어나 동맥 내경이 좁아지거나, 동맥 탄력성이 소실되고 약화되어 주요 장기에 혈액 공급이 저해되거나 동맥 파열, 박리 등이 일어나는 증상을 말한다.

동맥경화증은 여러 가지 학설이 있으나, 현재 가장 많은 지지를 얻고 있는 것은 손상반응설(reaction to injury hypothesis)이다. 이 가설에 따르면, 동맥 내막을 덮고 있는 내피세포들이 여러 가지 손상을 반복 또는 지속적으로 받으면 세포가 정상기능을 잃고 세포 간 또는 결합조직과의 연결이 끊어지거나 심하면 떨어져 나가게 된다.

1) 동맥경화 발병 과정

아래 그림은 동맥경화가 진행되는 과정을 보여주는 것으로 관상동맥이나 여러 혈관에 나타나는 동맥경화 현상을 보여주고 있다.

6-10. 동먁경화 발병 과정

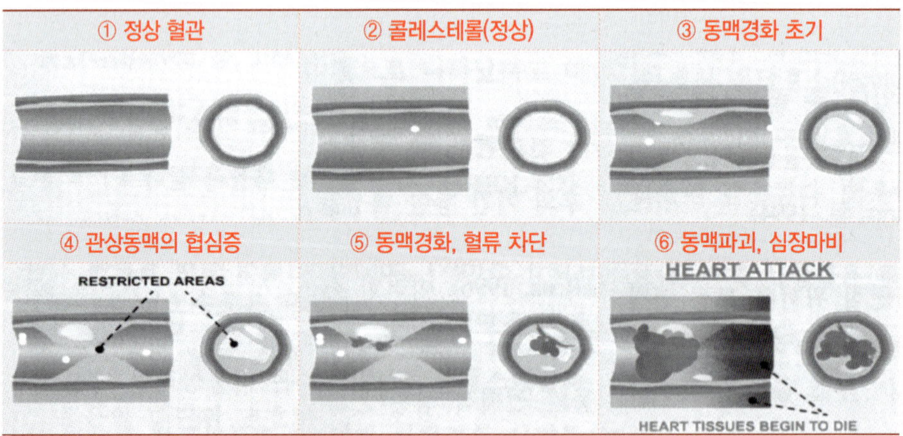

한국화이자제약(주)(2002)

① 왼쪽 그림은 동맥 혈관의 측면을 나타낸 것이고, 오른쪽 그림은 종으로 잘라서 본 그림으로 정상적인 동맥 혈관이다.

② 건강한 동맥벽은 부드럽고, 혈류는 느리지 않다. 흰색의 미립자들에 의해 묘사된 콜레스테롤은 혈류 속에서 정상적으로 보여 진다.

③ 동맥경화 초기 단계에는 지방 침전물이 동맥벽에 쌓이기 시작한다.

④ 지방 침전물이 더 많아지면, 플라그로 되어가고, 그곳을 지나가는 혈류에 이상이 발생한다. 혈액이 너무 많이 제한되면 흉통이 일어날 수 있는데, 이것을 협심증이라고 한다.

⑤ 동맥벽은 더 단단하게 되고, 압력을 받게 된다. 불안정한 지방 침전물은 개방되어 있는 혈류를 차단하거나 막을 수 있다.

⑥ 플라그는 혈괴(blood clot) 형태의 원인이 되어 파괴될 수도 있다. 혈괴가 계속 커지면, 동맥은 완전히 막히고, 심장마비가 일어난다.

이러한 동맥경화에 의한 손상의 종류로는 만성적인 고콜레스테롤 혈증과 같은 화학적 손상, 고혈압에 의한 기계적 손상과 심장, 신장 등을 이식한 후에 오는 면역학적 손상 등이 있다. 이들 손상에 의하여 세포 기능이 상실되면, 내막하 조직은 증가된 혈장 성분 농도에 노출되어 혈소판 부착, 혈소판 응집이 일어나며, 미세혈전이 형성되고 혈소판 인자가 방출되며 인슐린, 지단백 등은 평활근 세포의 유주(wandering)를 자극하여 내막으로 들어와 손상부위를 증식하게 된다.

이들 증식된 평활근 세포들은 결합조직 기질에 침착되고 지질이 축적되는데, 고지혈증이 있으면 더욱 심하다. 혈액 내 대식세포에도 지질이 축적되어 포말세포가 형성된다.

이러한 손상이 만성적으로 반복되면 초기 병변인 fatty streak를 거쳐 진행 병변인 fibrous plaque, 즉 죽종(atheroma)을 형성하며, 최종적으로 궤양, 석회화 및 출혈 등이 병합된 복잡 병변으로 형성하여 뇌졸중, 괴적, 동맥류, 경색 등을 일으킨다. 따라서 손상된 혈관은 터지게 되고, 터진 부위에서 죽 형태의 물질이 분비가 된다고 하여 죽상경화증이라고 한다. 죽상 경화증은 혈전이 형성되며 떠다니다가 좁은 혈관에 막히게 되면 죽상 혈전증으로 위험한 상황에 이르게 된다.

2) 동맥경화 발병 요인

6-11. 동맥경화 발병 요인

개선할 수 있는 요인	개선할 수 없는 요인
· 흡연 · 이상 고지혈증 · 고혈압 · 제2형 당뇨 · 비만 · 고지방, 저 섬유질 식사 · 운동부족 · 과다한 알코올 섭취	· 개인의 심혈관 질환 병력 · 가족의 심혈관 질환 병력 · 나 이 · 성 별 · 인종적 배경

동맥경화 발병 요인 중에서 개선할 수 있는 요인과 개선할 수 없는 요인으로 나눌 수 있는데, 개선할 수 있는 요인들로는 대표적으로 흡연, 이상 고지혈증, 고혈압, 제2형 당뇨, 비만, 고지방 및 저 섬유질 식사, 운동부족, 과다한 알코올 섭취 등으로 생활습관과 관련된 항목들이다. 이러한 항목들은 동맥경화증에 지대하게 영향을 미치는 것으로 영양과 운동이 주가 된다.

따라서 금연, 정상 지질, 혈압, 혈당, 체중 유지, 저지방 및 고섬유질 식사, 신체활동, 적당한 알코올 섭취 등으로 개선한다면, 심혈관계 질환 이외에 성인병의 예방에 효과적으로 대처할 수 있을 것이다.

그러나 개선할 수 없는 요인으로는 개인의 심혈관계 질환 병력, 가족의 심혈관계 질환 병력, 나이, 성별, 인종적 배경은 이러한 질환이 발병되기 전에 철저한 건강관리가 요구되고 성인이 되기 전부터 발병 요인을 잘 관리하여야 한다. 따라서 개선할 수 있는 요인인 기본적인 생활습관을 개선하면, 개선할 수 없는 요인도 어느 정도 해소되고 지연시킬 수 있다.

6-12. 콜레스테롤을 이용한 동맥경화 계산식

심혈관계 위험도		TC/HDL-C
여 자		
	정상 범위	4.0
	경계 범위	4.6~6.4
	2배 위험도	7.1
	3배 위험도	11.0
남 자		
	정상 범위	5.0
	경계 범위	5.4~6.1
	2배 위험도	9.6
	3배 위험도	23.4

동맥경화증을 측정하기 위해서는 일반적으로 혈액검사를 실시하여 알 수 있다. 혈액검사 결과를 토대로 계산식(T-C/HDL-C)을 이용하여 심혈관계 질환 위험도와 동맥경화의 정도를 알 수 있는데, 총 콜레스테롤이 높고 HDL-C가 낮으면, 동맥경화증의 위험도가 높으며, 총 콜레스테롤이 낮고 HDL-C가 높으면, 동맥경화증의 위험도가 낮게 된다. 동맥경화 지수를 구할 수 있는 계산식은 다양한데, T-C/HDL-C 비율 이외에 TG/HDL-C와 LDL-C/HDL-C 비율도 많이 이용된다.

동맥경화증은 남성과 여성에서 정상 참고치 기준에 차이를 보이는데, 여성은 4 이하를 남성은 5 이하를 정상으로 보고 있다. 경계치 이상의 위험도는 매우 위험한 상태이므로 혈중지질의 조절이 필요하다. 또한, 중년 이후에는 혈중 총콜레스테롤과 LDL-C, 그리고 중성지방이 높은데, 특히 높은 중성지방이 특징적이며, 체중이 많이 나가는 중년 남성들의 혈중 콜레스테롤이 높다는 것은 심혈관계 질환의 발생 위험성이 증가하는 것을 의미하는 것으로서 남성의 경우, T-C/HDL-C의 비율은 총콜레스테롤 200㎎/㎗ 이하, HDL-C는 40㎎/㎗ 이상을 적정 수준이라고 하였을 때, 남성의 경우 5.0을 초과하면 그 위험성은 더욱 증가한다.

4 운동 및 건강관리

1) Lifestyle

6-13. 동맥경화와 Lifestyle

- ▶ 금연, 스트레스 해소
- ▶ 충분한 수면, 적절한 운동
- ▶ 소식, 영양의 균형
- ▶ 동물성 지방을 지나치게 섭취하지 말 것
- ▶ 염분을 줄이고, 단 것을 피한다.
- ▶ 너무 뜨거운 것, 차가운 것은 피한다.
- ▶ 알코올은 적당히, 비만 예방

심혈관계 질환의 관리는 크게 금연, 영양, 운동의 3부분으로 분류할 수 있다. 따라서 흡연은 심장과 혈관을 비롯해 모든 성인병에 악 영향을 미치게 되고, 영양의 균형은 고지방, 저 섬유질의 형태를 저지방, 고섬유질의 형태로 개선하여야 하며, 규칙적인 운동은 현 시대 최고의 명약으로 알려지고 있다. 그 외에도 스트레스 해소, 충분한 수면, 소식, 동물성 지방을 지나치게 섭취하지 말며, 염분을 줄이고, 단 것을 피해야 한다, 너무 뜨거운 것이나 차가운 것은 피하며, 알코올은 적당히 섭취하고 비만을 예방하여야만 한다.

이렇듯 생활습관만 개선하더라도 심혈관계 질환의 50%는 예방할 수 있으며, 성인병과 관련된 부수적인 효과도 크게 나타난다고 할 수 있다.

또한 A형의 성격을 가진 사람들은 다혈질적이며 화를 잘 내기 때문에 스트레스를 잘 받게 된다. 따라서 심리 요법을 적용하여 관리하여야 하는데, 스트레스 관리 프로그램과 명상 등이 효과적이다.

2) 흡 연

6-14. 흡연과 혈전증

- **혈전증**: 혈관 속 시한폭탄
- **위험자**
  - 일과성 허혈 증상에 의한 어지럼증, 뇌졸중 환자
  - 협심증이 있거나 관상동맥 우회술을 받은 자
  - 말초동맥 질환이 있는 자
  - 혈당 강하제를 쓰고 있는 당뇨환자
  - 혈압 150mmHg 이상 되는 자
  - 담배를 하루에 15개피 이상 피우는 흡연자
  - 65~70세 이상 고령자
  - 약을 복용하고 있는 고콜레스테롤 환자

흡연은 혈중에 지질과 결합하여 혈액 덩어리 형태를 만드는데, 이것이 혈전이다. 이 혈전증은 혈관 속의 시한폭탄이라고 일컬어지는데, 그만큼 위험도가 높기 때문에 붙여진 이름이다. 이러한 혈액 덩어리가 혈중을 떠다니다가 좁은 혈관에 막힐 경우, 그 반대편의 기관은 혈액과 영양공급을 받지 못하게 되고 압력이 높아지면서 급기야는 터지게 된다.

혈관에 콜레스테롤의 축적으로 플라그가 형성되고, 형성된 플라그는 터지게 되는데, 터지면서 나오는 혈액 덩어리가 혈전을 형성하기도 한다.

혈전증의 위험 요인을 가지고 있는 사람들은 일과성 허혈 증상에 의한 어지럼증이나 뇌졸중 환자, 협심증이 있거나 관상동맥 우회술을 받은 자, 말초동맥 질환이 있는 자, 혈당 강하제를 쓰고 있는 당뇨환자, 혈압 150mmHg 이상 되는 자, 담배를 하루에 15개피 이상 피우는 흡연자, 65~70세 이상 고령자, 약을 복용하고 있는 고콜레스테롤 환자들이다.

6-15. 비 흡연자도 폐 검사를 받아야

- 흡연은 폐암 및 심혈관계 질환의 원인
- 한국, 미국 폐암 사망원인 1위
- 비흡연자도 정기 검진을 받아야 한다.

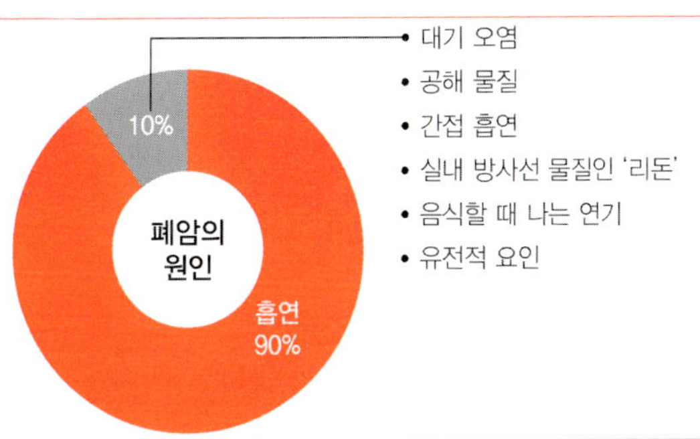

따라서 흡연은 폐암 및 심혈관계 질환의 큰 원인이 되며, 한국이나 미국에서 폐암 사망원인 1위를 차지하고 있다. 그러나 담배를 피우지 않는다고 폐 질환에 노출되지 않는다는 법칙은 없다. 대기오염, 공해물질, 간접흡연, 실내 방사선 물질인 라돈, 음식 탈 때 나는 연기, 유전적 요인 등 많은 요인들이 존재하기 때문에 비흡연자도 정기 검진을 받아야만 한다. 검사항목으로는 혈액검사, 흉부 X-ray 촬영, 폐기능 검사, 운동부하 검사 등의 검사를 정기적으로 받을 필요가 있다.

직접 담배를 피우는 주위 사람이 10개피를 피우면 담배를 피우지 않는 당신도 1개피를 피운 것과 같다. 주류연(들어 마신 후 내 뿜는 연기)은 15%, 부류연(담배 끝에서 타오르는 연기)은 85%에 해당되기 때문이다.

3) 영 양

6-16. 식물성 지방의 종류

▶ **지방의 종류와 특징**
- 오메가-6지방: 옥수수유, 콩기름 등이 해당. 혈중콜레스테롤 낮추나 과다 섭취하면, HDL-C수치까지 낮춤
- 오메가-3지방: 등 푸른 생선에 풍부한 DHA 등이 해당. 쉽게 산화됨

지방질은 동물성, 식물성으로 구분되는데, 섭취 측면에 있어서 적정량은 효과적이지만, 다량 섭취는 어떤 지방질이든 좋지 않다. 따라서 지방의 섭취는 포화지방과 불포화지방을 1:1로 섭취하는 것이 좋으며, 요즘 건강에 좋다고 알려지는 오메가 종류의 지방도 크게 보면, 장단점이 있다.

지방의 종류와 특징에 있어서 오메가-6지방은 옥수수유, 콩기름 등이 해당되고 혈중 콜레스테롤 낮추나, 과다 섭취하면, HDL-C수치까지 낮추기 때문에 많은 량의 섭취는 좋지 않다. 그리고 오메가-3지방은 등 푸른 생선에 풍부한 DHA 등이 해당되는데, 쉽게 산화된다는 것이 단점이다.

전체 열량의 40%를 지방에서 얻는 지중해 연안 사람들이 있다. 이들은 평균 수명이 일본인 다음으로 길고 심장병 발생률이 다른 서구인의 50% 이하이다. 전체 지방의 72%를 혈관 건강에 유익한 불포화지방인 올리브유, 카놀라유, 생선 기름, 씨앗·견과류에서 얻기 때문이다.

건강에 도움을 주는 기름을 구별하는 방법으로는 주로 동물성 지방이 많은 포화지방의 비율을 낮추고 주로 식물성 기름인 불포화지방 비율을 높이는 것을 고르면 된다.

예전 90년대에는 찾아볼 수 없었던 올리브유, 카놀라유, 해바라기씨유, 홍화유, 들기름 등의 불포화지방 비율이 높은 식용유를 적극 활용하는 가정이 최근 2000년대 들어 늘고 있다.

6-17. 오메가-3 지방 비율

▶ 올리브유
- 암, 노화예방, 심장병 등 혈관질환에 도움.
- 열량이 높기 때문에 과다섭취 곤란.

식용유	오메가-3 지방 비율(%)
들기름	65.6
잣기름	14.7
콩기름	7.9
옥수수유	1.6
참기름	1.2
올리브유	0.8
야자유	0.2
홍화유	0.2
해바라기씨유	0.1

따라서 오메가-3지방이 심혈관계 질환의 예방에 유익한 면이 더 많은데, 많은 식용유 중에서 들기름이 오메가-3지방이 65.6%로 많이 함유되어 있다. 그리고 잣기름, 콩기름, 옥수수유, 참기름, 올리브유, 홍화유, 해바라기씨유의 순으로 함유되어 있다.

이 중에서 올리브유는 암이나 노화 예방하는 폴리페롤(항산화 물질의 일종)과 올레인산(불포화지방의 일종)이 많이 들어 있기 때문이다. 또한 올리브유는 녹황색 채소, 과일에 들어 있는 항산화 물질인 베타카로틴의 체내 흡수를 도와준다. 그리고 심장병 등 혈관 질환에 도움을 주는데, HDL-C의 혈중 농도를 높여 콜레스테롤이 혈관에 달라붙는 것을 막아준다. 그러나 올리브유는 열량이 높기 때문에 과다 섭취하면 비만이나 성인병에 노출될 수 있기 때문에 적정량을 섭취하여야 한다.

해바라기씨유는 오메가-6지방의 비율(67%)이 높은 것이 특징이다. 오메가-6지방은 나쁜 콜레스테롤인 LDL-C의 혈중 농도를 낮춰 심장병 발생 위험을 줄여준다. 그러나 너무 많이 섭취하면, 좋은 콜레스테롤인 HDL-C까지 낮추는 것이 문제이다.

홍화유는 77%가 불포화 지방의 일종인 니놀레산이기 때문에 홍화유는 혈압을 떨어뜨리고 혈전을 막는 데 효과적이다.

들기름은 비타민과 오메가-3지방산인 리놀렌산이 다량 함유되어 있는데, 이 오메가-3지방은 혈중 콜레스테롤 수치를 낮추어 준다.

6-18. 포화지방과 불포화지방 비율

식용유	포화지방 비율(%)	불포화지방 비율(%)
코코넛유	91	9
야자유	51	49
소기름	48	52
돼지기름	43	57
면실유	27	73
땅콩기름	19	81
콩기름	15	85
올리브유	15	85
옥수수유	13	87
해바라기 씨	12	88
카놀라유	7	93

그리고 심혈관계 질환과 지방과의 관계는 매우 밀접한 관계가 있으며, 그중에서도 포화지방과 불포화지방의 함유량에 따라 달라진다. 따라서 동물성 지방의 비율이 높은 포화지방산은 심혈관계 질환에 악영향을 미치며, 불포화지방산은 포화지방산에 비해 악영향을 미치지 않는다.

코코넛유와 야자유는 서서히 산화되기 때문에 이 기름으로 조리한 음식은 장기간 보관이 가능하다. 그러나 이 기름은 식물성이지만, 포화지방의 비율이 돼지기름이나 소기름보다 높기 때문에 LDL-C의 혈중 수치를 올리는 것이 단점이다.

옥수수유나 콩기름은 불포화지방의 비율이 85% 이상인 식용유로 HDL-C의 혈중 수치를 높여서 콜레스테롤이 혈관 벽에 달라붙는 것을 막아준다. 또 이 기름을 반복적으로 사용하면, 심장병을 일으키는 트랜스지방으로 바뀌므로 주의를 요한다.

4) 운 동

6-19. 심혈관계 질환자의 운동처방

▶ **필히, 운동부하 검사 실시**
▶ **강도:** HRmax 60~85%
- 단, 운동경험이 전혀 없거나, 수술 후 재활을 시작한 자: 최초 1~2개월 - HRmax 40~60%

▶ **형태:** 유산소 운동 - 정신적 만족감
- 집안 돌보기 등
- 근력 및 저항성 운동

▶ **빈도:** 주 3~5일
▶ **시간:** 초보자, 수술 환자 - 5~10분 반복
단련자-매회 약 30분

운동은 영양과 함께 심혈관계 질환 예방과 관리를 위해서는 꼭 필요한 요인이다. 신체활동과 심혈관계 질환은 매우 밀접한 관계를 형성하고 있는데, 그만큼 움직임은 심장이나 혈관계에 유효한 영향을 미친다고 볼 수 있다.

직업별로 비교한 심장병 발생 비율을 보면, 소기업주/대기업주는 소기업주에 비해 대기업주가 심장병 발생률이 2.70배 높으며, 육체노동자/사무직은 사무직이 5.56배, 농민/도시인은 도시인이 1.43배, 외근/내근은 내근직 사원이 1.33배, 기술자/사무직은 사무직원이 2배 이상 심장병에 노출될 확률이 높다. 따라서 비 활동자들이 심혈관계 질환 비율이 높으며, 신체적으로 활동을 많이 하는 사람들은 질환의 발병률이 낮은 것을 알 수 있다.

운동이 심혈관계 질환예방에 효과적이라는 점은 잘 알려져 있는 것이 사실인데, 그렇다고 하여 무조건 운동은 매우 위험하다. 그러므로 필히, 운동부하 검사를 받고 난 후에 실시하여야만 한다. 운동 중에 혈압, 심박수, 그리고 부하 심전도 검사를 실시했을 때, 이상 심전도 파고나 과도한 혈압의 증가는 강한 운동을 했을 때, 매우 위험하게 된다. 이러한 예로 요즘 건강달리기, 마라톤 동호인들이 늘고 있는데, 하루에 5km 이상 달리기를 실시하는 사람이 많으며, 개인의 운동능력을 모른 채 무리한 마라톤대회 참여로 사고를 당하는 참여자의 소식을 종종 듣게 된다.

이러한 부상과 상해의 위험을 최소화하기 위해서는 운동처방을 꼭 받아야 한다. 먼저 운동 강도는 심박수로 설정하는 것이 효과적인데, HRmax 60~85% 강도로 실시하는 것이 좋다. 단, 운동경험이 전혀 없거나, 수술 후 재활을 시작한 사람들은 최초 1~2개월의 운동 강

도는 HRmax 40~60%로 약하게 설정하여야 한다.

운동 형태는 리드미컬하고 자연스러운 유산소 운동이 효과적인데, 이는 정신적 만족감과 더불어 심폐기능의 향상을 꾀할 수 있다. 그리고 일상 생활형태의 움직임도 효과적인데, 집안 돌보기, 청소, 아이들과 놀이 등도 적은 양의 운동이지만, 좌업생활보다는 효과적이다.

근력 및 저항성 운동은 수술이나 심한 심장병 환자들을 제외한 심혈관계 질환자들은 유산소 운동과 함께 근력 및 저항성 운동을 실시해야 한다. 방법은 유산소 운동 4~5일을 했으면, 2~3일 정도만 해도 효과적이다.

운동 빈도는 최소한 주당 3일은 실시해야만 하고 4~5일은 더 큰 효과를 볼 수 있다. 그러나 초보자나 수술 환자는 1~2일이라도 활동을 하는 것이 효과적이다.

운동 시간은 초보자나 수술 환자는 지속적으로 운동을 할 수 없을 때, 5~10분 간격으로 반복적인 운동도 효과를 볼 수 있다. 그러나 운동을 계속 실시한 단련자들은 매회 약 30분 정도는 실시해야 효과를 볼 수 있다.

6-20. 심혈관계 질환자의 운동프로그램 예

▸ 12~24주 심장강화 프로그램(강 A~I 약)

▸ 트레드밀, 자전거, 걷기 등 프로그램 제시

주	활동	속도(mph)	경사도(%)	시간(분:초)	빈도(일/주)
1~2	걷기	3.00(4.83)	0	30:00	5
3~4	걷기	3.00(4.83)	0	35:00	5
5~6	걷기	3.25(5.23)	0	30:00	5
7~8	걷기	3.25(5.23)	0	35:00	5
9~10	걷기	3.52(5.63)	0	30:00	5
11~12	걷기	3.52(5.63)	0	35:00	5

이러한 신체활동은 체계적인 프로그램으로 실시해야 하는데, 보통 12~24주 심장강화 프로그램을 제시한다. 강한 A에서부터 약한 I까지 개인의 능력에 따라 설정이 되고 트레드밀, 자전거, 걷기, 그리고 수영 등 프로그램 종목이 제시된다. 운동의 효과가 12주 정도 했을 때, 나타나기 시작하는 운동 프로그램이 좋은데, 이것은 무리가 가지 않은 한도 내에서 실시하여야 한다는 것이다.

모든 운동은 점증적, 주기화 운동을 했을 때, 심혈관계 질환을 비롯한 건강에 효과적이므로 체계적인 운동이 필요하다.

제 7 장 비만의 예방 및 관리

1 비만(obesity)의 정의

비만이란 비정상적인 체지방의 증가로 대사 장애가 일어난 상태이며, 단순히 신장과 체중의 비율로 계산되는 신체질량지수(BMI)에 의한 체중의 증가와는 차이가 있다. 그러므로 실제적인 체지방의 비율을 측정하여 비만으로 판정하게 되는데, 이 비만에는 단순 비만과 고도 비만이 있다.

가장 편리하고 정확한 비만 측정기기는 생체전기저항을 이용한 임피던스 방법인데, 여성과 남성의 체지방 비율은 차이가 있다. 여성의 경우, 체지방 비율이 20~25%는 정상, 25~30%는 과체중, 30% 이상은 비만, 40% 이상은 고도 비만이다. 그리고 남성의 경우 10~15%는 정상, 15~20%는 과체중, 20% 이상은 비만, 30% 이상은 고도 비만으로 판정하게 된다.

WHO에서는 과체중(overweight)을 3단계로 분류하고 있는데, 1단계는 과체중으로서 신체질량지수(body mass index, BMI)가 적게는 25kg/m²에서 30kg/m²를 넘지 않는 범위이고, 2단계는 고도 비만으로서 30~39kg/m², 그리고 3단계는 병적인 비만으로 BMI가 40kg/m² 이상으로 분류하고 있다.

비만은 몸매가 손상되고 보기 싫어지며, 일상생활이 불편하게 된다. 그리고 무능력해지고 이러한 과정이 계속되면 질병이 오게 되는데, 모든 질병의 근원이 비만이며 다른 합병증으로의 진행이 오게 되면 사망까지 이르게 된다.

이러한 근본적인 원인은 영양과 운동 측면에서 보면, 섭취량이 높고 소비량이 낮기 때문에 체지방이 증가되고, 비활동적인 사람은 비만의 원인이 될 수 있다. 신체활동과 관련된 에너지 소비의 감소는 대부분 복부지방의 축적을 예측하는 데 중요성을 가지는데, 신체적으로 활동적인 사람들은 비활동적인 좌업자들에 비해 내장 지방의 량이 적고, 지구력 운동으로 트레이닝된 우수 운동선수들은 초과 체지방이 매우 적다.

7-1. 체형의 분류

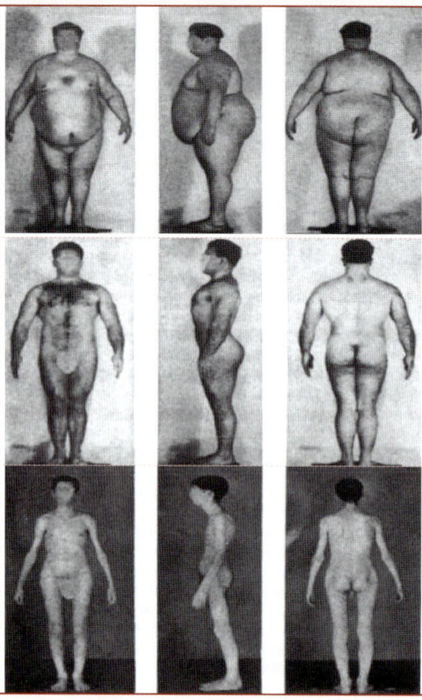

A 내배엽: 상대적으로 우월하게 부드럽고 포동포동함. 그리고 긴 소화기관

B 중배엽: 뼈, 근육조직이 상대적으로 우세

C 외배엽: 중량비에 비해 표면적이 큼, 세장형

인간의 체형은 다양한데, 개개인의 체형은 내배엽, 중배엽, 그리고 외배엽으로 크게 3가지로 구분할 수 있다.

내배엽은 상대적으로 우월하게 부드럽고 포동포동하다. 그리고 긴 소화기관을 가지고 있는 것이 특징인데, 이러한 체형은 비만인 사람이 많다. 체질적으로 적게 섭취하여도 잘 찌고 빠지지 않는 특징을 가지고 있다.

중배엽은 궁극적으로 중배엽성 내막에서 생겨난 근육, 뼈, 그리고 결합조직이 상대적으로 우세하다. 그러므로 이러한 체형은 일반적으로 보통 체형이라고 할 수 있고 근력운동을 하였을 때 근육의 발달과 형성이 잘되며 근육질의 체형을 만들기 쉽다.

외배엽은 중량비에 비해 표면적이 커서 환경에 감각적 노출이 크며, 상대적으로 선형이 약한 체형이 우세하다. 즉 세장형으로 체중을 늘리려고 노력해도 늘지 않는 체형이다.

7-2. 성인 남여의 신체구성 평균값

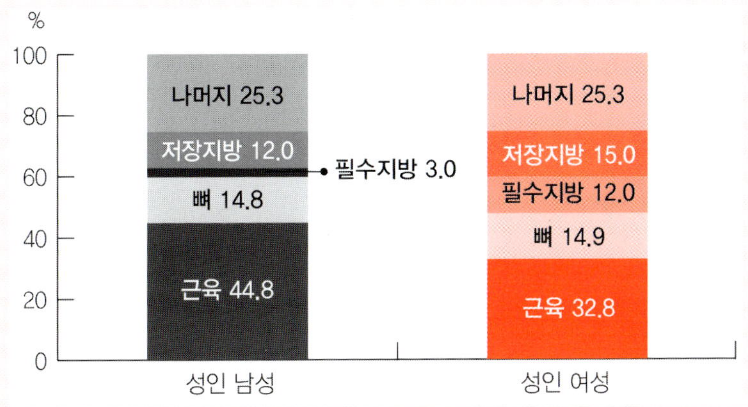

인체 구성은 크게 나누어 지방과 지방 이외의 부분으로 나누어 생각해 볼 수 있다. 인체 내 지방은 인체의 생리적 기능과 조절에 반드시 필요한 필수지방과 그 외의 저장지방으로 구분된다.

필수지방은 여성이 12%로 남성의 3%보다 월등히 여성이 많은데, 이는 남성에 없는 자궁과 성(sex)에 관련된 지방이 있기 때문에 여성이 높다. 그러나 남성은 제지방인 근육이 여성에 비해 매우 높다.

인체의 체지방이 높다는 것은 저장지방이 높은 것인데, 이 지방은 인체의 모든 부분에 걸쳐 저장되어 있고, 피부 아래에 있는 피하지방이 있으며, 인체의 주요 기관에도 저장지방이 있다. 따라서 지방이란 필수지방과 저장지방을 통틀어 지방 무게라고 하며, 체지방률(percent body fat)이란 인체의 체중에 대한 체지방량의 비율을 백분율로 나타낸 것이다.

7-3. 성별 및 연령에 따른 체형의 특징

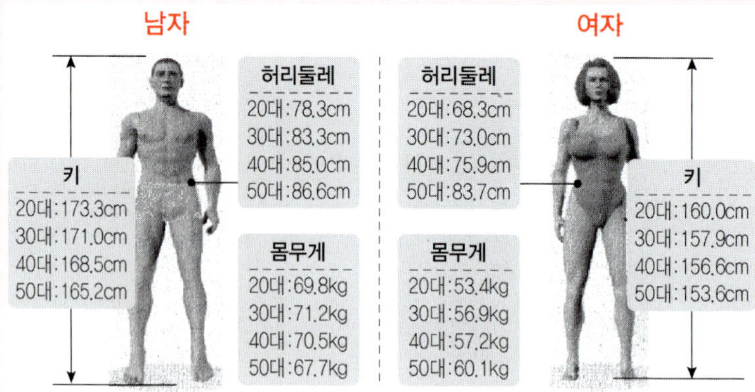

- 길어지고 무거워짐
- 20대 훤칠, 30대 뚱뚱
- 여성 비만율 남성보다 낮아
- 남: 생산직, 여: 사무직: 비만 높음
- 50대 비만 심각
- 성장: 남 19세, 여 16세: 비만주의

한국인의 체형은 세월이 지나면서 점점 변하고 있는데, 신장이 크고 얼굴 형태가 작아지고 있다. 또한, 길어지고 무거워지며, 20대는 훤칠하지만, 30대는 뚱뚱해지는 현상이 나타나고 있다. 신장에서 가장 큰 변화를 보인 연령대는 20대로서 92년에 비해 4㎝, 79년보다 6㎝가량 컸고 체중은 30대와 40대 남성이 각각 92년에 비해 4.2㎏, 3.6㎏이 늘어나 증가가 뚜렷했다.

남성은 생산직이 여성은 사무직이 비만이 심각하며, 연령이 증가하면서 비만은 심각해서 50대가 되면 비만으로 인한 심각한 증상이 나타난다. 그러나 여성은 비만율이 남성보다 낮아지고 있는데, 그만큼 여성이 다이어트의 열풍에 힘입어 몸매관리나 체중조절에 관심을 많이 가지고 있기 때문이다. 이 비만은 성장기가 끝나는 남성 19세와 여성 16세를 기준으로 체중이 증가하기 때문에 사춘기가 지난 시기부터 비만에 대한 관심을 가져야 한다.

이렇게 지구는 무거워지고 있고 비만에 의한 의료비는 기하급수적으로 늘어나고 있다. 이것은 여러 가지 질환과 생활습관에 의해 살이 먼저 찌는 부위도 다르게 된다.

① 과식에 의한 비만: 얼굴과 목 뒤, 등에 가장 먼저 살이 붙는데, 어떤 사람은 '버펄로 험프'라는 지방 혹이 생기기도 한다. 대체로 열에 민감하게 반응하는데, 특히 식사 후에 그런 증상이 심하고, 이런 유형은 허리, 아랫배, 하체 둘레는 그대로인데 가슴둘레만 증가하는 경우가 많다.

② 오래 앉아 생긴 비만: 허리 주변에 먼저 지방이 쌓이고 점차 배의 중앙부위로 이동한

다. 피하지방으로 시작해 점점 복부 비만으로 발전하며, 운동을 많이 하다 중단한 경우에도 이런 현상이 나타난다. 가슴과 하체 둘레는 그대로인데 배 주변만 고무링을 찬 것처럼 둥글둥글해진다.

③ 스트레스로 인한 비만: 복부비만이 가장 많다. 가슴과 아랫배에 살이 많이 붙어 허리 쪽은 잘록하게 들어가 보이는 게 특징이다. 가령 가슴둘레 90㎝, 엉덩이 둘레 95㎝인 여성의 허리둘레는 80㎝인 식이다. 이런 유형은 단 음식을 많이 찾고 쉽게 피로감을 느낀다. 또 신경질을 내면, 붓는 느낌이 강하다.

④ 심혈관계 이상에 의한 비만: 이 역시 복부비만이 가장 많다. 배가 두껍게 부풀고 둥글둥글하며 차가운 느낌이 든다. 비만 속도가 느리지만 지속적이다. 식사 후 자주 졸린 것도 특징이다. 위쪽 배가 특히 더 많이 나오는 경향이 있다. 가족 중에 심혈관계 질환이 있는 경우 위쪽 배가 볼록하면 건강검진 시 확인해보아야 한다.

⑤ 당뇨병에 의한 비만: 심혈관계 이상에 의한 비만과 거의 유사하다. 다만 위쪽 배보다는 배꼽 바로 위쪽이 개구리 배처럼 볼록하게 튀어나오는 경향이 강하다. 식사 후에 배가 빨리 불러오는 경향이 있으며 평소 단 음식을 많이 찾는 편이다. 또 피부가 대체로 따뜻한 느낌이 든다.

7-4. 소아비만과 패스트푸드

▶ "비만 아동 10명 중 6명 커서도 뚱보 된다."
– 패스트푸드, 운동부족

▶ Fast food<Slow food: Slow 건강학
"빨리빨리"병(病) 키우고,
"느릿느릿"병(病) 줄인다.

"비만 아동 10명 중 6명 커서도 뚱보 된다."는 말이 있다. 이것은 지방세포가 문제인데, 아동의 지방세포는 세포수가 늘어나고 성인의 지방세포는 세포의 부피가 늘어나기 때문이다. 어린 아동기에 비만은 지방세포를 증식시키게 되고 늘어난 세포는 어른이 되어 부피가 늘어나기 때문에 아동들의 비만관리가 중요하다. 따라서 어린이들의 패스트푸드 섭취나 운동부족이 비만의 가장 큰 요인이 될 수 있다.

그리고 패스트푸드(Fast food)<슬로우 푸드(Slow food) = Slow 건강학이라는 논리가 적용되는데, "빨리빨리"는 병(病)을 키우고, "느릿느릿"은 병(病)을 줄인다는 것이다. 현대사회의 바쁜 일상생활을 생각하면, 빨리빨리 하여야 하는 일들이 많지만, 건강을 생각한다면, 음식도

천천히 먹고, 운동도 강한 것이 아니라, 가벼우면서도 시간을 오래가지는 운동이 안전하다.

2 체지방 측정 방법

체지방 측정은 여러 종류가 있다. 간단히 계산을 하는 표준체중 계산법, 신체질량지수(BMI), 허리와 둔부 비율(WHR)이 있으며, 피지후계를 이용한 피하지방 측정, 생체전기저항법(BIA)이 있다. 그 외에 수중 체중법이 있고, 정밀한 검사기기를 이용한 C.T. 및 초음파 검사 등이 있다. 그러나 많은 검사법 중에서 어떤 목적과 용도인지를 고려하여 여건에 잘 맞고 신뢰도가 뛰어난 검사기기를 선택하는 것이 좋고, 수중 체중법과 비교하여 오차가 적으면 적을수록 정확한 체지방 측정 기구이다.

7-5. 피지후계 측정방법

▶ 피지후계(Skin fold caliper)

- 남 자
  가슴(chest), 복부(abdomen), 대퇴전면(anterior thigh)
- 여 자
  삼두박근(triceps), 상장골(supralium), 대퇴전면(anterior thigh)

A; 가슴, B; 중앙 겨드랑이선, C; 허리,
D; 상장골, E; 복부, F; 대퇴부

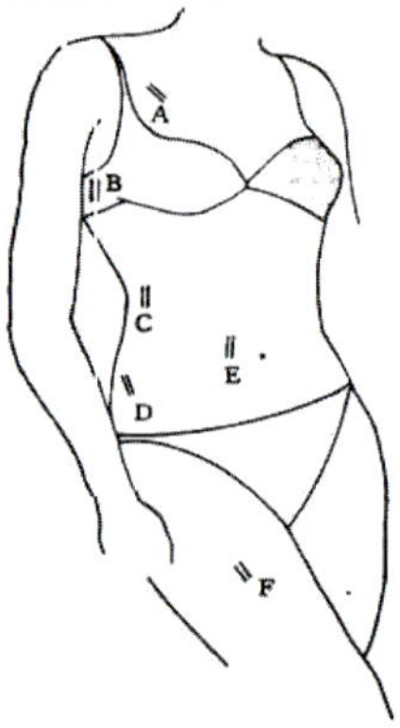

A; 삼두박근, B; 견갑골 하단

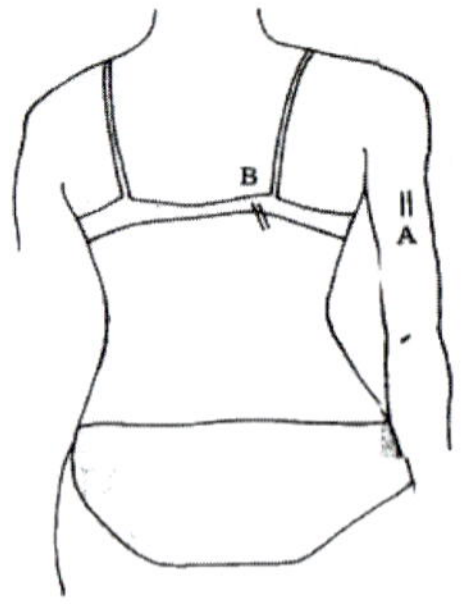

피지후계(Skin fold caliper)에 의한 측정법은 피하지방의 두께를 측정하는 것으로 남자와

여자의 측정 부위가 다르다. 남자는 가슴(chest), 복부(abdomen), 대퇴전면(anterior thigh)이며, 여자는 삼두박근(triceps), 상장골(suprailliac), 대퇴전면을 측정한다. 피하지방을 측정할 때 측정의 오류를 범하는 경우가 많은데, 정확한 지점을 어떻게 잡느냐?가 관건이고, 피하지방을 잡을 때 근육이 잡히지 않고 피하 지방만을 정확하게 잡아야만 한다.

7-6. BIA 측정방법

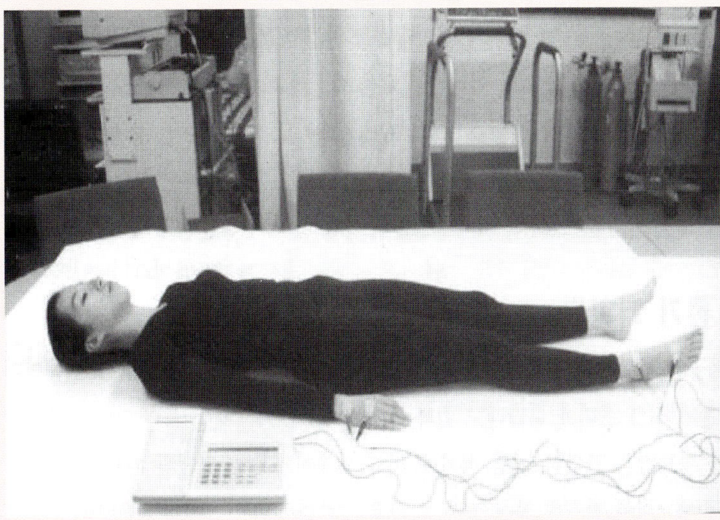

생체전기 저항법(BIA)은 임피던스를 이용한 방법으로 현재 사용되고 있는 여러 기기 중에 상기의 그림으로 측정하는 방법이 가장 오차가 적은 것으로 알려지고 있어 비만 연구에 많이 이용된다.

방법은 편하게 누운 상태에서 우측 손등과 손목, 그리고 우측 발등과 발목에 4개의 전극을 부착하며, 손등과 발등의 전극에 느끼지 못하는 고주파(50㎑) 정전류(1㎃)를 흘려주고, 손목과 발등에서 임피던스를 측정하는 방법이다. 체지방 측정 항목은 체지방률(% body fat), 체지방량(fat body weight), 제지방 체중(lean body weight) 및 체액(body fluid) 등이다. 이 장비는 체내 수분의 함량에 근거하여 측정되므로 피검자는 측정 24시간 전에 음주와 심한 운동을 금하게 하여야 한다.

이 측정법의 원리는 다음과 같다. 전류는 신체의 세포액을 통해 흐르며, 유리지방은 많은 체액과 전해질을 가지고 있기 때문에 보다 전류를 잘 흐르게 하는 반면, 체지방이 많으면 전류가 천천히 흐르게 된다. 따라서 지방섬유가 많을수록 전기적 임피던스(impedance)는 작아진다.

임피던스를 이용한 전기저항 측정법의 테스트 결과를 살펴보면, 남여에 따라 기준의 차이가 있다. 남성은 20% 이상을 비만, 여성은 30% 이상을 비만으로 판정한다. 이 차이는 여성에 있어서 필수지방이 더 많이 포함되어 있기 때문인데, 그 필수지방은 여성의 자궁과 생식과 관련된 기관인 것이다.

전기저항 측정법으로 측정한 일반적인 신체조성 분석 결과, 남성의 경우는 10% 미만을 저지방, 10~15%를 정상, 15~20%를 과체중, 20% 이상을 비만, 30% 이상을 고도 비만으로 평가하게 된다. 반면, 여성의 경우는 차이가 있는데, 20% 미만은 저지방, 20~25%는 정상, 30% 이상을 비만, 40% 이상은 고도 비만으로 평가한다.

7-7. BMI와 WHR

▶ **신체질량지수(BMI):** body mass index, (㎏/㎡)
- 18.5 이하: 저체중
- 18.5~25: 정상
- 25~30: 과체중
- 30~40: 비만
- 40 이상: 고도 비만

▶ **허리와 둔부 비율(WHR):** waist to hip ratio
- 정 상: 여자 0.80, 남자 0.90
- 복부 비만: 여자 0.90, 남자 1.00

그렇지만, 정밀한 체지방 분석기기가 없을 경우에는 간단하게 인체의 계측을 통해 어느 정도의 신체조성을 분석할 수 있는데, 그 대표적인 검사법이 신체질량 지수(BMI)와 허리와 둔부 비율(WHR)이다. 신체질량지수는 신장에 체중을 나누어(㎏/㎡) 비만 지수를 얻을 수 있다. 임상 기준치는 18.5 이하가 저체중, 18.5~25는 정상, 25~30은 과체중, 30~40은 비만이며, 40 이상은 고도 비만으로 판정한다. 이 계산법은 오류를 범할 수 있는데, 신장이 적으면서 근육이 많은 사람들이나 근력운동을 많이 하여 체중이 높은 사람은 지수가 높게 나오게 된다.

허리와 둔부 비율은 복부비만을 예측하기 위한 검사법의 하나로 허리둘레와 엉덩이 둘레를 측정하여 기준을 잡는 복부비만 측정법이다. 정상은 여자가 0.80 이하, 남자는 0.90 이하이어야 한다. 따라서 복부 비만은 여자가 0.90 이상, 남자가 1.00 이상이면 복부비만으로 판정하게 된다.

3 비만의 질환 평가

7-8. 비만의 원인 질환

- **내분비 이상:** 쿠싱 증후군, 갑상선기능 저하, 난소질환, 시상하부성 비만, 종양·감염·외상에 의한 시상하부 손상 등
- **약 물:** 스테로이드 투여, 정신질환 치료제, 항히스타민 등
- **유전적 질환:** 여러 가지 임상 증후군

비만은 여러 가지 원인 질환과 연관되어 있는데, 보통은 대사 이상에 의한 체지방 증가가 일반적인 원인이라고 할 수 있다. 그러나 특수한 상황으로 내분비 이상, 약물복용에 의한 비만, 유전적인 요인 등을 들 수 있다.

내분비 이상은 호르몬의 이상에 의한 것인데, 쿠싱 증후군, 갑상선기능 저하, 난소 질환, 시상하부성 비만, 종양·감염·외상에 의한 시상하부 손상 등을 들 수 있다.

약물복용에 의한 원인 질환은 관절 약 등의 스테로이드 투여, 우울제 등 정신질환 치료제, 항히스타민, 피임약, 갑상선 제제 등이 있다.

유전적인 질환은 여러 가지 임상 증후군을 들 수 있는데, Laurence- Moon Biedl 증후군, Prader-Willi 증후군, Alstrom 증후군 등이다.

7-9. 비만의 동반 질환

- **지질대사 이상**
- **고혈압:** 140/90mmHg
- **담석증:** 나이, 분만 수, 콜레스테롤 결정체
- **심혈관계 질환**
- **당뇨병, 당 대사 이상**
- **수면 무호흡, 비만 저 환기증**
- **퇴행성관절염:** 무릎, 고관절, 요통
- **불임 및 기타:** 비만과 불임, 암, 호르몬

비만은 모든 성인병 질환의 원인이 되는데, 비만의 정도에 따라 동반되는 복합 질환도 차이가 있다. 이러한 동반 질환을 평가하는 것은 합병증인데, 비만에 의해 몇 가지의 질환이 복합적으로 진전되었는지에 따라 건강의 위험 정도를 평가할 수 있기 때문이다.

비만과 지질대사 이상은 관련성이 깊은데, 영양학적인 측면에서 지방질의 과다 섭취에 의해 혈중에 지질 성분이 높고, 체지방도 높은 경우이다. 혈중지질은 좋은 콜레스테롤(HDL-C)과 나쁜 콜레스테롤(T-C, LDL-C, TG)이 있는데, 지질 대사 이상은 나쁜 콜레스테롤의 증가에 기인한다.

체중 증가에 따라서 혈압이 증가되는 것으로 알려져 있는데, 140/90mmHg 이상인 사람은 혈압을 정상으로 유지하기 위해 영양과 운동요법을 실시하여야 한다. 최근 비만이 고혈압을 일으키는 작용기전은 교감신경계 활성화인데, 비만인은 교감신경계 활성화에 의해 신장에서의 염분 저류와 체내 혈관 수축을 통해 혈압의 상승을 일으킨다.

담석증과 비만은 나이, 분만 수에 따라 증가되며, 비만은 적어도 정상인에 비해 2배 이상 위험도를 증가시킨다. 콜레스테롤 결정체인 담석은 요로나 담낭에 생성되며 통증을 유발한다.

비만은 고혈압, 고지혈증, 심장병 등의 심혈관계 질환의 독립적인 위험요소로 알려지고 있다.

비만은 당뇨병 및 당 대사 이상과 같은 대사성 질환이다. 체지방이 높은 사람이 당뇨병의 위험도가 증가되며, 체지방의 증가에 따라 당뇨병의 위험도는 더욱 증가되는데, 신체질량지수가 정상인 사람에 비해 신체질량지수가 35㎏/㎡가 넘는 사람은 당뇨병 발생 비율이 40배 이상 된다고 한다. 따라서 영양과 운동 프로그램을 통해 체중과 체지방을 감소시켜야만 한다.

수면 무호흡은 수면 시 호흡이 중단되는 것으로 수면 무호흡 중에 비만자들은 저산소증도 유발된다. 이것은 남성의 복부 비만이 강력한 예측인자라고 할 수 있다.

체중의 증가는 퇴행성관절염을 유발한다. 무릎 관절이나 고관절, 그리고 허리의 요통 질환을 호소하는 사람들의 대부분은 비만자들이 많으며, 퇴행성관절염 발생 위험도의 증가는 비만한 사람들에서 빈도가 높다. 복부비만은 요통에 큰 영향을 미치는데, 자세의 불안정으로 척추에 부하를 많이 주기 때문이다.

불임은 비만한 남성이나 여성 모두에서 관련성을 가지고 있다. 과체중인 사람들은 생식호르몬 농도가 비정상적이라는 보고가 있다. 그리고 여성 암이나 호르몬의 불균형도 비만과 관련이 깊다.

7-10. 비만의 원인 이론

▶ 지방세포 이론
- 청소년 이전 지방세포수 증가, 이후 지방세포 크기 증가

▶ Set Point 이론
- 개인별로 일정범위 내에서 관리: 개인의 고유한 체중은 보호

▶ 지방 식사 이론
- 체중에 영향 고지방 식사〉고탄수화물

▶ 에너지 소모 부족 이론
- 섭취량〉소비량

비만이 발생하는 원인을 설명하는 이론들로는 지방세포 이론, Set point 이론, 지방 식사 이론, 그리고 에너지 소모 부족 이론 등이 있다.

지방세포 이론은 성장과 비만 형성시기에 따라 2단계로 나눌 수 있는데, 청소년기 이전의 시기와 성인의 시기이다. 청소년 이전에는 지방세포의 수가 증가하게 되고, 이후 성인에 있어서는 지방세포의 크기가 증가하게 된다는 이론이다.

Set Point 이론은 모든 사람의 고유한 체중은 보호된다는 이론이다. 체중을 감소하기 위해 과도하게 에너지 섭취를 줄이더라도 단시간 내에 체중은 감소하지 않으며 반대로 에너지를 과잉 섭취하더라도 체중이 급격히 증가하지 않는다는 것이다. 그러므로 비만자들이 개인에 적절한 체중 감량 목표를 가지고 관리해야 한다는 것이다. 체지방이 높고 낮고, 여성과 남성 등 각 개인의 고유한 특성을 고려하여 운동과 영양 프로그램에 참여하여야 안전하게 체중을 감량할 수 있다.

지방 식사 이론은 체중에 영향을 미치는 음식물, 즉 고지방 식사가 고탄수화물 식사에 비해 체중 증가에 큰 영향을 미친다는 것이다. 비만자들은 공식적으로는 식사량은 많지 않지만, 비공식적인 식사나 에너지 섭취량이 정상인에 비해 많다. 결국 비만한 사람은 어떠한 형태로든 에너지를 과잉 섭취하고 있는 것이다.

에너지 소모 부족 이론은 스포츠의학자들이 가장 많이 사용하는 이론이다. 비만을 해소하기 위하여 활동량을 늘려 에너지 소비량을 늘려야 한다는 것이다. 특히 유산소 운동은 근육의 활동으로 에너지 소비를 증가시킬 뿐만 아니라, 기초대사율을 높이는 효과가 있기 때문에 비만을 예방하는 데 효과적이다. 따라서 칼로리 섭취량〈칼로리 소비량의 공식이 성립된다.

4 체중조절과 운동처방

1) 운동과 식욕

운동과 식욕의 관계는 비만관리에 있어서 대단히 중요하다. 운동을 통해서 체중 감소와 칼로리 소비가 적절히 이루어져야만 한다. 칼로리 섭취 측면에서 규칙적인 유산소 운동을 실시하고 있을 경우 그 시간은 40분에서 1시간 정도가 가장 낮은 에너지 섭취의 곡선을 그리고 있다. 그러나 운동시간이 지나면서 칼로리 섭취는 점점 증가하여 5시간에서 6시간 정도가 되면 최고에 이르게 되는데, 그만큼 장시간의 운동은 식욕을 증가시킨다는 것을 알 수 있다. 또, 운동을 지속하였을 때는 6시간 이후, 탈진 시에는 칼로리 섭취가 줄어드는 것을 알 수 있는데, 이때는 안전성 측면에서 무리가 따른다.

체중 감소와 운동의 관계는 칼로리 섭취와 동일하게 40분~60분 운동을 실시했을 때, 체중이 가장 많이 감소하는 것을 볼 수 있다. 그러나 더 많은 시간은 체중의 변화가 없다가 6시간 이후에야 체중 감소를 나타냈다. 하나의 예로 마라톤이나 건강 달리기를 실시하는 사람들은 체중이 적게 나가는데, 이는 무리하게 너무 많은 시간의 운동을 통해 강제로 체중이 감소된 것이다.

7-11. 운동에 따른 식욕과 체중의 관계

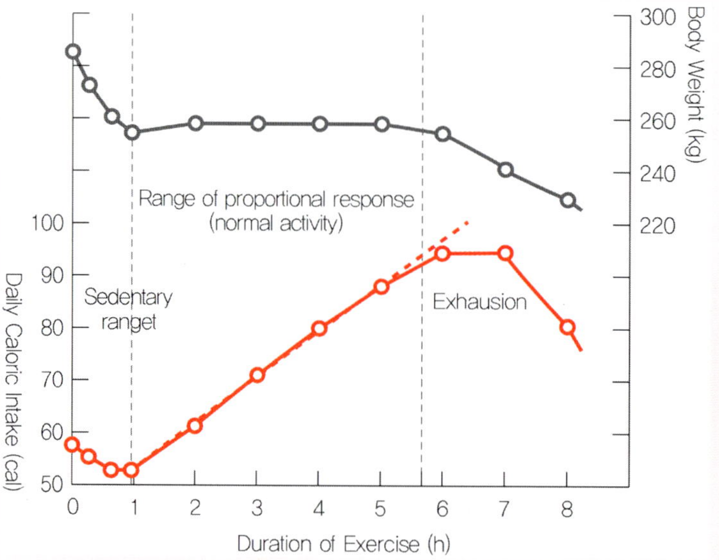

주: 암컷 쥐에 있어서 운동시간에 따른 칼로리 섭취와 체중감소의 관계

따라서 체중조절을 위한 적절한 운동시간은 40분에서 1시간 정도의 운동이 식욕도 감소하고 체중도 가장 많이 줄어들고, 그 이상의 운동은 식욕이 증가하여 효과가 없는 것을 알 수 있다.

2) 운동 강도

비만자들의 운동 강도는 낮은 강도에서 시간은 길게 하는 것이 효과적이다. 에너지 대사 측면에서 지방을 에너지원으로 이용할 수 있게 하여야 하는데, 강한 운동은 탄수화물을 소비하고 어느 정도 시간이 지나야 지방을 소비하기 때문이다. 따라서 각 개인차를 고려하여 최대 산소소비량(VO2max)의 40~65%의 강도로 시간은 30~60분 정도 실시하는 것이 효과적이다.

그리고 비만자들의 운동 빈도는 최소한 주당 3~5회는 실시하여야 하며, 주당 6일이 더 큰 효과가 있는데, 약한 강도에서 시간을 길게 1주일에 1일 정도만 쉬어주고 6일을 운동했을 때 지방의 소모를 늘릴 수 있다. 운동을 실시할 때는 리드미컬하고 자연스러우며 큰 근육을 사용하는 운동 프로그램에 참여하여야 한다.

7-12. 비만자들의 운동처방

- **낮은 강도, 시간은 길게:** 지방을 에너지원으로 이용
  - VO2max 40~65%, 30분~60분
- **빈도:** 최소 주당 3~5회, 주당 6일이 효과적
- **대근육군 사용**
- **종목:** 걷기, 조깅, 수영, 자전거 타기, 에어로빅 등
- **근력 및 저항성 운동(주 2~3회, 3set, 10회), 스트레칭**

비만자들의 운동 종목은 대표적으로 걷기, 조깅, 수영, 자전거 타기, 에어로빅 등이 있으며, 자신의 개인 특성에 적합한 종목을 선택하여야 한다.

근력 및 저항성 운동은 체지방 감소와 체중을 조절하기 위한 사람들에게 꼭 필요한 운동이다. 왜냐하면, 유산소 운동은 체지방 감소, 심폐기능을 향상시키는 데 아주 좋은 운동으로 알려지고 있으나, 한계가 있다. 따라서 근력운동은 부족한 운동량을 보충하고 필요한 근력을 향상시켜 아름다운 몸매를 유지하는 데 도움을 준다. 유산소 운동을 기준으로 유산소 운동을 주당 5~6일을 실시한다면, 근력운동은 주당 2~3회, 1RM의 50~60%를 기준으로

3set, 10회를 초기 운동 강도로 설정하여 점차 증가시켜 나가는 방법을 적용한다.

비만자들에게 적합한 운동은 장시간 관절에 무리를 주지 않는 운동이 좋으며, 계단 오르기, 달리기, 줄넘기 등 체중이 관절에 직접 영향을 주는 운동은 피하는 것이 좋다.

스트레칭, 즉 신장성 운동은 체지방을 감소시켜주고 유연성을 향상시키는 역할을 한다고 한다. 따라서 비만자들의 운동은 준비운동, 유산소 운동, 근력 및 저항성 운동, 스트레칭의 순서로 실시하여야 한다.

7-13. 달리기의 이점

- ▶ 달리기의 이점
  - 골다공증, 생리불순, 갱년기와 유방암, 여성 질환 특효
  - 열량 소비 다이어드 효과
- ▶ **하체에 모든 운동량이 집중:** 수영, 웨이트 트레이닝 등 상체 운동 병행
- ▶ **쉽게 포기:** 가벼운 걷기도 여성은 쉽게 포기
- ▶ **달리기 용품:** Sports Bra, 가슴, 허리, 엉덩이의 body line에 따라 디자인된 상의와 재킷
- ▶ **신발:** 남성보다 뒤꿈치가 좁고, 더 많이 꺾여 있고, 발등이 높음
- ▶ **골반과 무릎을 잇는 각이 남성보다 큼**

여성들이 달리기를 실시했을 때, 이점은 많은데, 골다공증, 생리불순, 갱년기와 유방암 등, 여성 질환에 특효가 있으며, 열량 소비가 높아 다이어트에 효과적이다. 그러나 무조건 달리기는 위험을 초래할 수 있다.

1) 하체에 모든 운동량이 집중되어 있다. 따라서 수영, 웨이트 트레이닝 등 상체 운동을 꼭 병행해야만 한다. 그리고 유산소 운동으로 하체 근력운동이 충분하지는 않기 때문에 최소한 상체 4종목, 하체 3종목은 실시하여야만 한다.

2) 쉽게 포기하게 된다. 가벼운 걷기도 여성은 쉽게 포기하는데, 초기 강도가 높은 달리기를 실시할 때 포기율은 더 높게 된다. 지속적이지 못하다는 것이다. 약한 강도로 초기 강도를 설정하고 점증적인 운동을 실시했을 때, 지속적으로 안전하게 운동을 할 수 있다.

3) 달리기 용품을 갖추는 것이 좋다. Sports Bra, 가슴, 허리, 엉덩이의 body line에 따라 디자인된 상의와 재킷이 더욱더 효과적이다. 그만큼 인체의 많은 흔들림은 쉽게 피로를 가중시킬 수 있다.

4) 편한 신발을 준비하자. 여성의 발은 남성보다 뒤꿈치가 좁지만, 더 많이 꺾여 있고, 발등이 높다. 따라서 여성 전용 조깅화나 마라톤화를 신는 것이 좋은데, 발이 편안해야 피로가 쉽게 오지 않는다.

5) 골반과 무릎을 잇는 각이 남성보다 크다. 이것은 여성의 골반과 관련된 여성 체형의 특성이다.

3) 비만자들의 운동의 이점

7-14. 비만자들의 운동의 이점

- ▶ 체중감량의 효과가 식이제한보다 지속적이다.
- ▶ 제지방 및 근육의 위축을 초래하지 않고 근육량을 유지 또는 발달시킨다.
- ▶ 운동을 통해 심혈관계 기능, 근 지구력 개선, 대사기능의 개선 등 부수적인 효과가 있다.
- ▶ 운동은 체중감량을 지속시키도록 하는 동기부여에 있어 식이제한보다 우월하다.
- ▶ 정기적인 운동은 생활습관을 규칙적으로 하고 건강에 대한 전반적인 관심의 제고와 태도변화에 도움을 준다.

비만자들은 체중 감량을 위해 많은 방법을 적용하는데, 영양, 운동 등 다양하다. 그렇지만, 칼로리를 소비하는 규칙적인 운동은 다른 방법에 비해 많은 이점을 가지고 있다.

1) 체중감량의 효과가 식이제한보다 지속적이다.

2) 제지방 및 근육의 위축을 초래하지 않고 근육량을 유지 또는 발달시킨다.

3) 운동을 통해 심혈관계 기능, 대사기능의 개선 등 부수적인 효과가 있다.

4) 운동은 체중감량을 지속시키도록 하는 동기부여에 있어 식이제한보다 우월하다.

5) 정기적인 운동은 생활습관을 규칙적으로 하고 건강에 대한 전반적인 관심의 제고와 태도변화에 도움을 준다.

7-15. 운동과 식이요법을 통한 비만조절

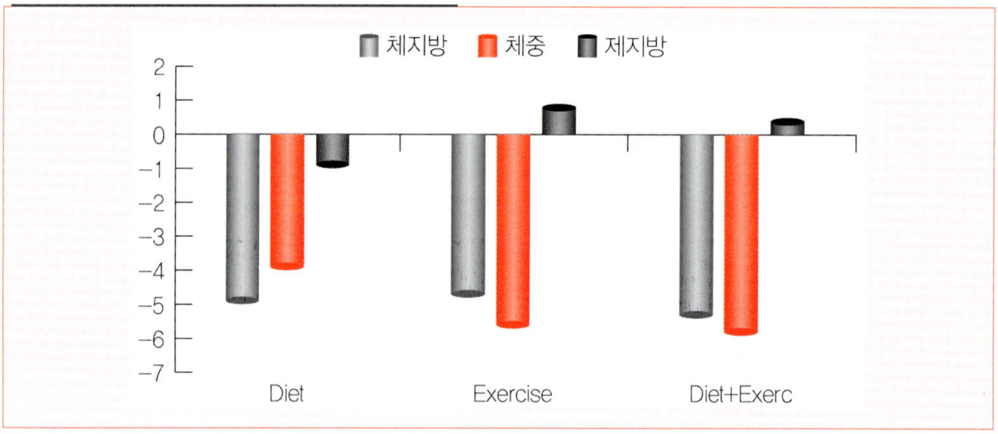

운동을 통한 비만 조절은 체지방 감소에만 있는 것이 아니고, 근육을 비롯한 몸에 이로운 칼륨, 칼슘, 마그네슘, 인 등의 제지방량이 증가되기 때문에 건강이 증진되는 것이다. 체지방 감소를 위한 실험결과로서 다이어트만 할 경우와 다이어트와 운동을 병행할 경우에 체중, 체지방, 제지방의 변화를 나타낸 것이다.

따라서 비만자들의 체중관리는 다이어트와 운동을 복합적으로 실시함으로써 큰 효과를 볼 수 있다. 다이어트만 한 경우, 체중 5㎏, 체지방 4㎏ 감소하였고, 그리고 감소하여서는 안 될 제지방이 1㎏이나 감소하였다. 그러나 운동과 다이어트를 병행하였을 경우, 체중 5.4㎏, 체지방 5.9㎏ 감소하였고, 그리고 제지방이 0.5㎏이 증가하였다.

이렇게 운동과 다이어트를 병행하게 되면, 무리한 다이어트를 하지 않을 뿐만 아니라, 체중을 안전하고 효과적으로 조절할 수 있다.

7-16. 체중조절과 근력 운동과의 관계

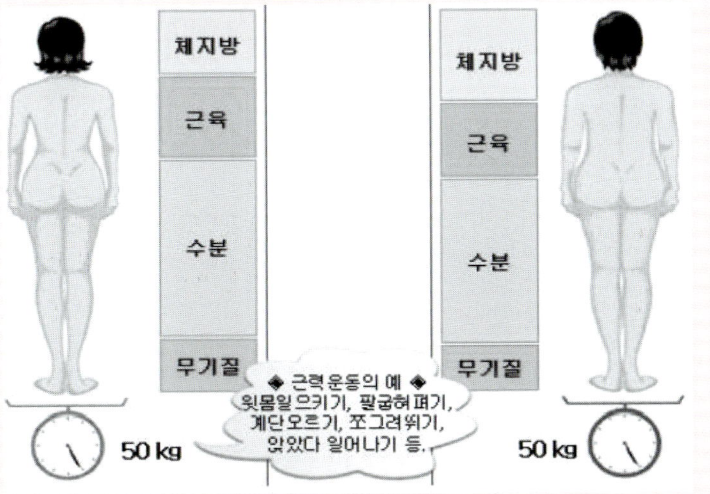

(좌) 근력운동을 한 50kg의 여성, (우) 근력운동을 하지 않은 50kg의 여성.

그리고 운동은 복합적인 운동이 효과적인데, 유산소 운동과 근력 및 저항성 운동을 병행하라는 것이다. 똑같이 50㎏인 여성의 경우, 근력운동을 실시한 여성과 실시하지 않은 여성을 비교하였을 때, 근력운동을 병행한 여성은 근력운동을 하지 않은 여성에 비해 체지방이 적고, 근육, 수분, 무기질이 높았다.

이러한 근력운동은 특별히 헬스클럽을 가지 않아도 가정에서 편안하게 할 수 있다. 윗몸일으키기, 팔굽혀 펴기, 계단 오르기, 쪼그려 뛰기, 앉았다 일어서기 등이 그 종목들이며, 덤벨(아령)을 이용하는 것도 효과적이다. 이때에도 상체와 하체로 나누어 3~4종목을 선택하여 실시하는 것이 좋다.

따라서 체중을 이용한 근력운동으로 초기에 근력을 적응시키는 것이 좋은데, 비만자들은 신체 전체 근력이 약화되어 있으므로 적응기를 가져야 한다. 그러므로 체중을 이용한 윗몸일으키기, 팔굽혀 펴기 등은 초기 근력운동으로 적당하고 안전하게 실시할 수 있으며, 그 다음 단계로 기구를 이용한 근력운동을 실시하는데, 덤벨(아령) 하나로도 큰 효과를 볼 수 있다.

4) 복근운동

7-17. 성별에 따른 복부지방의 변화 경향

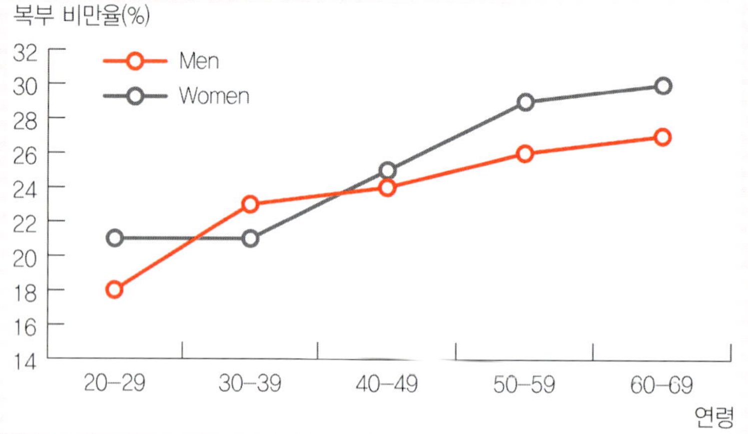

허리띠 구멍 하나가 늘어나면, 10년의 수명이 단축된다고 한다. 그만큼 복부 비만이 위험하다는 것이다.

비만에는 복부 비만의 위험도가 더 높고, 이 복부지방은 다른 피하지방보다 분해가 쉽게 되는데, 혈중 지방 농도를 높여 동맥경화, 고혈압, 심장병 등의 원인이 된다. 연령이 증가하면서 복부비만 비율이 증가되는 것으로 볼 수 있는데, 남성은 30대부터 복부 비만이 증가하는 것을 볼 수 있고, 여성의 경우, 40대 이후부터 급증하는 것을 볼 수 있으며 여성은 더 빨리 증가하는 것을 알 수 있다.

7-18. 복근운동 1년 전과 후의 비교

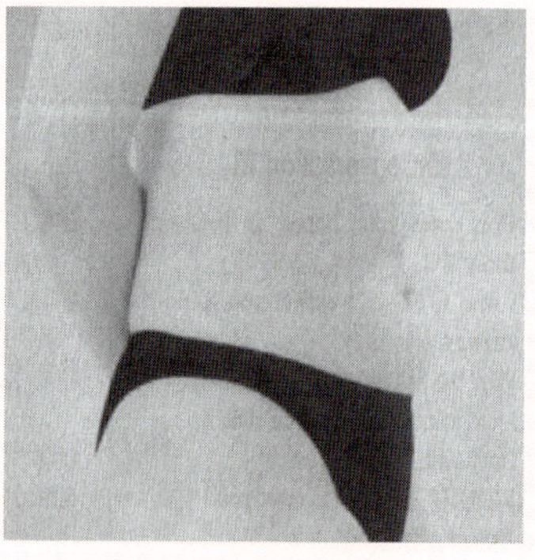

(좌) 복근운동 전

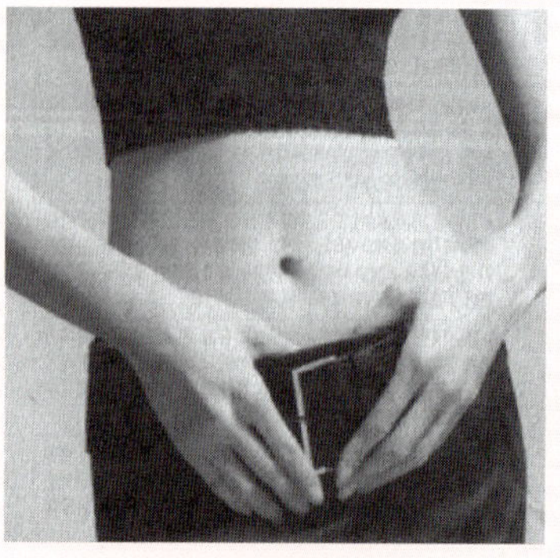

(우) 복근운동 후

지방은 인체의 중앙 부위부터 증가하고 점점 상체, 사지로 퍼져나간다. 따라서 가장 빨리 늘어나는 곳이 복부고 가장 늦게 제거되는 곳도 복부이기 때문에 적절한 복근운동이 필요하다. 복근 운동이 좋다고 하여 무작정 실시하여서는 큰 효과는 보기 어렵고, 흔히 실시하는 윗몸일으키기는 복부의 지방을 제거하는 데 별 효과가 없다고 한다. 그러므로 복부 지방을 제거하기 위한 복근 운동은 부위별로 실시하여야 효과적인데, 상복부, 하복부, 측부, 등 부분으로 나누어 실시해야 한다.

7-19. 상 복부

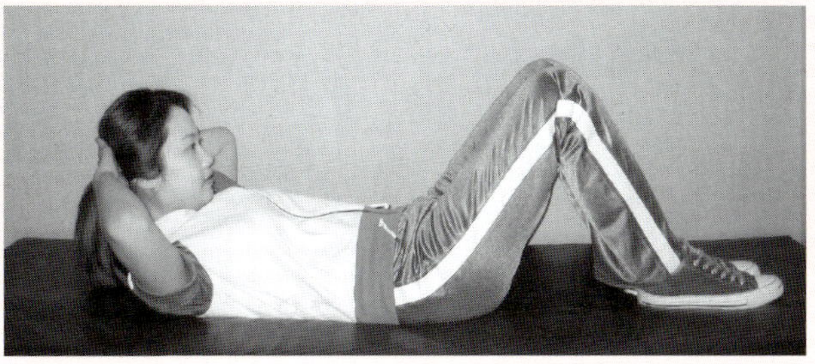

(1) 초기 동작: 편안하게 누운 상태에서 양 손을 머리 뒤를 잡는다. 다리는 편안하게 구부려 지지한다.

(2) 실행동작: 약 30~45도 정도 앞으로 천천히 상체만 일어난다. 상복부에 자극이 가도록 잠시 멈춘다. 쉼 호흡을 한다.

(3) 반복 횟수/빈도: 10~15회/5~6일/주

7-20. 하 복부

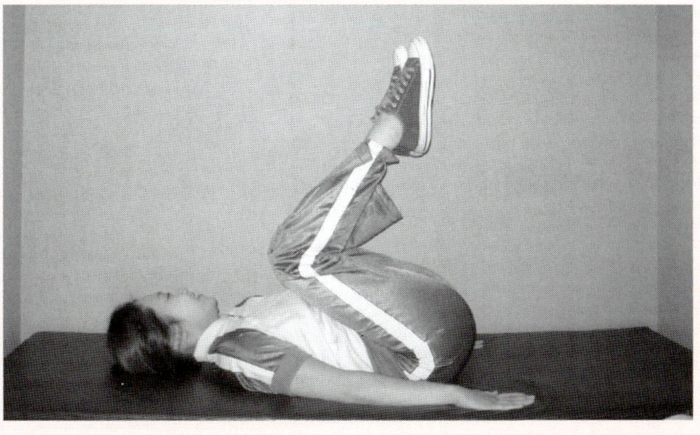

(1) 초기 동작: 편안하게 누운 상태에서 양 손은 바닥에 놓는다. 다리는 편안하게 구부린다.

(2) 실행동작: 구부린 다리를 그대로 위로 천천히 들어 올린다. 하복부에 자극이 가도록 잠시 멈춘다. 쉼 호흡을 한다.

(3) 반복 횟수/빈도: 10~15회/5~6일/주

7-21. 측부

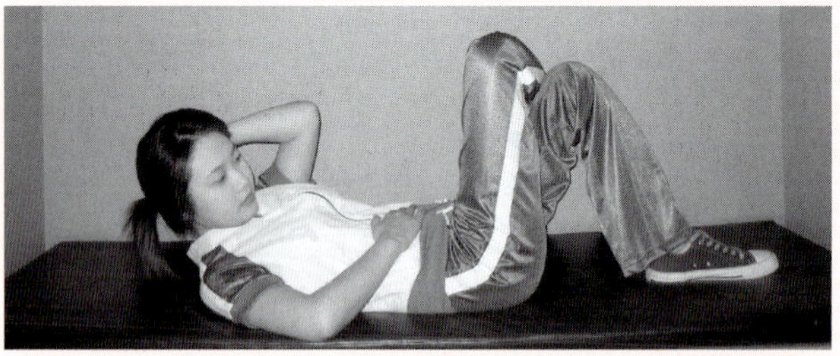

(1) 초기 동작: 편안하게 누운 상태에서 한 손은 머리 뒤를 잡고, 한 손은 복부 위에 올려놓는다. 다리는 편안하게 구부린 상태에서 한쪽 다리를 다른 쪽 다리 위에 올려놓는다.

(2) 실행동작: 약 30~45도 정도 대각선 앞으로 천천히 일어난다. 측면 복부에 자극이 가도록 잠시 멈춘다. 쉼 호흡을 한다. 반대편도 같은 방법으로 실시한다.

(3) 반복 횟수/빈도: 10~15회/5~6일/주

5 체중조절과 영양

7-21. 열량 섭취량

- 설탕은 하루 열량 섭취량의 10% 미만으로 제한
- 지방은 하루 열량 섭취량의 15-30%로 제한
- 소금은 하루에 5g 미만으로 제한

비만 치료의 가장 기본적인 개념은 열량의 섭취보다 소비가 많도록 하는 것이다. 이러한 식이요법 프로그램과 대부분의 영양 전문가들의 처방이 실패하는데, 그 이유는 성공적인 비만치료를 위해서는 장기적인 노력이 요구된다. 이는 대개 좋아하는 음식을 섭취하지 못하고 다른 음식을 섭취해야 하며 식습관을 바꿔야 하기 때문이다.

WHO에서는 비만 방지 식사요법으로 다음과 같은 사항을 제시하고 있다.

1) 설탕은 하루 열량 섭취량의 10% 미만으로 제한

2) 지방은 하루 열량 섭취량의 15~30%로 제한

3) 소금은 하루에 5g 미만으로 제한

7-22. 한식과 다이어트

▶ **한국 식단은 훌륭한 다이어트식**

○ 저 인슐린 다이어트

- 황제, 저탄수화물
- 인슐린 췌장 - 인슐린 - 혈당 - 에너지
- 에너지 소모 없이 남게 되는 혈당 인슐린: 지방 - 비만

○ 현미, 야채, 청국장, 된장, 생선

한국의 전통 식단은 훌륭한 다이어트식이 될 수 있는데, 저인슐린 다이어트, 황제 다이어트, 저탄수화물 다이어트, 포도 다이어트, 강냉이 다이어트 등 영양 불균형 식이요법들이 더 인기를 끌고 있다.

인간은 음식물을 통해 에너지를 얻는다. 그런데 다이어트를 한다면, 췌장에서 분비되는 인슐린은 흡수된 영양분과 결합하여 각 기관으로 보내어 저장하게 되는데 그러지 못하게 된다. 그러나 과다 섭취는 에너지 소모 없이 남게 되는 혈당 인슐린이 지방으로 침착되어 비만이 되는 것이다. 따라서 전통 음식인 현미, 야채, 청국장, 된장, 생선은 균형 잡힌 영양섭취를 할 수 있으면서 열량은 낮은 훌륭한 다이어트 식사가 된다.

7-23. 운동과 칼로리의 관계

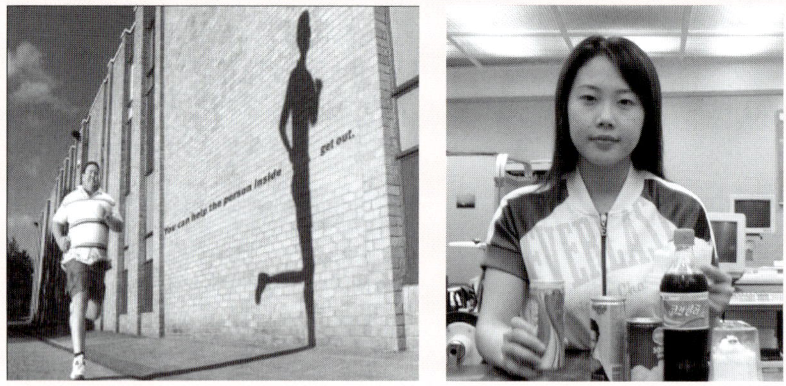

운동과 영양 측면에서 "어떤 것이 중요하고 중요하지 않다."라는 말은 하기 어렵다. 그렇지만 양쪽 모든 측면이 중요한데, 좌측 그림은 체중조절을 위해 유산소 운동을 열심히 하고 있고, 우측 그림은 맛있는 아이스크림, 콜라, 과자 등을 섭취하고 있다.

열심히 운동을 30분간 하고나니 갈증이 나서 콜라 1캔을 마셨다면, 운동한 효과가 소멸된다. 그만큼 열심히 힘들게 운동해서 운동의 효과를 소멸시킨다면 너무 허무하다. 칼로리 섭취 면에서 콜라 1캔은 유산소 운동 30분과 동일하기 때문이다.

그러나 열심히 운동한 사람과 영양 식이를 한 사람과는 차원이 틀리다. 열심히 운동을 하고 칼로리 높은 콜라를 마셨다 하더라도 운동의 효과는 남아 있다고 할 수 있는데, 운동을 하지 않은 사람에 비해 대사기능이 활발해진다. 따라서 기초 대사량이 높아진다는 것이다.

또한, 체중감량을 위해 규칙적인 운동에 참여했을 때, 근육량의 증가, 심폐기능의 향상, 운동능력의 향상을 가져와 다이어트에만 참여한 사람에 비해 훨씬 효과적인 면이 많다.

7-24. 35-24-35는 잊어라!

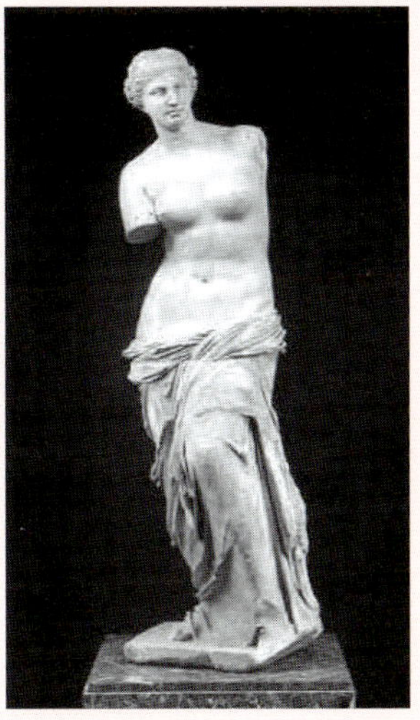

비너스상은 이 시대의 가장 아름다운 몸매의 조각상이라고 평가를 받는다. 지금 현시대 여성들의 몸매와는 차이가 있지만, 이 시대에는 다산, 건강한 여인이 최고였던 시대라는 것을 감안할 때 이 비너스상의 허리 사이즈는 얼마나 될까? 굉장히 궁금합니다. 이 비너스상의 허리 사이즈는 34인치라고 전해지고 있다. 한국 남성들의 허리 사이즈와 비슷하다는 것을 알 수 있다.

따라서 현대 여성들의 날씬한 몸매의 추구가 건강에 악 영향을 미치고 심한 다이어트에 사망에까지 이르는 상황이다. 그러나 모든 인간은 같은 체형을 타고나지 못한다. 비만가계, 마른가계, 체질 등의 유전적인 상황이 다 다르기 때문에 그 나름대로의 운동과 영양 식이요법을 실시하여 날씬한 몸매가 아닌 균형 잡힌 몸매가 최고인 시대가 와야 할 것이다.

따라서 '35-24-35는 잊어라'

영화 '레퀴엠'에는 중년 여인 사라가 날씬한 몸매를 되찾기 위해 돌팔이 의사가 처방한 마약을 복용하지만, 결국 정신적 육체적으로 파멸에 이르는 과정이 생생히 묘사되어 있다. 사라가 목숨을 저당 잡히기까지 하면서 살을 빼려고 몸부림친 것은 오직 인생의 황금기를 상징하는 빨간 드레스를 입기 위한 일념에서였다.

사라는 아줌마 체형을 벗고 매혹적인 몸매를 가꾸면, 자신의 그늘진 생활이 밝은 빛으로 바뀐다고 믿었다. 하지만 그것은 대단한 착각이었다. 모든 것이 남들과 달라야 한다는 이 개성시대에 유독 몸매 사이즈만은 35-24-35이어야만 한다는 마법의 숫자에서 벗어나야 할 것이다.

제 8 장 고지혈증과 운동처방

1 고지혈증의 개요

8-1. 고지혈증의 정의와 종류

▶ **정 의:** 혈액 속에 콜레스테롤이나 중성지방이 높아진 상태
▶ **종 류**
- Total Cholesterol(T-C); 200mg/dl 이하
- Low density Lipoprotein-C(LDL-C); 130mg/dl 이하
- High Density Lipoprotein-C(HDL-C); 40mg/dl 이상
- Triglyceride(TG); 166mg/dl 이하

고지혈증의 정의는 혈액 속에 콜레스테롤이나 중성지방이 높아진 상태를 말한다. 이것은 지방의 일종으로 우리 몸에서 에너지로 쓰이기도 하고, 필요 이상 여분의 콜레스테롤은 저장하여 필요할 때를 대비하는 기능을 가진 물질이다. 또한 이들은 세포와 호르몬의 구성 성분으로도 사용되기도 한다.

이러한 혈중 지단백의 종류는 여러 가지가 있는데, 총콜레스테롤(total cholesterol; T-C) 저밀도 지질 단백질(low density lipoprotein-C; LDL-C), 고밀도 지질 단백질(high density lipoprotein-C; HDL-C), 중성지방(triglyceride; TG) 등이 대표적이다. 혈중 총콜레스테롤은 200mg/dl 이하를 정상의 임상 참고치로 보고 있고, LDL-C는 130mg/dl 이하, HDL-C는 40mg/dl 이상, 중성지방은 166mg/dl 이하가 정상이다.

혈청지질이 높다고 하여 일상생활에 불편을 느끼지는 않지만, 고지혈증을 문제 삼는 것은 혈관에 침착하여 혈관을 좁게 만들어 고혈압과 동맥경화, 협심증을 유발하고 심지어는 관상동맥 등 혈관이 막혀 혈관의 경색을 일으키기 때문이다.

그러나 콜레스테롤이 부족하면 인체의 작용이 원활하게 이루어지지 않는데, 그 작용을 보면,

1) 인체를 구성하고 있는 세포막을 유지한다.

2) 각종 호르몬의 재료가 된다(부신피질 호르몬, 성호르몬 등).

3) 답즙산의 재료가 된다.

4) 비타민 D의 재료가 된다.

5) 뇌의 작용에 꼭 필요하다.

8-2. 콜레스테롤과 야누스의 얼굴

▶ **생 성**: 간, 음식 - '지단백'이란 입자로 혈관을 따라 순환

▶ **야누스의 얼굴**

- 과다: 동맥경화, 협심증, 심근경색
- 부족: 호르몬 결핍으로 우울증

※ 청소년, 성장기에는 필수적

▶ **심각한 수준**: 황색종(피부에 콜레스테롤이 쌓여 종양처럼 보임)

콜레스테롤은 간이나 음식을 통해 생성되는데, 지단백이란 입자로 혈관을 따라 순환한다. 이전에는 기름진 음식을 섭취할 수가 없어 문제였으나, 현대의 식생활이 좋아지면서 하루에 필요한 양보다 많이 섭취하게 되어 체내의 필요 이상의 지방이 흐르는 고지혈증을 유발하게 된다.

이렇듯 콜레스테롤은 야누스의 얼굴을 가지고 있다. 과다하면, 동맥경화, 협심증, 심근경색을 유발하고, 반대로 부족하면, 각종 호르몬 결핍 등으로 우울증이 생기기 쉽다. 그러나 청소년이나 성장기에는 필수적인데, 세포막의 주요 성분으로 성장기의 어린이와 청소년들에게는 꼭 필요한 성분들이고 성장이 끝난 뒤 성인에 있어서는 과다하면 문제가 생길 수 있다.

콜레스테롤의 심각한 수준을 보이는 질환을 황색종이라 하는데, 이는 피부에 콜레스테롤이 쌓여 종양처럼 보이는 경우이다. 눈꺼풀 주위, 손등, 무릎, 팔꿈치 등에 주로 생기고, 두께가 1cm 정도인 아킬레스건도 1.5~2cm로 굵어진다.

8-3. 콜레스테롤의 순환과 역할

인체를 하나의 공장이라 가정

▶ **LDL-C**: 인체 곳곳에 원료 공급(콜레스테롤) - 〉역할을 다하면 찌꺼기

- 적정 수준: 간에서 처리
- 높은 수준: 혈관에 침착 - 질환을 일으킴

▶ **HDL-C**: 콜레스테롤 찌꺼기를 소각장에 버리는 역할

인체를 하나의 공장이라 가정하고 콜레스테롤의 순환과 역할을 살펴보면, 필요한 콜레스테롤은 음식을 통해 제공받게 된다. 이러한 LDL-C는 인체의 곳곳에 원료를 공급하고 그 역할을 다하면 찌꺼기로 남게 된다. 이러한 적정 수준의 찌꺼기는 간에서 처리하지만, 찌꺼기가 높은 수준일 경우는 혈관에 침착하여 각종 질환을 일으키게 된다. 따라서 이러한 콜레스테롤을 나쁜 콜레스테롤이라 하며, 흡연과 포화지방 음식은 이러한 콜레스테롤 수치를 증가시키게 하는 원인이 된다.

그러나 우리 인체에는 나쁜 콜레스테롤만 있는 것이 아니라, 좋은 콜레스테롤도 있다. 이 콜레스테롤은 혈관 벽에 붙은 플라그나 찌꺼기들을 분해시켜 간으로 운반하여 인체 밖으로 배설하게 하는 청소부의 역할을 하므로 이 콜레스테롤의 수치가 높으면, 높을수록 좋으며 심장 질환을 예방할 수 있다. 이 HDL-C는 나쁜 콜레스테롤을 없애주는 역할을 하기 때문에 증가시키는 것이 좋은데, 이 콜레스테롤의 수치를 높이려면, 규칙적인 운동을 하고 담배를 피우지 말며, 섬유질이 많이 함유된 음식을 섭취하고 비만이 되지 않게 적정 체중을 유지하는 것이다. 또한 HDL-C는 콜레스테롤이 에너지원으로 쓰이고 남은 콜레스테롤 찌꺼기를 소각장에 버리는 역할을 한다.

8-4. 대사증후군 진단규정

▶ NCEP의 대사증후군 진단기준

① 복부기준=허리둘레 남성 102cm(동양인 90cm)
여성 88cm(동양인 80cm) 이상

② 중성지방=150mg/dl이상

③ 고밀도 콜레스테롤=남성 40mg/dl, 여성 50mg/dl 미만

④ 공복혈당=110mg/dl 이상 또는 당뇨병 치료 중

⑤ 혈압=수축기 130mmHg 이상 또는 이완기 85mmHg 이상

* 이 중 3가지 이사에 해당되면 대사증후군

NCEP ATP III Guidelines, 2001

미국 국립 콜레스테롤 교육 프로그램(NCEP)에서 대사 증후군의 진단기준을 발표하였다.

1) 먼저 복부 비만으로 허리둘레가 남자의 경우, 102㎝, 여성의 경우 88㎝ 이상(동양인 기준)

2) 중성지방 농도가 150㎎/㎗ 이상

3) 고밀도 콜레스테롤(HDL-C)이 남성의 경우 40㎎/㎗, 여성의 경우 50㎎/㎗ 미만

4) 공복 시 혈당이 110㎎/㎗ 이상이거나 당뇨병을 치료 중인 경우

5) 혈압 변화에 있어서 수축기 혈압이 130mmHg 이상이거나 이완기 혈압이 85mmHg 이상인 경우

이 5가지 중에서 3가지가 해당되면, 대사증후군이라고 말할 수 있다.

8-5. 콜레스테롤의 축적 과정

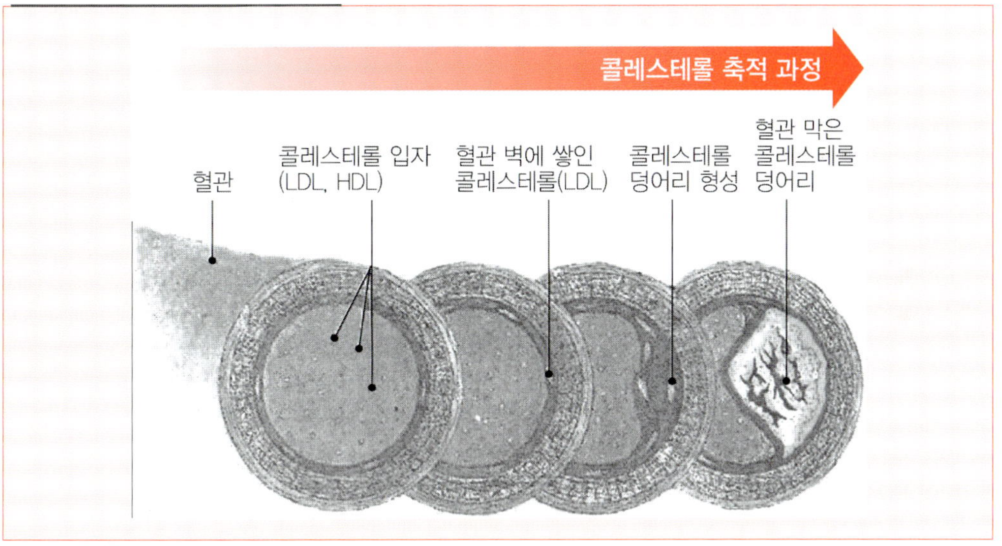

이러한 콜레스테롤의 축적 과정은 혈중에 지질 성분들(LDL-C, HDL-C 등)이 어느 정도 떠다니느냐에 따라 심각한 정도를 알 수 있다. 정상의 혈관은 콜레스테롤 입자가 없이 깨끗한 상태를 유지한다. 그러나 점점 혈관 벽에 LDL-C가 축적되고 콜레스테롤 덩어리를 형성하며, 혈관은 점점 좁아지게 된다. 그 상태가 지속되면, 콜레스테롤 덩어리가 혈관을 막게 되고 프라그가 형성되며 동맥 혈관은 경화가 시작되며, 그리고 이곳을 지나는 혈압은 빨라지게 된다.

혈중 콜레스테롤은 여러 가지 요인에 의해 변화를 보이는데, 그 이유는 첫 번째로 성별에 따라 다르다. 여성호르몬과의 관계에 따라 여성들은 갱년기 이후에 증가하는 경향이 있다. 둘째로 약물의 종류에 따라서는 상승하는 경향을 나타내는 경우가 있다. 셋째로 스트레스와 부신 피질호르몬과의 관계이다. 넷째로 식사의 영향이다. 콜레스테롤이 많이 함유된 식품의 섭취는 콜레스테롤을 증가시킨다.

2 고지혈증의 위험도 및 처방

1) 총 콜레스테롤

8-6. 총콜레스테롤의 위험도 및 처방

총콜레스테롤 (㎎/㎗)	HDL-C (㎎/㎗)	위험도	처 방
200 이하	35 이하	낮음	- 매 5년마다 재검사 실시 - 흡연 금지, 체지방 감소 - 운동량과 HDL-C 증가에 노력
200~239 이하	35 이상	경계	- LDL-C 정밀조사
200~239 이하	35 이하	경계	- 다른 위험요소와 관계 조사 - 포화지방 식이억제 - 과체중인 사람은 열량섭취 제한
200~239 (다른 심혈관 질환 위험요소가 있을 때)	모든 값	높음	- LDL-C를 낮추는 처방(식후 LDL-C가 169(㎎/㎗) 이상이면, 약물 처방) - 식사조절
240 이상	모든 값	높음	- LDL-C를 낮추는 처방(식후 LDL-C가 169(㎎/㎗) 이상이면, 약물 처방) - 식사조절

National Cholesterol Education Program Guidlines

콜레스테롤은 주로 간에서 만들어지며, 담즙으로 배설된다. 일반적으로 폐쇄성 황달일 때에는 콜레스테롤의 생산이 지나쳐 혈중 농도도 높아지고 간실질성 황달일 때에는 생산이 적어져서 혈중 농도도 떨어진다.

부신피질 호르몬 복용, 경구 피임약 복용, 알코올 섭취 시, 임신, 비만, 당뇨병일 경우 콜레스테롤이 증가한다. 그리고 갑상선 기능항진증일 때 감소한다. 총 콜레스테롤은 200㎎/㎗ 이하라도 정기적인 검사를 실시하고 흡연, 체지방 감소에 노력하여야 한다. 무엇보다 중요한 것은 칼로리가 소비되는 운동량과 HDL-C 증가에 노력하여야 한다.

콜레스테롤 이외에 다른 심혈관계 질환의 유·무에 따라서 그 위험도는 차이가 있는데, 콜레스테롤 수치가 높고 심혈관계 질환 위험도가 없는 경우는 LDL-C의 정밀조사가 필요하고, 다른 위험요소와 관계 조사하여야 하며, 포화지방의 식이를 억제하여야 한다. 그리고 과체중인 사람은 열량섭취를 제한하는 식이요법을 적용하여야 한다.

그러나 다른 심혈관계 질환 위험요소를 보유하고 있는 고콜레스테롤 자들은 LDL-C를 낮추는 처방(식후 LDL-C가 169㎎/㎗ 이상이면 약물 처방)과 식사조절이 필요하다.

2) LDL-C

8-7. LDL-C의 위험도 및 처방

LDL-C(mg/dl)	위험도	처 방
130 이하	낮음	- 매 5년마다 재검사
135~190 (심혈관 질환 위험요소가 없을 때)	경계	- 식사조절, 열량섭취 제한 - 매년 재검사
135~190 (심혈관 질환 위험요소가 있을 때)	높음	- 병력, 신체검사, 실험실 검사 - 가족력 검사를 통한 2차적 원인 파악
200~239	높음	- 병력, 신체검사, 실험실 검사 - 가족력 검사를 통한 2차적 원인 파악

National Cholesterol Education Program Guidlines

저밀도 지질 단백질(LDL-C)은 콜레스테롤 함량이 많고, 말초조직에 콜레스테롤을 운반하는 역할을 담당하고 있다. LDL-C의 증가는 HDL-C와는 반대로 고지혈증에 좋지 않은 역할을 반영한다.

LDL-C가 정상인 130㎎/㎗ 이하인 경우, 매년 정기적인 검사가 필요하다. 그리고 다른 심혈관계 질환 위험요소가 없는 경계 단계의 경우, 식사조절과 열량섭취를 제한하여야 하며, 매년 재검사를 실시하여야 한다.

그리고 위험도가 높은 단계의 경우, 개인 병력과 신체검사, 그리고 실험실 검사를 실시하여야 하며, 가족력 검사를 통한 2차적 원인을 파악하여야 한다.

3) HDL-C

8-8. HDL-C의 지표

	매우 약함	약함	보통	좋음	아주 좋음
HDL-C (㎎/㎗)	37	40	41.5	44.5	49.3

Cooper(1982)

고밀도 지질 단백질(HDL-C)은 지단백의 대사를 조절하며, 말초조직에서 간장으로 콜레스테롤을 운반한다. HDL-C는 그 혈중 농도를 높일 수만 있다면, 관상동맥 경화증을 비롯한 각종 동맥경화증을 예방할 수 있는 인자이다. HDL-C를 감소시키는 요인으로는 흡연, 고혈압, 비만, 긴장 등이 있다.

HDL-C는 건강의 지표로 잘 알려져 있는데, 다른 지질에 비해 높으면 건강에 좋은 역할을 하는 지단백질이다. 37㎎/㎗ 이하는 매우 약하고, 40㎎/㎗까지는 약한 단계이며, 41.5㎎/㎗까지는 보통, 44.5㎎/㎗까지는 좋은 단계, 그리고 49.3㎎/㎗ 이상은 HDL-C가 매우 좋은 단계로 분류하고 있다.

이 HDL-C는 음식 섭취보다는 운동을 통해 증가할 수 있는데, 체력이 좋은 사람이나 규칙적인 운동을 하는 사람들은 비 활동자에 비해 HDL-C가 높다는 보고가 있다. 또한 활발한 신체활동 그 자체가 총 콜레스테롤이나 LDL-C을 낮춘다는 보고를 하고 있다. 따라서 HDL-C를 높이기 위해서는 규칙적인 운동, 금연, 비만해소, 야채를 충분히 섭취, 알코올을 1일에 와인 1잔 이상은 마시지 말고, 당뇨병을 개선한다.

4) 중성지방

8-9. 중성지방의 위험도 및 처방

중성지방(㎎/㎗)	위험도	처 방
200 이하	낮음	- 체중감소를 위한 열량 섭취 제한 - 포화지방, 콜레스테롤 섭취량 감소 - 규칙적인 운동 실시 - 소량의 알코올도 섭취하지 말 것
200~400	경계	
400~1,000	높음	
1,000 이상	매우 높음	

중성지방은 인체 에너지원으로서 중요한 역할을 하며, 피하지방의 주된 성분이고, 대부분은 음식물로써 섭취되어 장관에서 흡수된다. 이것들은 주로 간장과 피하조직에 저장된다. 지방조직에 저장된 중성지방은 당이 에너지원으로 부족할 때 글리세롤로 분해되어 혈중에 방출하게 된다. 당질(설탕, 과당, 알코올 등)을 지나치게 많이 섭취했을 때 간 안에서 만들어진다.

중성지방은 식사량과 관련이 깊은데, 식사에 주의하고 체중감소를 위한 열량 섭취를 제한하며 포화지방과 콜레스테롤 음식의 섭취량을 감소하여야 한다. 제일 중요한 사항은 규칙적인 운동을 실시하여야만 한다. 그리고 알코올 섭취와 중성지방은 관련이 높은데, 소량의 알코올도 섭취하지 않는 것이 좋다.

3 동맥경화증

8-10. 동맥경화증의 정의

▶ 동맥경화증이란?

동맥 내벽에 손상이 생겨 이곳을 통하여 동맥 내벽에 콜레스테롤 등 지방질 축적, 섬유 세포나 평활근의 비대, 석회화 등이 일어나 동맥 내경이 좁아지거나, 동맥 탄력성이 소실되고 약화되어 주요 장기에 혈액 공급이 저해되거나 동맥 파열, 박리 등이 일어나는 증상을 말한다.

(DeFronzo, 1991).

동맥경화증은 동맥 내벽에 손상이 생겨 이곳을 통하여 동맥 내벽에 콜레스테롤 등 지방질 축적, 섬유 세포나 평활근의 비대, 석회화 등이 일어나 동맥 내경이 좁아지거나, 동맥 탄력성이 소실되고 약화되어 주요 장기에 혈액 공급이 저해되거나 동맥 파열, 박리 등이 일어나는 증상을 말한다.

고지혈증이 진행되면 동맥경화로 이어지는데, 아직 확실치는 않지만 주로 혈액 내의 혈소판과 콜레스테롤이 침전되어 단단한 덩어리를 형성하는 과정이라고 하며, 이 과정을 차단하는 것이 동맥경화를 예방하는 길이지만, 어떤 한 가지 방법만이 예방의 지름길이라고 말할 수 없다.

동맥경화가 나타난 부위가 뇌인 경우는 뇌졸중이 발생할 위험이 심장인 경우에는 협심증과 심근경색, 관상동맥 질환이 발생할 위험이 많으며 다리인 경우에는 손발 저림, 보행 장애, 하지 괴저가 나타날 위험이 높을 뿐만 아니라 당뇨병의 합병증도 악화되기 쉽다. 따라서 인체의 동맥은 잠시도 쉬지 않고 혈액을 공급해야 하는 중요한 일을 맡고 있는 심장에 대해 계속 일을 할 수 있도록 신선한 혈액을 공급하는 관상동맥이 막혀 버리면 심근경색이 발생, 심각한 결과를 초래할 수 있다.

8-11. Syndrome X

- ▶ **합병증:** 고인슐린 혈증, 고혈압, 고중성지방증, 비만 등 관상동맥 질환
- ▶ Syndrome X, 죽음의 4 중주
- ▶ **심혈관계 사망률:** 31%

(DeFronzo, 1991; Kaplan, 1989; Carey, 1997).

따라서 모든 성인병이 마찬가지로 합병증이 무서운데, 고인슐린혈증, 고혈압, 고중성지방증, 비만 등 관상동맥 질환이 함께 왔을 때, 그 위험성은 배가된다. 그러므로 이러한 합병증을 "Syndrome X", "죽음의 4중주"라는 무시무시한 말을 쓰고 있다. 그만큼 통증이나 증상이 없이 진전되는 것이 특징이기 때문이다. 따라서 고지혈증으로 인한 심혈관계 사망률이 31%라는 보고를 보듯이 고지혈증으로 진전이 되지 않게 영양과 운동요법을 철저히 실시하여야만 한다.

8-12. 협심증과 심근경색

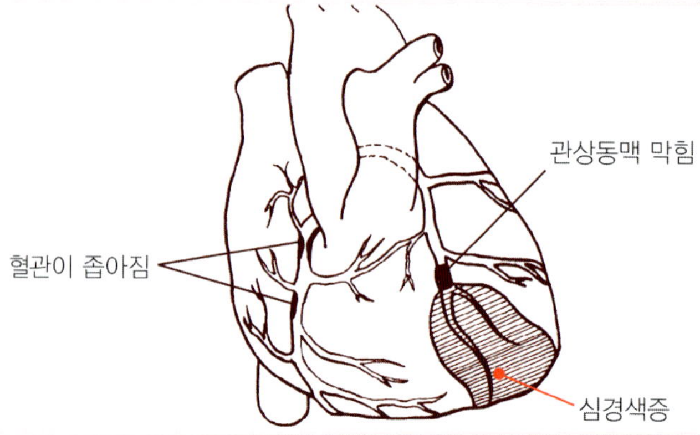

이러한 고지혈증이 관상동맥에 지질이 침전되면, 사망에까지 이를 수 있는데, 관상동맥의 혈관이 좁아지면 협심증이 오게 되고 완전히 관상동맥이 막히면 심근경색이 오게 된다.

이러한 고지혈증은 심혈관계 질환의 위험요소로 존재하기 때문에 정기적으로 육체적인 활동이 동맥경화에 의한 심장병이 감소한다는 결과들이 나오고 있다. 이러한 운동의 효과는 심장의 수축력이 증가하고 그 크기도 약간 증대된다고 한다. 또한, 심장에 혈액을 공급하는 관상동맥이 좁아진 사람에게는 필요한 산소를 공급하기 위해 관상동맥 간의 혈액 교류가 많아지게 되고 말초 혈관의 협착이 있는 환자들도 같은 운동의 효과를 볼 수 있다.

운동에 의한 혈중 콜레스테롤의 감소와 동맥경화의 예방인자인 HDL-C의 증가가 동맥경화 치료에 도움이 되는 것은 운동 자체의 효과라기보다는 운동을 통한 비만의 개선, 금연, 금주 등 복합적인 노력이 있기 때문이다.

4 고지혈증과 영양

8-13. 콜레스테롤이 많이 함유된 식품

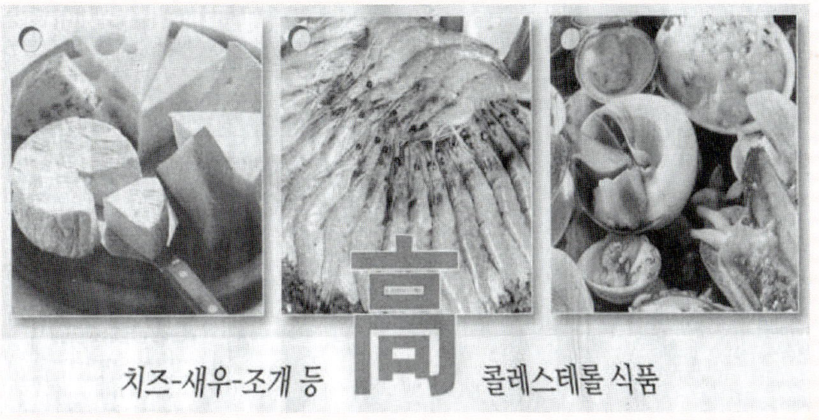

동맥경화증을 치료하기 위해서는 금연을 해야 하고, 혈액 내의 콜레스테롤 수치를 낮추어야 하며, 고혈압이나 당뇨가 있으면 반드시 치료해야 한다. 무엇보다 중요한 것은 콜레스테롤이 많이 함유된 식품의 섭취를 줄이고, 규칙적인 운동을 통하여 표준체중을 유지하는 일이 중요하다.

콜레스테롤이 많이 함유된 식품으로는 치즈, 새우, 조개 등을 들 수 있는데, 이외에 황란에 많이 함유되어 있고, 오징어에도 콜레스테롤이 많이 함유되어 있으나, 타우린이라는 좋은 성분이 많이 함유되어 있어 무방하다는 보고도 있다.

미국 심장학회에서 콜레스테롤을 감소시키는 10대 식품을 발표하였는데, 표고버섯(레티난), 호두(오메가-3 지방산), 콩(효소), 블루베리, 연어(오메가-3 지방산), 마늘(알리신), 아보카도, 사과(프로시아니딘), 검은콩(식이섬유), 녹색 잎채소가 효과적이라고 하였다.

8-14. 주요 식품 100g에 함유되어 있는 콜레스테롤

식 품	콜레스테롤 (㎎)	식 품	콜레스테롤 (㎎)	식 품	콜레스테롤 (㎎)
버터	210	굴(날 것)	64	양고기	93
마가린(식물성)	0~2	모시조개	54	돼지(대퇴)	68
붕장어	111	오징어(날 것)	312	(안심)	79
정어리(날 것)	82	새우(대하)	183	(상치 살)	74
가다랭이(날 것)	53	게	80	햄(로스햄)	74
연어(날 것)	73	낙지	66	베이컨	110
꽁치(날 것)	108	소(어깨 살)	90	소시지(돼지)	55
참돔	82	(허리 살)	77	달걀(전체)	428
청어(날 것)	85	(간)	277	(노른자)	1,130
넙치	61	닭(닭고기)	131	우유(보통 유)	11
다랑어(날 것)	46	(영계)	93	(탈지 유)	16
모시조개(날 것)	36	(가슴살)	54	치즈(가공)	80
전복(날 것)	91	말고기	73	(크림)	124

8-15. 콜레스테롤과 포화지방

- **2세 이하:** 콜레스테롤 음식 섭취를 제한하지 않음
- **콜레스테롤이 증가되는 시기:** 사춘기 이후
- **콜레스테롤 ↑ + 포화 지방산 ↑:** 문제
- **콜레스테롤:** 음식섭취-HDL, LDL로 나뉨
  - HDL-C 증가: 운동, 하루 1~2잔의 술, 불포화 지방산
  - HDL-C 감소: 담배, 동물성 지방, 계란 1개(200㎎) - 1일 2개 이상 금물

콜레스테롤 섭취와 관련하여 2세 이하는 콜레스테롤 음식 섭취를 제한하지 않고, 콜레스테롤이 증가되지 않는 시기인 사춘기 이전에는 새우, 조개, 오징어 등 해산물, 치즈, 버터 등 낙농제품, 돼지고기와 소고기, 간 등 육류 등의 식품은 큰 문제가 없다고 한다. 이 시기는 성장과 관련이 깊기 때문에 콜레스테롤 함량이 높더라도 영양이 풍부한 음식을 적극 권한다. 그러나 콜레스테롤이 증가되는 시기인 사춘기 이후부터는 체중의 증가와 관련되므로 조절을 하여야 한다.

음식과 지질에 있어서 가장 큰 문제는 콜레스테롤이 높은 음식과 포화 지방산이 높은 식품을 복합적으로 섭취하였을 때, 혈중 콜레스테롤이 증가된다. 현재 시중에서 판매하고 있는 음식 중에 오징어와 삼겹살을 함께 먹을 수 있는 음식이 여기에 포함되지 않을까 생각한다.

이러한 콜레스테롤은 몸에 좋은 콜레스테롤과 몸에 나쁜 콜레스테롤로 나누어 섭취하면 좋지 않을까 생각하지만, 음식 섭취 시 좋은 것만 골라서 섭취할 수는 없고, 섭취 후에 몸속에 들어간 뒤에 HDL-C와 LDL-C로 나누어지게 된다.

우리 몸에 좋은 HDL-C를 증가시키기 위해서는 무엇보다 운동이 최고이며, 하루 1-2잔의 술이나 불포화 지방산의 음식이 도움이 된다. 그러나 HDL-C를 감소시키는 것으로는 담배, 동물성 지방, 계란을 들 수 있다. 이 중에 계란은 1개당 200mg의 콜레스테롤이 함유되어 있으므로 1일에 2개 이상은 섭취하지 않는 것이 좋다.

8-16. 아침식사 YES, NO

아침식사(YES)	아침식사(NO)
ㅁ 오전 활동에 필요한 에너지 보충 ㅁ 학습 업무능력 향상 ㅁ 변비 예방 ㅁ 어린이, 청소년 성장에 도움 ㅁ 다이어트에 도움 ㅁ 당뇨, 심장, 뇌졸중 등 성인병 예방 ㅁ 집중력, 사고력 향상	ㅁ 소식이 장수의 비결 ㅁ 단식의 건강증진 효과를 얻을 수 있음 ㅁ 아침엔 소화효소가 잘 분비되지 않음 ㅁ 아침은 배설의 시간 ㅁ 아침을 먹으면, 독소완전 배설 불가능 ㅁ 체중감량 ㅁ 혈압, 콜레스테롤, 혈당 정상화 ㅁ 호르몬 분비

요즘 아침식사의 찬반론이 대두되고 있다. 아침식사를 했을 때의 장·단점과 아침식사를 하지 않았을 때의 장·단점 등, 논쟁이 되고 있다.

아침식사를 찬성하는 사람들은 아래 7가지의 장점을 들고 있다.

1) 오전 활동에 필요한 에너지를 보충한다. 잠자리에 소모된 열량을 보충한다는 것이다. 빈속(fast)을 깨드리는(break) 것이 아침식사(breakfast)이다.

2) 학습과 업무능력이 향상된다. 공부를 하거나 업무를 수행할 때 두뇌 회전력을 높이기 위해서는 에너지원인 포도당을 충분히 공급되어야 한다.

3) 변비를 예방한다. 장의 연동운동을 도와준다.

4) 어린이와 청소년의 성장에 도움이 된다.

5) 다이어트에 도움이 된다. 비만 예방에 도움이 되는데, 아침을 거르면, 점심과 저녁을 더 많이 먹게 된다.

6) 당뇨, 심장, 뇌졸중 등 성인병 예방에 도움이 된다. 뇌졸중, 심장마비는 오전 6~10시에 가장 발병 빈도가 높기 때문에 아침을 거르면 혈소판이 증가한다.

7) 집중력, 사고력이 향상된다

아침식사를 반대하는 사람들은 아래 8가지의 장점을 들고 있다.

1) 소식이 장수의 비결이다. 소식이 원숭이와 쥐의 수명을 30% 이상 늘렸다고 한다.

2) 단식으로 건강증진 효과를 얻을 수 있다.

3) 아침엔 소화효소가 잘 분비되지 않는다.

4) 아침은 배설의 시간이다. 전날 몸에 쌓인 각종 독소를 아침에 쓸어내야 한다.

5) 아침을 먹으면, 몸속 독소가 완전히 배설하지 못한다.

6) 체중감량을 할 수 있다.

7) 혈압, 콜레스테롤, 혈당이 정상화된다.

8) 엔돌핀 등 호르몬 분비가 잘된다.

그러나 아침을 먹지 않는 사람들은 수분만은 꼭 섭취해주어야 한다. 즐겨 마시는 차나 물을 1컵 정도 마시는 것이 좋다.

5 운동처방

운동은 총 콜레스테롤 및 LDL-C의 양을 줄여주고 HDL-C를 증가시키는 기능이 있음은 일반적으로 받아들여지고 있다. 이때의 운동은 정적인 운동보다는 칼로리가 소비되는 동적인 운동이 효과적이다.

8-17. 운동 전, 후 콜레스테롤과 HDL-C의 변화

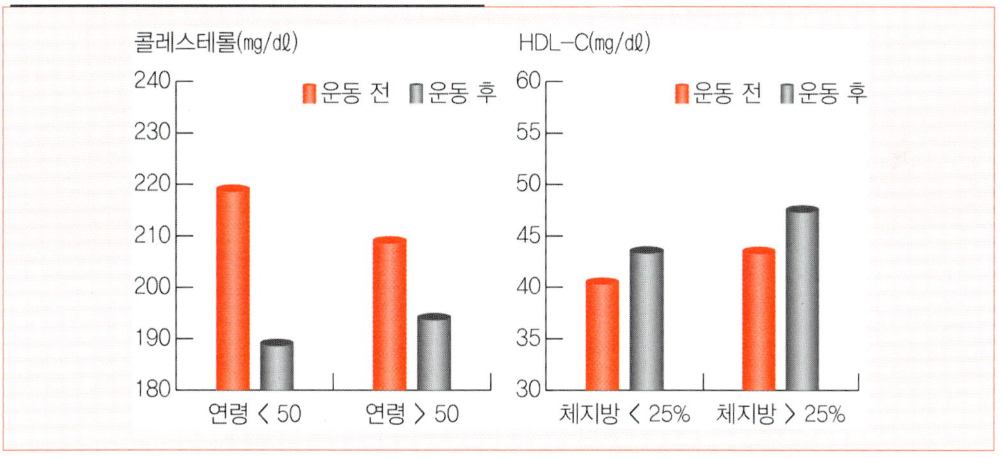

실제로 하루에 운동은 3km씩 일주일에 약 20km의 속보를 통해 총 콜레스테롤 및 LDL-C가 15% 정도 감소하고, HDL-C는 15% 정도 증가하였다는 보고가 있다.

그러나 혈청지질과 연령, 체지방량에 따라서 운동 후에 효과가 다르게 나타나는 것으로 알 수 있는데, 연령이 50세 이상과 50세 미만인 사람들을 운동에 참여시켰더니, 초기 콜레스테롤 농도가 낮은 50세 이상인 사람의 경우, 그 감소량이 50세 이전의 사람들보다 낮았다고 하였다.

그리고 운동을 하면 우리 몸에 이로운 HDL-C의 경우, 체지방률에 따라 HDL-C 수준을 증가시키는데도 차이를 보였는데, 체지방 25% 이상인 사람이 25% 이하인 사람에 비해 HDL-C 증가율이 떨어지는 것을 볼 수 있었다.

따라서 연령별, 체지방 수준에 따른 콜레스테롤과 HDL-C의 관계는 같은 프로그램에 참여해도 연령이 높으면, 콜레스테롤 감소율이 떨어지고 체지방 수준이 높으면, HDL-C 수준의 증가가 떨어지는 것을 알 수 있다.

8-18. 고지혈증의 운동처방

- 운동거리와 소비된 칼로리를 이용하여 주당 총 운동량으로 처방
- 주당 걷거나 달린 거리가 10~15마일 이상
  - 주당 16~24km(1일 2.6~4.0km)
- 주당 에너지 소비량이 1,500kcal 이상

운동처방은 모든 검사를 실시한 후 시행되어야 하는데, 특히 혈청지질 검사와 운동부하 검사를 실시한 후, 운동거리와 소비된 칼로리를 이용하여 주당 총 운동량으로 처방하여야 한다. 주당 걷거나 달린 거리가 10~15마일 이상, 즉 주당 16~24km(1일 2.6~4.0km)이어야 한다는 것이다. 따라서 주당 에너지 소비량이 1,500kcal 이상은 되어야 고지혈증을 줄이는 데 효과가 있다.

고지혈증 예방과 치료를 위한 운동의 효과를 높이기 위해서 다음과 같은 사항에 유의하여야 한다.

1) 걷기, 조깅, 수영 같은 전신 지구성 운동을 실시하여야 효과가 크다.

2) 운동 강도는 최대 산소 섭취량의 약 50~70% 정도의 다소 높은 강도로 실시하는 것이 효과적이다. 고지혈증의 운동요법은 운동량보다 강도 쪽이 효과 면에서 중요하다.

3) 1회의 운동시간은 최저 30분 이상이어야 한다. 그렇지만 혈중 콜레스테롤 수치가 높고 고혈압 등 합병증이 있는 사람이나 허약한 사람은 최대 산소 섭취량의 50%를 넘지 않는 강도로 운동을 실시하여야 안전하게 운동효과를 높일 수 있다.

4) 적절한 운동 빈도는 주당 3~4회가 적당하다. 운동에 의한 고지혈증의 개선 효과는 운동 중지 후 며칠이 지나면 다시 본래의 상태로 회복되기 때문에 개선된 수치를 유지, 증진시키기 위해서는 최소한 3~4일/주 이상 실시하여야 한다.

5) 운동효과가 뚜렷하게 나타나는 데 필요한 운동기간은 약 6~10주 이상 소요된다.

6 알코올

1) 알코올의 개요

8-19. 알코올의 개요

- 에틸알코올(ethyl alcohol), 에탄올(ethanol)
- 과일, 곡류를 발효시킴으로써 생성되는 일종의 화학물질
- 무색(無色)의 가연성 액체로 열량을 내는 물질 – 영양분이 없기 때문에 이를 텅 빈 에너지
- **포도주**: 당질, 붉은 색 포도주는 철분 함유. 독주는 알코올 이외에 영양소는 거의 없다.

주로 술에 들어 있는 알코올은 화학적 용어로는 에틸알코올(ethyl alcohol) 또는 에탄올(ethanol)이라 한다. 알코올은 과일, 곡류를 발효시킴으로써 생성되는 일종의 화학물질이다. 알코올은 탄소, 수소, 수산기로 이루어진 화학물질로 화학식은 CH3CH2OH로 표시되고 무색(無色)의 가연성 액체로 열량을 내는 물질이다. 따라서 식품으로 분류되기도 하나, 몇 종류의 술을 제외하고 영양분이 없기 때문에 이를 텅 빈 에너지라고도 한다. 맥주의 경우, 알코올 이외에 소량의 당질과 단백질이 들어 있고, 포도주에는 당질이 들어 있으며, 붉은색 포도주는 철분을 함유하고 있다. 독주는 알코올 이외에 영양소는 거의 없다.

알코올은 위벽 점막을 통해 흡수가 빨리 되는 편이지만, 전체 섭취 알코올 중 약 20% 정도만 흡수되고 나머지는 소장에서 흡수된다. 소화기관에서 흡수된 알코올은 혈액을 통해서 간으로 가고 다시 대정맥을 통해 심장으로 가서 신체 각 조직으로 퍼지게 된다. 알코올이 혈액 속에 흡수되는 시간은 짧지만 혈액 속에 흡수된 알코올이 분해되는 데는 상당한 시간이 걸린다. 흡수된 알코올은 복잡한 산화과정을 거쳐 물과 이산화탄소로 분해된다.

8-20. 음주에 대처하는 방법

▶ **술은 백약의 으뜸**: 적당한 술
- 스트레스 해소
- 정신적 피로 회복
- 숙면

▶ **매일 음주**: 방법에 따라 독물

▶ **음주의 대처방법**
- 술은 간장으로 마시는 것이 아니라, 머리로 마시고, 취하면 바로 그만 마신다.

건강에 해가 되는지는 음주량이 좌우한다. "술은 백약의 으뜸(적당한 술은 몸에 좋다.)"이라 하듯이 적당한 술은 스트레스 해소, 정신적 피로 회복, 숙면에 효과가 있다. 하지만, 매일 마시는 술은 마시는 방법에 따라 독물도 된다는 것이다. 따라서 음주의 대처방법은 "술은 간장으로 마시는 것이 아니라, 머리로 마시고, 취하면 바로 그만 마신다."는 말과 같이 이러한 방법은 술에 빠지지 않는 요령이 될 수 있다.

8-21. 음주량과 질환

▶ **음주량과 중성지방**

▶ **음주량과 γ-GPT**

▶ **과음에 주의**
- 포도주 1병: 13도 700㎖(1잔 150㎖)
- 소주 1병: 25도 360㎖(1잔 40㎖)
- 맥주 큰 병 1병: 4.5도 600㎖
- 위스키 1병: 40도 700㎖(1wks 35㎖)

과음은 간장병, 당뇨병, 심장병, 위궤양, 동맥경화, 혈압 등 여러 가지 질병과 관련이 깊다. 따라서 과음에 주의하고 적정량을 마셔야 한다.

음주량과 중성지방의 관계에서 소주 2병 반 이하로 마셨을 때와 소주 2병 반 이상을 마셨을 때, 이상이 없는 경우는 소주 2병 반 미만이 82.9%, 소주 2병 이상은 68.6%였고, 변화가 있어도 걱정이 없는 경우는 소주 2병 반 미만이 13.8%, 소주 2병 이상은 13.1%였으며, 일상생활에 주의하고 정기적인 검사가 필요한 경우는 소주 2병 반 미만이 3.1%, 소주 2병 이상은 17.7%였다. 그리고 치료가 필요한 경우는 소주 2병 반 미만이 0.2%, 소주 2병 이상은 0.6%였다.

음주량과 γ-GPT의 관계에서 소주 2병 반 이하로 마셨을 때와 소주 2병 반 이상을 마셨을 때, 이상이 없는 경우는 소주 2병 반 미만이 89.7%, 소주 2병 이상은 79.8%였고, 변화가 있어도 걱정이 없는 경우는 소주 2병 반 미만이 7.1%, 소주 2병 이상은 10.4%였으며, 일상생활에 주의하고 정기적인 검사가 필요한 경우는 소주 2병 반 미만이 3.2%, 소주 2병 이상은 9.8%였다.

각 알코올의 종류와 알코올 도수, 1잔의 양을 알아보면, 다음과 같다.

- 포도주 1병: 13도 700㎖(1잔 150㎖)
- 소주 1병: 25도 360㎖(1잔 40㎖)
- 맥주 큰 병 1병: 4.5도 600㎖
- 위스키 1병: 40도 700㎖(1wks 35㎖)

2) 알코올과 질환

알코올 섭취에 의한 부작용은 소화기계 및 면역계에 미치는 영향 이외에도 알코올의 섭취로 인해 나타나는 부작용들이 많다. 이런 영향들의 일부가 고혈압, 뇌졸중, 심장병, 중성지방 증가, 성기능 장애, 저혈당, 비타민 및 무기질 결핍, 만성피로, 케톤산혈증, 골다공증, 통풍, 체중조절의 어려움, 빈혈 등의 부작용이 나타난다.

8-22. 음주와 뇌기능

▶ 중추신경계를 직접 작용하는 억제제

○ 뇌의 전두엽 부분을 기능을 약화 - 헤마

- 자기비판이나 판단력을 약화
- 편안한 감정, 억압받고 있던 생각이나 느낌 표출

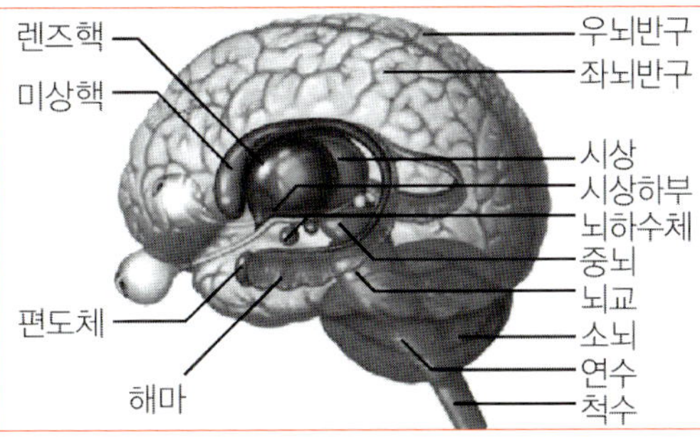

알코올은 중추신경계에 영향을 끼치게 되는데, 판단력, 예지력, 도덕적 추론을 감소시킨다. 말초 신경병증과 대뇌위축, 소뇌의 퇴화를 가져오며, 각종 사고와 정신병, 신체적 의존성, 살인, 자살, 경련들을 유발할 수 있다.

최근 미국 사우스캐롤라이나 의대 연구팀이 시행한 고도의 뇌 영상기법 덕분에 만성적인 음주가 뇌를 어떻게 변화시키는지가 상당 부분 밝혀졌다. 알코올은 처음에는 쾌락중추를 흥분시킨다. 그러나 장기간 과음하면 주의력, 판단력과 관련된 뇌 부위에 새로운 신경회로가 만들어진다. 과학자들은 이 새로운 신경회로가 음주를 '강박행동'으로 전환시킨다고 생각한다.

(1) **측중격핵**(Nucleus accumbens)

알코올이 혈액 속으로 들어오면 가장 먼저 이곳으로 향하게 된다. 뇌의 가장 원시적인 부위이며 배고픔, 갈증, 성욕의 만족을 추구하는 부위다. 알코올은 쾌락을 유발한다. 그리고 인간은 쾌락을 제공하는 행동을 반복하는 경향이 있다.

(2) **전두엽**(Frontal cortex)

세상에 대한 학습, 판단, 충동조절 등을 담당하는 부위다. 수년에 걸쳐 음주하면 쾌락의 짜릿한 자극이 케케묵은 낡은 것이 되어버리지만, 전두엽은 쾌락의 경험을 하나의 기억으로 입력시킨다.

(3) **기저핵**(Basal ganglia)

운동, 반복적 업무 수행, 강박행동 등과 관련된 부위다. 금주하고 싶은 소망에도 불구하고 강박적인 음주를 지속하게 되는 것은 이 신경경로(강박신경증을 일으키는 것과 동일)에 문제가 있을 것이라고 생각하는 과학자들도 있다.

(4) **편도체**(Amygdala)

신체가 스트레스에 반응하는 것을 돕는 부위다. 알코올이 주는 스트레스 해소 효과 때문에 시작되는 알코올 중독도 있다. 그러나 지속적인 알코올 남용은 입력된 기억과 강박적 음주의 경과를 밟을 수 있다.

8-23. 심혈관계 질환과 Red 와인

▶ Red 와인
- 심혈관계 질환과 치매 감소: 노화 방지
- 하루 남성 2잔, 여성 1잔 이하

▶ **고혈압, 면역기능, 위장 및 소화기계, 간 기능 등에는 좋지 않음**

와인 애호가들이 늘어남에 따라 와인이 우리 건강에 미치는 영향에 대해서도 관심이 높아지고 있다. 와인은 소주, 위스키와 달리 알코올 함량(8~13도)이 비교적 낮기 때문에 특히, 고령자들에게 적절한 술이란 의견이 많다.

하버드대는 10만 명을 대상으로 수년간 연구한 결과 '건강한 생활방식을 위한 5가지 요소'를 발표한 바 있다. 첫째, 비만을 피하라. 둘째, 건강한 식사를 하라. 셋째, 지속적으로 활기찬 운동을 하라. 넷째는 금연을 하라. 다섯째는 하루에 1잔 반 또는 2잔의 적절한 음주를 하라는 내용이다.

특히 와인과 관련하여 마지막 다섯 번째 내용을 주목할 필요가 있다. 우선 와인과 건강에 관한 중요한 대 전제는 남성의 경우 하루 2잔 이하, 여성의 경우는 1잔 이하의 와인을 소모할 때에만 와인이 건강에 도움이 된다는 점이다. 여성의 경우에는 남성보다 근육 양이 적고, 알코올을 분해하는 중요한 효소가 부족하기 때문에 남성보다 적은 양을 섭취해야 한다.

특히 와인은 음식과 더불어 마시는 것이 바람직하다. 와인이 음식에 함유된 항산화제의 체내흡수에 영향을 주며, 지방 대사를 효율적으로 하도록 하기 때문이다. 또 지금까지 밝혀진 질환과의 관계를 보면, 첫째로 적절한 양의 와인을 마실 경우, 와인은 심혈관계 질환의 발생을 30~50%까지 줄여 준다고 한다. 이는 와인이 혈액 내에서 지방을 흡수하여 간으로 보내 대사 작용을 시키게 하는 HDL-C를 높이기 때문으로 해석된다. 적절한 와인 섭취는 당뇨가 발생할 위험성도 33~56% 정도 낮추어 준다고 보고하고 있다. 그밖에 알츠하이머병이나 치매, 암에 걸릴 확률을 낮추어 준다고 보고하고 있다.

이는 노인들이 흔히 느끼는 소외감, 허무감, 공포감 등 심리적 스트레스를 진정하는 효과가 있을 뿐만 아니라, 노인성 불면증을 완화시키는 작용을 한다. 또한, 와인은 침샘을 자극하여 침의 생성을 촉진하고 식욕 또한 촉진하여 영양 부족을 막아준다.

그러나 '침묵의 살인자'라고 일컬어지는 고혈압, 술을 해독하는 간 등에는 악영향을 미칠 수 있다. 한국인 사망원인 5위 중 3가지가 고혈압 관련 질환이고, 성인 4명 중에 1명은 고혈압자로 추정되고 있다. 이는 짜고 자극적인 식생활, 스트레스, 고령화 사회 등 최고 위험 국가임에도 불구하고 위기의식이 부족하다.

음주가 가장 크게 영향을 미치는 것은 소화기계일 것이다. 간경변, 식도 정맥류, 위 - 식도 역류 질환, 알코올성 간염, 급성 췌장염, 만성 췌장염, 위염, 소화성 궤양 등이 있다.

3) 알코올 농도와 취기와의 관계

8-24. 알코올 농도와 취기와의 관계

	농도 (%)	주 량		취 기 상 태	
상쾌기	0.02 ~ 0.04	포도주 소주 맥주 큰 병 위스키(싱글)	1잔반 이하 3잔 이하 1병 이하 2잔 이하	- 기분이 상쾌하다. - 피부가 빨개진다. - 기분이 좋아진다. - 판단력이 약간 흐려짐	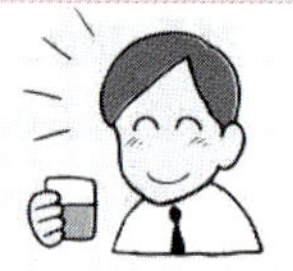
취한 초기	0.05 ~ 0.10	포도주 소주 맥주 큰 병 위스키(싱글)	1잔반~3잔 3~5잔 1~2병 2~5잔	- 거나하게 취한 기분 - 손동작이 활발해진다. - 억제가 불가능하다. - 체온상승, 맥박 증가	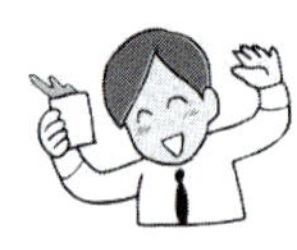
취한 절정기	0.11 ~ 0.15	포도주 소주 맥주 큰 병 위스키(싱글)	1병 1병 3병 반 6~7잔	- 큰 소리로 떠든다. - 화를 잘 낸다. - 잘 서지 못하고 휘청거린다.	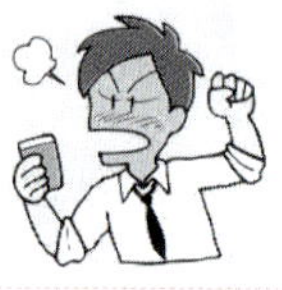
주정기	0.16 ~ 0.30	포도주 소주 맥주 큰 병 위스키(더블)	1병 반 1병 반 5~6병 5잔	- 술에 취해 비틀거림 (갈 짓 자로 걸음) - 몇 번이나 똑같은 말을 반복해서 한다. - 호흡이 빨라진다. - 구역질, 구토	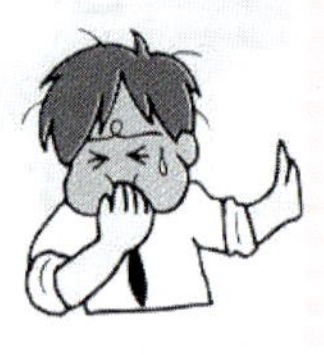
이치기	0.31 ~ 0.40	포도주 소주 맥주 큰 병 위스키(버틀)	3병 3병 10병 1병	- 똑바로 서지 못한다. - 의식이 혼탁해진다. - 횡설수설 함	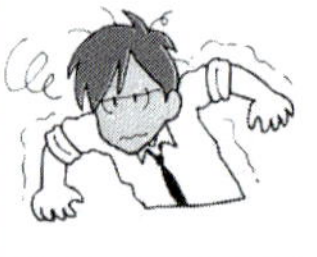
혼수기	0.41 ~ 0.50	포도주 소주 위스키(버틀)	3병 이상 3병 이상 1병 이상	- 흔들어 깨워도 못 일어난다. - 대소변을 무의식중에 싼다. - 호흡은 천천히 하고 깊다. - 사망가능	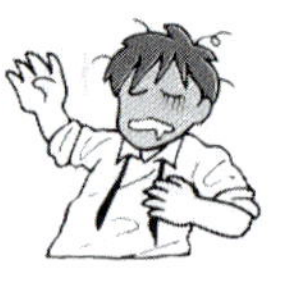

4) 알코올의 적정량

8-25. 알코올 적정량 및 알코올 소실 시간

▶ 하루 알코올 적정량	▶ 음주량과 혈중 알코올 소실 시간
-맥주: 큰 병 1병 -와인: 1잔 반 -소주: 3잔 -위스키:: 싱글 2잔 ▶ 20~23g 알코올 함유 ▶ 체중 1㎏당 1시간에 0.1~0.15g의 알코올 분해 (50㎏: 4~5시간)	-맥주 1병 ⇒ 4시간 -맥주 2병 ⇒ 8시간 -맥주 3병 ⇒ 12시간 -맥주 4병 ⇒ 16시간

알코올의 하루 적정량은 어느 정도일까? 맥주는 큰 병 1병, 와인은 1잔 반, 소주는 3잔, 위스키는 싱글로 2잔이 적당한데, 여기에는 20~23g의 알코올이 함유되어 있다. 그러나 사람들은 체중에 따라 알코올 분해 능력이 다르게 나타나는데, 체중 1㎏당 1시간에 0.1~0.15g의 알코올을 분해하기 때문이다. 체중이 50㎏인 사람은 맥주 큰 병 1병을 분해하는 데 4~5시간이 필요하다. 생활습관병을 예방하기 위해서는 술을 적당히 마시는 것이 좋다.

음주량과 혈중 알코올 소실 시간은 맥주 1병이 4시간, 맥주 2병이 8시간, 맥주 3병이 12시간, 맥주 4병이 16시간 걸린다.

그렇지만 적당량의 음주를 했을 때, 그 피해는 심각하게 나타날 수도 있는데, 16세에서 40세의 젊은 성인이 1주일에 2~3차례 알코올 40g을 마시면 24시간 내에 뇌졸중에 걸릴 위험률이 심각하게 증가한다고 한다.

쥐 실험을 통해 알코올이 암을 증가시킨다고 하였는데, 낮은 농도의 알코올을 투입한 집단에서는 섭취하지 않은 집단에 비해 약 2배 이상 발병비율이 높았고, 높은 농도로 알코올을 투여한 집단에서는 통제 집단에 비해 8배나 증가하였다고 하였다.

결론적으로 알코올이 암이나 여러 질환에 끼치는 해로운 영향은 매우 얕잡아 평가되는 듯하다.

8-26. 술을 잘 마시는 요령

- ▶ 적정량을 지키자.
- ▶ 간이 쉴 수 있게 하자.
  - 1주일에 2일은 술을 마시지 말자(3일 연속 술을 마시지 말자).
- ▶ 안주를 먹으면서 천천히 시간을 갖고 마시자.
  - 단백질이나 비타민이 많은 음식(O), 맵고 짠 음식, 동물성 지방(X)
- ▶ 독한 술은 찬물이나 끓인 물과 섞어 마시자.
- ▶ 공복 시에 마시는 것은 피하자.

술을 잘 마시는 요령은 먼저, 적정량을 지키자. 간이 쉴 수 있게 하여야 하는데, 1주일에 2일은 술을 마시지 말고 3일 연속 술을 마시지 말자.

안주를 먹으면서 천천히 시간을 가지고 마시자. 단백질이나 비타민이 많은 음식을 섭취하고, 맵고 짠 음식이나 동물성 지방은 자제하자.

독한 술은 물이나 얼음에 희석시켜 마시자.

공복 시에 마시는 것은 피하자.

따라서 WHO에서는 "술은 안 된다"는 입장을 표명하고 있다.

1. 음주는 세계에서 가장 심각한 건강 문제 중의 하나이다.

2. 음주는 소수의 알코올 중독자나 폭주가 뿐만 아니라, 전체 인구의 상당수에 나쁜 영향을 준다.

3. 규칙적인 운동, 금연, 저지방 식사 등 이런 생활양식에 주의를 기울이는 사람들은 술을 약간 마심으로 심장병의 위험률을 낮출 수 있는 것으로 보이지 않는다.

4. 술은 적당히 마시는 것이 심장병 예방에 좋다는 주장은 "엄격한 과학적 실험에 근거한 것이 아니라, 상업적 목적에 의해 크게 고무된 것이다."

5. 적게 마실수록 좋다.

제 9 장 고혈압과 운동처방

1 혈압의 개요

9-1. 혈압의 정의

▶ 혈압(血壓)이란?
- 혈관 벽에 미치는 혈액의 힘, 압력
- 동맥 혈압을 측정
- 심혈관계를 평가하는 중요한 요소

▶ 침묵의 살인자!

혈압(血壓)이란? 동맥의 내부 벽에 미치는 혈액의 압력이며, 혈압은 심장이 전신에 순환시키는 동시에 심장에 의해 유발되는 힘이기도 하다. 실제로는 심장이 수축하면서 보내지는 압력을 심장 수축기 혈압이라고 하는데, 측정은 보통 동맥 혈관에서 측정하게 된다. 그리고 혈압은 심혈관계를 평가하는 중요한 요소로 알려지고 있다.

고혈압(hypertension)은 심장의 과로를 유발시킨다. 시간이 지나면서 과로한 심장은 피로해지고 크기가 확대되며 신체의 수요(혈액에 대한)를 충족시키는 데 어려움을 갖게 된다. 또한 고혈압은 혈관을 비탄력적으로 떨어뜨려 신체의 활동적인 기관에 공급하는 혈액의 양을 심하게 감소시켜 심장이나 뇌, 신장 등에 손상을 줄 수 있다.

이러한 혈압의 압력이 높아진 상태를 고혈압이라 하는데, 고혈압은 혈관이 비탄력적으로 떨어져 신체의 활동적인 기관에 공급하는 혈액의 양을 심하게 감소시켜 심장이나 뇌, 신장에 손상을 줄 수 있다. 그리고 고혈압은 질환이 진전됨에 따라 자각증상과 통증이 없다고 하여 “침묵의 살인자!”라는 무시무시한 이름으로 명명된다. 고혈압은 아프지도 불편하지도 않고 별로 자각 증상이 없지만, 그대로 방치하면, 혈관이 동맥경화를 일으키고 손상이 나타나기 시작한다. 특히, 뇌, 눈, 심장, 신장의 혈관에 침습받기 쉽다고 알려져 있고, 그 때문에 심장병, 뇌졸중, 안저 출혈, 신부전 등의 합병증을 일으킬 위험이 대단히 높아진다.

1) 혈압의 종류

9-2. 수축기 및 이완기 혈압

▶ 수축기 혈압(systolic BP)
- 좌심실에서 박출되는 혈액의 양과 속도에 영향을 받음.
- 말초저항, 혈관의 팽창성, 점성.

▶ 이완기 혈압(diastolic BP)
- 혈액의 점성, 혈관의 팽창성, 말초의 혈류저항, 심주기에 영향.

※ 기초 혈압 측정 아침에 일어나기 전, 몇 시간 누워 있은 후 측정.

※ 하루 2~3회, 약 3일 측정하여 평균을 적용.

혈압은 수축기 혈압(systolic blood pressure)과 이완기 혈압(diastolic blood pressure)으로 분류할 수 있는데, 수축기 혈압은 심장이 수축할 때의 압력이며, 이완기 혈압은 심장이 확장할 때의 압력을 말한다.

따라서 수축기 혈압은 좌심실에서 박출되는 혈액의 양과 속도에 영향을 받고, 말초저항, 혈관의 팽창성, 점성 등에 영향을 받는다. 이완기 혈압은 혈액의 점성, 혈관의 팽창성, 말초의 혈류저항, 심주기 등에 영향을 받는다.

이러한 혈압 측정은 아침에 일어나기 전이나 몇 시간 편안하게 누워 있은 후에 측정하여야 정확한 측정을 할 수 있다. 그리고 하루에 2~3회, 약 3일 측정하여 평균을 적용하여야 본인의 정확한 혈압이 된다. 혈압의 1일 변동이 하루 중에 여러 상황에 따라 변동이 있는데, '무거운 물건을 든다.', '힘준다.', '차가운 바람을 쐰다.', '화를 낸다.', '긴장한다.' 등의 행동에 의해 20~30mmHg의 혈압 변동이 있게 된다.

2) 고혈압의 원인

9-3. 본태성 및 속발성 고혈압

▶ 본태성(1차성) 고혈압
- 90~95%가 원인이 불분명함 - 유전적 요인, 환경
- 분류 3단계
  1) 1단계: 약한 고혈압
  2) 2단계: 중등도 고혈압
  3) 3단계: 심각한 고혈압
  4) 4단계: 매우 심한 고혈압

▶ 속발성(2차성) 고혈압
- 신장, 대사 장애, 유전적 요인, 염분, 스트레스, 노화, 과잉 영양 등등
- 원인을 제거하면 정상혈압 유지

고혈압을 유발시키는 요인으로는 유전 인자, 흡연, 성별(남자), 비만, 염분에 의한 민감도, 과도한 음주 등을 추정할 수 있다. 일부의 경우는 고혈압이 신장의 질병이나 혹은 대동맥의 결함 등과 같은 특수한 조건에서 유발되기도 한다.

고혈압의 원인은 크게 2가지로 분류할 수 있는데, 이는 본태성 고혈압과 속발성 고혈압이다. 본태성(1차성) 고혈압은 90~95%가 원인을 알 수 없는 이유가 불분명한 경우이다. 그러나 유전적 요인이나 환경적인 요인, 비만이나 스트레스, 과다한 염분 섭취에 의해 본태성 고혈압이 유발되는 경우가 많을 것이라고 추정할 수 있다. 본태성 고혈압은 혈압 정도에 따라 4단계로 분류할 수 있는데, 1단계는 약한 고혈압, 2단계는 중등도 고혈압, 3단계는 심한 고혈압 그리고 4단계는 매우 심한 고혈압이다. 따라서 이러한 분류 단계에 따라 운동방법과 건강관리가 다르게 설정되어야만 한다.

9-4. 본태성 고혈압의 원인 추정

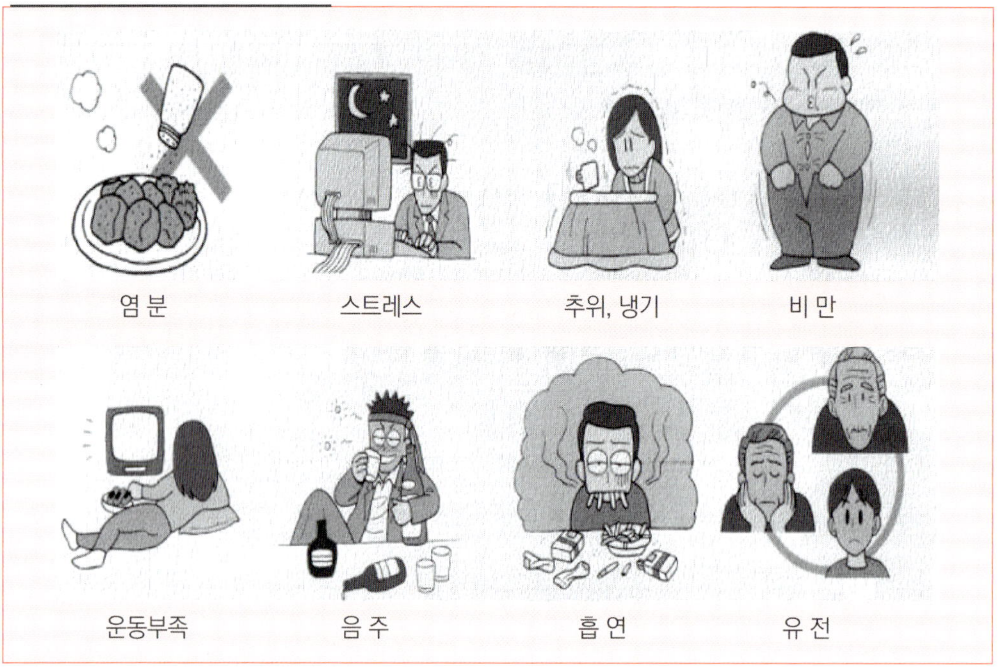
염 분
스트레스
추위, 냉기
비 만
운동부족
음 주
흡 연
유 전

속발성(2차성) 고혈압은 신장, 대사 장애, 유전적 요인, 염분 섭취, 스트레스, 노화, 과잉 영양 등이 원인으로 혈압의 증가 원인을 확실히 알 수 있는 경우이다. 따라서 이러한 원인을 제거하면 정상 혈압을 유지할 수 있다.

1) 신성 고혈압: 급성·만성 신염, 신우 신염, 임신성 신장병 등

2) 내분비성 고혈압: 원발성 알도스테론 증 등

3) 혈관성 고혈압: 범발성 동맥경화증 등

4) 심장성 고혈압: 대동맥 폐쇄부전증 등

5) 신경성 고혈압: 정신불안, 긴장, 뇌종양 등

2 혈압의 분류

9-5. 혈압의 분류

SBP(mmHg)	DBP(mmHg)	분 류	대 책
100 이하	60 이하	저혈압	2년 안에 재검사
100–129	60–84	정상	
130–139	85–89	높은 정상	2년 안에 재검사
140–159	90–99	경증 고혈압(1)	1년 안에 재검사
160–179	100–109	중등도 고혈압(2)	2개월 내 확인
180–209	110–119	심한 고혈압(3)	1개월 내 진료
210 이상	120 이상	매우 심한 고혈압(4)	1주일 내 진료

미국 고혈압 합동위원회(JNC)(1993)

혈압의 분류는 나이, 성별에 따라 다소 차이를 들 수 있으나, 세계보건기구(WHO)에서 최초로 분류하였다. 정상 혈압은 140/90mmHg 이하이고 고혈압은 160/95mmHg 이상이며, 정상 혈압과 고혈압 사이를 경계역 고혈압으로 지정하였다. 또한 미국합동위원회(JNC)에서 발표된 18세 이상의 성인에 있어서 혈압을 세부적으로 분류하고 있는데, 정상혈압은 140/90mmHg 이하이고, 140~159/90~99mmHg는 경증 고혈압, 160~179/ 100~109mmHg는 중등도 고혈압, 180~209/110~119mmHg는 심한 고혈압, 210/120mmHg는 매우 심한 고혈압이라고 지정하고 있다. 이는 현재 쓰이고 있는 일반적인 혈압 분류기준이다. 고혈압의 세부적 구분은 그 정도에 따라 관리가 다르게 적용되어야 하기 때문인데, 1주일, 1개월, 2개월, 1년 등 고혈압 단계에 따라 주기적인 혈압 체크와 영양, 운동요법의 적용을 차등 적용하여야만 한다.

그리고 저혈압은 분류기준에 지정되어 있지 않은데, 저혈압에 따라서도 많은 질환이 발병된다. 따라서 100/60mmHg 이하의 혈압을 가진 사람들은 다음에 서술된 저혈압과 관련된 방법을 따라 관리를 하여야 한다.

이러한 혈압 범주에서 수축기 혈압과 이완기 혈압의 범주가 다를 경우, 높은 쪽 기준을 적용하여야 하며, 수축기 혈압에 비해 이완기 혈압이 더 중요하다. 이는 이완기 혈압은 확장기 혈압에 비해 거의 일정하고 확장기 혈압은 변화 폭이 크기 때문에 이완기 혈압의 변화는 위험 신호가 된다.

그리고 저혈압 범주에 들지 않는 한, 혈압은 낮은 것이 좋다. 일반적으로 우리가 알고 있는 상식으로는 혈압이 120/80mmHg 정도가 정상 혈압인 것처럼 알려지고 있는데, 이 수치보다 낮으면 낮을수록 건강한 심혈관계를 가지고 있는 것이라고 할 수 있다.

그리고 120/80mmHg의 혈압이 정상이라고 한다 이것은 우리 인간의 뇌까지 혈액을 충분히 공급할 수 있는 압력이기 때문이다 따라서 응급 사고 시에는 편안하게 눕히는 이유도 뇌에 혈액을 잘 공급하기 위함이다 그러면, 동물 중에 목이 가장 긴 기린의 정상 혈압은 얼마나 될까? 심장과 뇌의 거리가 멀기 때문에 250~300mmHg라고 한다

3 혈압의 측정

9-6. 수은혈압계

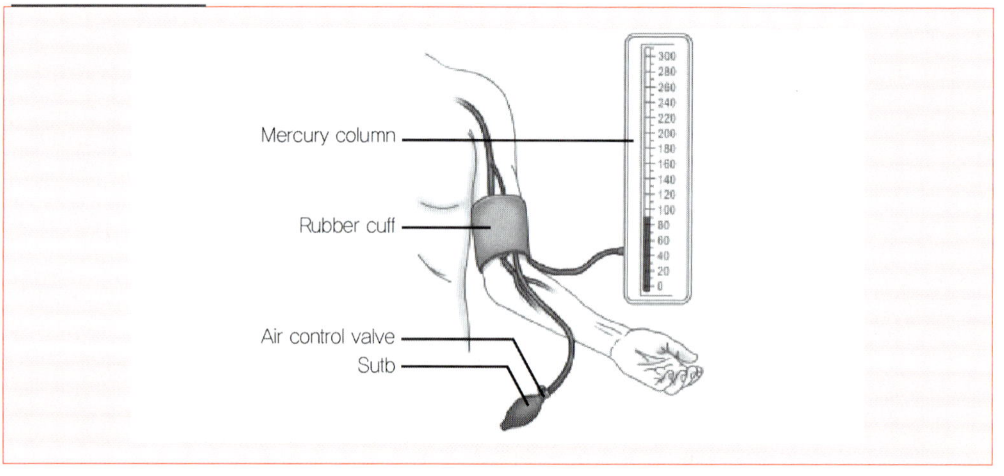

혈압은 직접 측정법과 간접 측정법으로 나뉘어 진다. 일반적으로 직접 측정법은 임상 실험에 많이 적용되고, 우리가 알고 있는 수은 혈압 측정은 간접 측정법이다. 이 간접 측정법은 수은혈압계로 측정하는 측정법과 자동 혈압계로 측정하는 자동 측정법이 있다. 가장 정확한 측정은 카테터에 의한 직접 측정법이며, 수은 혈압 측정법, 자동혈압 측정법의 순인데, 자동혈압 측정법은 ACSM(미국스포츠의학협회)에서 보고한 바에 의하면, 오차가 ± 5~15mmHg 정도가 있는 것으로 알려지고 있다.

9-7. 혈압의 측정

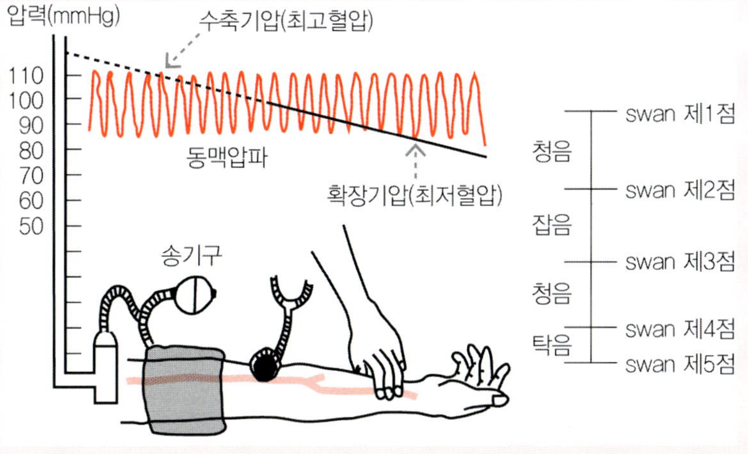

혈압의 측정에 있어서 센서는 상완 동맥 위에 오는 심장의 높이 위치와 팔꿈치에서 2~3 ㎝ 위에 cuff(압박대)를 감는다. 이 압박대는 너무 강하거나 느슨하게 감지 말고 손가락 2개가 들어갈 정도로 감는다. 청진기는 상완 동맥 위에 대고 송기구로 수은주를 정상인의 경우 170~180mmHg 정도로 올려준다. 천천히 송기구의 노즐을 풀어 청진기로 음을 듣는다.

9-8. Korotkoff Sound

- **1단계**: 처음 문을 두드리는 듯한 소리가 명확하고 반복적으로 들리는 시점
- **2단계**: 소리가 부드럽고 길어지며, 간헐적으로 잡음처럼 들리는 시점
- **3단계**: 소리가 명확하고 가장 크게 들리는 시점
- **4단계**: 소리가 갑자기 약하고 불명확하고 부드럽게 되는 시점
- **5단계**: 마지막 소리가 들리는 시점에서의 혈압

수은 혈압을 측정할 때, 정확한 방법은 코르토코프(Korotkoff)라는 러시아 사람에 의해 발견되었는데, 그 단계는 다음과 같다.

1단계: 처음 문을 두드리는 듯한 소리가 명확하고 반복적으로 들리는 시점

2단계: 소리가 부드럽고 길어지며, 간헐적으로 잡음처럼 들리는 시점

3단계: 소리가 명확하고 가장 크게 들리는 시점

4단계: 소리가 갑자기 약하고 불명확하고 부드럽게 되는 시점

5단계: 마지막 소리가 들리는 시점에서의 혈압

따라서 청진기로 들었을 때 첫 음이 들리는 시점을 수축기 혈압, 그 음이 없어지는 시점을 이완기 혈압으로 판정하면 되는데, 이 혈압 측정은 많은 연습을 통해 정확한 음을 구분할 수 있다.

4 고혈압에 수반되는 증상

고혈압은 일반적으로 뚜렷한 증상이 없는 것이 보통이다. 가장 많은 증상은 두통이며, 특히 아침에 자고 일어난 후, 뒷머리가 아프다거나, 어지럽고 심장이 두근거리고, 숨이 차고 쉽게 피로함을 느끼면 고혈압을 의심하여야 한다. 그리고 코피가 나고 귀에서 소리가 나며 팔다리가 저리고 눈이 침침해지는 등의 여러 가지 증세를 보이면 대개 고혈압이라고 할 수 있다.

그러나 이러한 증상은 고혈압과 직접적인 관계가 없는 경우도 있고, 또 증상이 나타난다 해도 개인차가 많다.

5 고혈압의 주요 합병증

9-9. 고혈압과 합병증

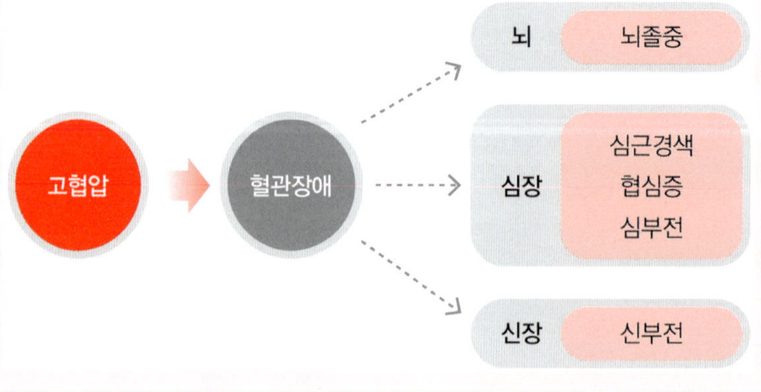

고혈압은 그 자체가 무서운 것이 아니라, 생명을 위협하는 여러 가지 합병증을 일으키기 때문에 무서운 것이다.

이 고혈압은 치명적인 뇌졸중, 심장병, 신장질환을 유발하기 때문에 각별한 주의를 기울여야 한다. 우리나라 성인 중에 18%가 고혈압을 가지고 있으며, 사망자 중에 30% 정도가 고혈압으로 인해 사망하고 있다. 특히 중년 이후인 40대에 사망률이 급격히 증가하고 있는 실정이다.

또한, 고혈압 환자는 심부전으로 인한 심한 호흡곤란, 부종, 간 비대를 호소하며, 심전도의 좌심실 비대를 나타낸다. 그리고 신장기능이 나빠져서 소변이 안 나오고 부종이 심해진다.

고혈압의 제일 무서운 합병증은 뇌졸중이다. 한국인에게 가장 많이 발생하는 합병증 중 하나인 뇌졸중은 뇌혈관이 터지거나 막혀 발생한다. 정상인보다 고혈압환자의 발병률이 7배나 높다. 특히 외국의 한 연구 조사에선 60세 이상의 노인이 혈압을 효과적으로 낮추면 뇌졸중의 위험도는 34%, 심혈관계 질환의 위험도는 19%를 각각 감소시킨다고 보고된 바 있다.

심부전도 합병증 중 하나이다. 고혈압을 치료하지 않고 방치하면 높은 압력이 심장에 부담을 주어 심장 벽이 두꺼워진다. 이후 심장이 커지게 되면서 이를 견디지 못하면 수축 펌프 기능이 떨어지게 된다. 그러면 심장에 들어오는 혈액을 퍼낼 수 없으므로 혈액의 수분이 연약한 폐 조직으로 스며들게 된다. 이때 폐부종이 발생하게 되는데, 이를 심부전이라고 한다.

심부전증이 오면 안정을 취하고 있거나 취침을 할 때에도 숨이 차게 된다. 대한순환기 학회 심부전 연구회 연구 결과에 따르면 심부전의 생존율은 5년 생존율이 50%, 10년 생존율이 10~30%로 암 질환에 버금갈 정도로 생존율이 낮은 것으로 나타났다.

관상동맥 질환은 정상인보다 3배 높게 발생한다. 심장 자체에 혈액을 공급해주는 관상동맥에 동맥경화증이 진행되어 심장 근육에 혈류 공급이 부족해지면 협심증이나 심근경색증 등이 발생하게 된다. 혈류의 일시적인 장애로 인한 협심증의 초기 통증은 신체활동 시 가슴 중앙부에 약 2~3분 정도 지속되는 압박감 또는 쥐어짜는 듯한 느낌으로 나타날 수 있다. 심근경색증은 관상동맥이 완전히 막혀 심장 근육이 괴사된 경우 더 심한 통증이 오며 곧 바로 사망할 수 있다.

이외에도 부정맥, 신장기능 저하, 눈이 잘 안 보이는 고혈압성 망막증, 대동맥 벽이 찢어지는 대동맥 박리증 등이 합병증으로 나타날 수 있다.

6 고혈압의 예방

고혈압 초기 단계에는 아무런 증상이 없이 심장이나 신장에 이상을 가져오는데, 이때 잘 관리하여 혈압 상승을 예방하면 다른 장애 없이 건강을 유지할 수 있다. 따라서 고혈압은 초기에 발견하여 합병증이 일어나지 않도록 혈압을 조절하여야 하는데, 식습관을 개선하고 정신적 스트레스를 피하며 적절한 운동을 해야 한다.

1) 고혈압 환자를 위한 권장사항

9-10. 일상생활에서의 권장사항

- ▶ 체중이 초과된 경우에는 우선적으로 체중을 줄인다.
- ▶ 나트륨 섭취량을 제한하되 칼슘 섭취는 적절히 한다.
- ▶ 식이 섬유질과 불포화 지방산을 섭취하도록 한다.
- ▶ 알코올을 제한한다.
- ▶ 규칙적인 운동을 한다.
- ▶ 심리적으로 안정되며 편안한 생활 자세를 갖는다.

고혈압은 체중감소, 금연, 규칙적인 운동이 식이요법, 약물치료와 병행하여 관리하는 것이 바람직하다. 또한, 혈압은 심리적인 상태와 관련이 있으므로 편안한 마음으로 삶을 영위하려는 자세와 노력이 수반되는 것이 좋다. 따라서 고혈압자들을 위한 권장사항은 다음과 같다.

1) 체중이 초과된 경우에는 우선적으로 체중을 줄인다.

2) 나트륨 섭취량을 제한하되 칼슘 섭취는 적절히 한다.

3) 식이 섬유질과 불포화 지방산을 섭취하도록 한다.

4) 알코올을 제한한다.

5) 규칙적인 운동을 한다.

6) 심리적으로 안정되며 편안한 생활 자세를 갖는다.

2) 한국인의 소금 섭취량

9-11. 1일 소금 섭취량

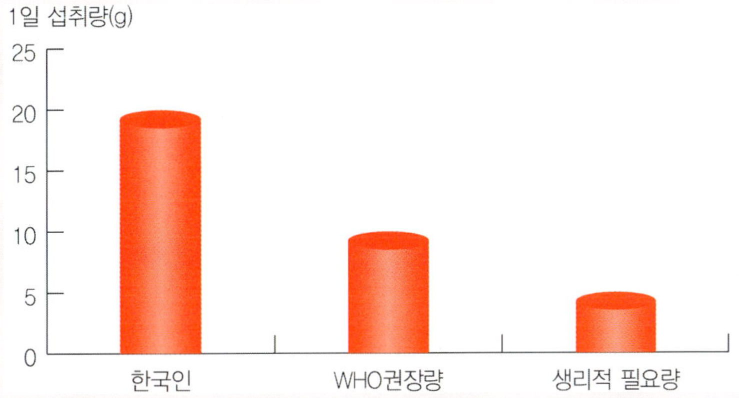

고혈압은 염분 섭취와 관련이 깊다. 한국인의 평균 1일 염분 섭취량은 20g으로 대단히 높은데, 세계보건기구 권장량인 10g에 비해 2배가 넘는다. 그리고 우리 몸에 생리적으로 꼭 필요로 하는 염분의 양은 5g이면 충분하다.

염분은 위암 유발 인자인데, 이는 소금이 발암물질의 흡수를 도와주는 작용을 하기 때문이다. 그리고 연령이 증가하면서 짠맛에 둔감해지기 때문에 고령자들은 염분 섭취가 증가하게 된다.

1) 소금은 위암을 일으킨다. 소금 자체는 발암물질이 아니지만, 고농도의 소금은 위 점막을 손상해 음식의 발암물질이 훨씬 잘 흡수할 수 있도록 도와준다. 똑같은 양의 발암물질이라도 짠 음식을 섭취했을 때 위 점막에 훨씬 잘 침투하는 것이다. 적어도 위암의 경우, 소금이 간접적인 발암물질이 된다.

2) 소금은 혈압을 올린다. 소금 속의 나트륨이 혈관으로 수분을 많이 끌어들여 혈압을 높이기 때문이다. 저염식으로 유명한 미국 알레스카 에스키모인들은 하루 소금 섭취량이 4g으로 이들의 고혈압 발생 비율은 전 세계적으로 가장 낮다. 반면, 하루에 33g의 소금을 섭취하는 일본의 아키다 등·북부 지역 들은 인구의 30%가 고혈압을 가지고 있다.

3) 소금이 많이 함유된 식품

- 절인 식품: 젓갈류, 장아찌, 자반고등어, 굴비 등
- 훈제·어육식품: 햄, 소시지, 베이컨 훈제연어 등

- 스넥 식품: 포테이토칩, 팝콘, 크레커 등
- 인스턴트식품: 라면, 즉석 식품, 통조림 식품 등
- 가공 식품: 치즈, 마가린, 버터, 케첩 등
- 조미료: 간장, 된장, 고추장, 우스타 소스, 바비큐 소스 등

3) 음주와 고혈압

9-14. 음주에 따른 고혈압 유발 위험도

		고 위험 가능성	저 위험 가능성
횟수	매일	19.6%	0.5%
	주 5-6회	15.9%	0.7%
	주 3-4회	12.4%	2.0%
	주 1-2회	7.4%	12.6%
주량 (소주)	2병 이상	17.0%	1.0%
	반 병 이하	9.4%	10.5%

(국민건강보험공단)

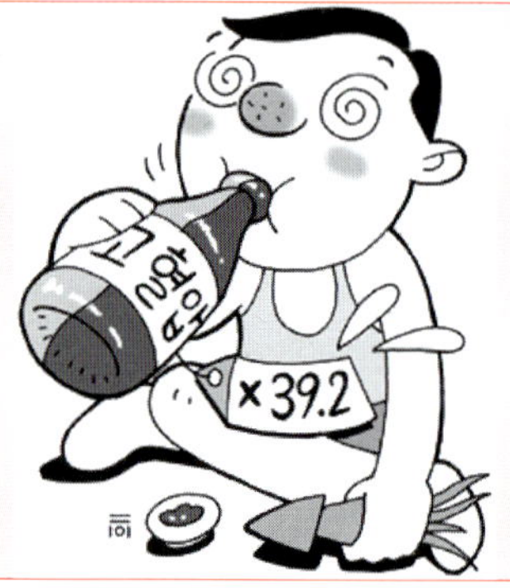

국민건강보험 공단에서 발표한 음주행위와 고혈압 유발 위험도는 횟수와 주량에 따라 달라진다고 한다. 횟수의 경우 1주일간 매일 마시는 사람은 고위험에 속할 가능성이 약 20% 정도이고 저위험에 속할 가능성은 0.5%에 속하기 때문에 음주량을 줄여야 하고, 주당 음주량이 5~6회 마시는 사람은 고위험에 속할 가능성이 약 16% 정도이고 저위험에 속할 가능성은 0.7%, 주당 3~4회 마시는 사람은 고위험에 속할 가능성이 약 12% 정도이고 저위험에 속할 가능성은 2.0%, 주당 1~2회 마시는 사람은 고위험에 속할 가능성이 약 7% 정도이고 저위험에 속할 가능성은 13%에 해당된다.

따라서 알코올의 하루 적정 섭취량은 맥주 1병, 와인 1잔 반, 소주 3잔, 위스키 싱글 2잔인데, 여기에는 20~23g의 알코올이 함유되어 있다. 그러나 사람은 체중 1㎏당 1시간에 0.1~0.15g의 알코올을 분해하기 때문에 체중이 50㎏인 사람은 맥주 큰 병 1병을 분해시키는 데는 4~5시간이 필요하다.

생활습관 병을 예방하기 위해서도 술은 적당히 마셔야 한다.

4) 일상생활 주의

9-13. 일상생활에서의 주의사항

- ▶ 규칙적인 생활, 적절한 운동, 비만 방지
- ▶ 스트레스, 담배, 알코올을 줄이고 과로를 피한다.
- ▶ 외출 시 따뜻하게, 평소 거실 따뜻하게
- ▶ 욕실, 탈의실, 화장실은 따뜻하게, 목욕은 미지근하고 짧게
- ▶ 염분, 튀긴 음식, 동물성 지방을 줄이고, 과자류, 기호식품을 피한다.
- ▶ 정기적인 혈압 측정

고혈압을 조절하기 위해서는 규칙적인 생활과 적절한 운동, 그리고 비만을 방지하여야 하며, 정신적 스트레스, 담배, 알코올을 줄이고 과로를 피해야 한다. 외출 시에는 따뜻하게 보온을 하고, 평소에 거실도 따뜻하게 온도를 유지하여야 한다.

욕실이나 탈의실, 그리고 화장실은 따뜻하게 하고 목욕은 미지근한 물에 짧게 하는 것이 좋다.

음식 섭취는 염분이나 튀긴 음식, 그리고 동물성 지방을 줄이고, 과자류나 기호식품을 피하는 것이 좋다. 그리고 가장 중요한 것은 정기적인 혈압을 측정하여 관리하여야 한다.

9-14. 고혈압자들의 생활습관 개선

요 인	생활습관 개선
과체중	- 체중감량
규칙적인 유산소 운동	- 30~45분/일, 중량운동 자제
금연	- 절대 금연
알코올	- 30㎖/일 이하
저 염식 및 영양	- 염분: 하루 5g 이하 - 칼륨: 약 90mmol/일 - 칼슘, 마그네슘 섭취

고혈압자들의 생활습관 개선으로 정상의 혈압을 유지할 수 있는데, 비만이나 과체중이 되지 않게 적정 체중을 유지하여야 비만에 의한 고혈압 합병증이 오지 않는다.

규칙적인 유산소 운동으로 높아진 혈압을 조절하고 고혈압이 되지 않게 관리할 필요가 있다. 고혈압 1단계와 2단계는 저항성 운동을 포함한 복합 운동이 필요하고 3단계와 4단계

는 저항성 운동을 금하고 전문의의 처방에 의한 약물섭취로 혈압을 조절한 후에 운동과 영양 처방을 실시한다. 운동에 의한 강압효과의 기전은 명확하게 밝혀지지 않았지만, 운동에 따른 교감신경계의 활성도가 줄어들고 말초 혈관의 저항이 감소되기 때문이다. 그리고 운동 프로그램에 참여하기 전에 고혈압 환자들은 먼저 운동 전문가에게 운동 참가에 대해 문의하여야 한다. 혈압의 정도가 어느 정도인지에 따라서 저 염식과 같은 식사조절과 함께 약물치료와 병행하면서 운동 프로그램이 제공되어져야 한다. 고혈압자들은 그 외, 금연, 알코올, 저 염식 및 영양 등의 필요성이 대단히 중요하다고 할 수 있다.

따라서 고혈압이나 동맥경화는 생활습관으로 인한 질환이므로 과식, 편식, 음주, 운동부족, 담배, 스트레스, 과로, 노화 등의 복합적인 원인에 의해 비만이 오고 더불어 고혈압, 당뇨, 고지혈증, 고요산 혈증 등이 동맥의 경화로 이어지며, 더 나아가 관상동맥 질환이나 뇌혈관 장애로 진전되는 것이다.

5) 고혈압과 동맥경화의 관계

9-15. 고혈압과 동맥경화의 관계

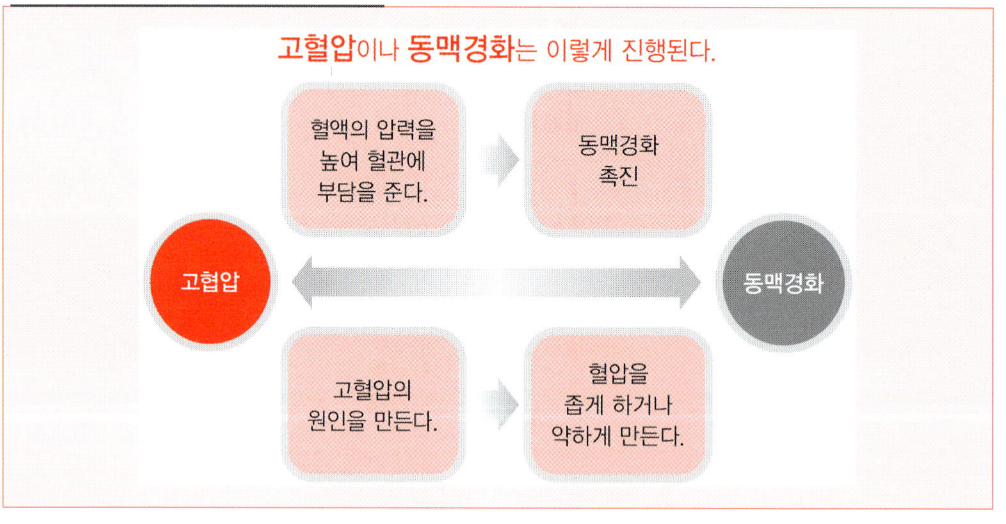

고혈압과 동맥경화와의 관계는 서로 상호작용의 관계를 가지고 있다. 고혈압이 먼저 발병되어 동맥경화가 진행되는 경우도 있고, 동맥경화에 의해 혈압이 상승하는 경우도 있다.

전자의 경우 혈액의 압력을 높여 혈관에 부담을 줌으로써 동맥경화를 촉진시킬 수 있고, 후자의 경우 동맥경화에 의해 혈관이 좁아지고 약하게 하여 혈압이 상승하게 된다는 것이다.

7 운동처방

9-16. 고혈압자들의 운동효과

▶ **반복운동을 하면,**
- 교감신경계 기능 억제
- 심장의 박동과 혈관이 확장(혈관 긴장완화)
- 신장에서 나트륨이나 수분이 배설 - 혈장량 감소
- 그 결과 혈액의 순환량이 감소하고 혈압이 내려간다.

▶ **체력증진, 심장강화의 장점**

▶ **적극적으로 운동을 하는 사람 - 운동부하 검사**

규칙적인 운동을 실시하면, 많은 효과를 볼 수 있는데, 그 요인들은 교감신경계 기능이 억제되고, 심장의 박동과 혈관이 확장(혈관 긴장완화)한다. 신장에서 나트륨이나 수분이 배설되고, 그 결과 혈장량 감소에 따라 혈액의 순환량이 감소하고 혈압이 떨어지게 된다.

또한, 체력의 유지와 증진이 됨으로써 심장 기능을 강화시켜 건강의 부수적인 역할을 하는 장점이 있다. 따라서 적극적으로 운동을 하고자 하는 사람들은 반드시 운동부하 검사를 받고나서 운동을 실시하여야 한다. 운동 시 혈압, 심전도, 심박수 상태를 운동처방 전문가에게 확인하고 나서 운동 강도와 빈도, 시간을 설정해야만 한다.

운동은 걷기나 조깅, 수영 등이 권장되는데, 하루에 30분 정도로 일주일에 4~5일 하는 것이 가장 이상적이다. 너무 강하거나 무리한 운동은 삼가고 그렇다고 너무 가벼운 운동은 별로 도움이 되지 않기 때문에 본인의 체력에 맞게 꾸준히 지속적으로 실시하여야 한다.

9-17. 운동 빈도와 시간에 따른 강압효과

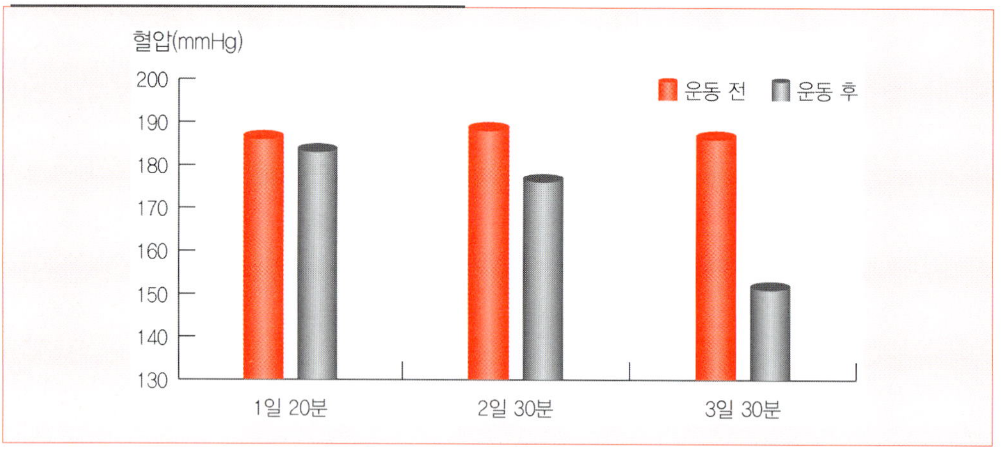

고혈압자들의 운동 빈도와 시간에 따라 강압효과에서 차이를 보이는데, 6개월 동안 운동처방을 받은 후, 운동 전과 후의 혈압을 비교 한 것으로, 주당 1일에 20분의 운동 참여는 약간의 혈압이 감소는 하나, 큰 효과를 보이지 못하였고, 주당 2일 30분의 운동도 혈압 강하에 큰 효과를 보이지 못하였다. 그러나 주당 3일 이상 30분 동안 규칙적인 운동을 실시했을 때, 운동 전 188mmHg에서 운동 후 153mmHg까지 감소하여 강압효과를 보인 것을 알 수 있다.

따라서 운동을 통해 혈압이 조절되는 것은 약물요법과는 달리 심장기능이 향상되고 혈관에 탄력이 생기며 동맥경화가 감소되는 등 신체의 모든 기능이 크게 향상되어 정상 혈압을 되찾는 것이다.

그러나 운동이 좋다고 하여 혈압수준이나 체력수준에 맞지 않는 운동은 혈압을 더 올리는 역할을 하기 때문에 운동 중의 혈압을 검사하여 분석한 후에 운동 강도를 설정하는 것이 적절하다.

9-18. 주당 운동 시간에 따른 혈압 감소량

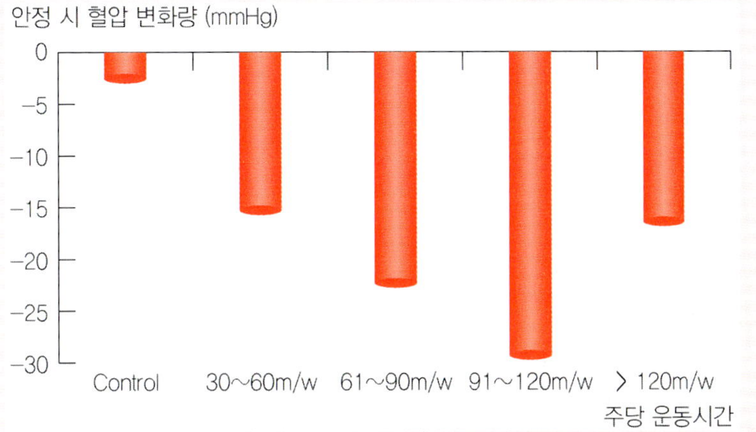

〈출처: 김남익, 한국체육과학회지, 2005〉

중년 남성들을 대상으로 주당 운동시간의 차이에 따라 혈압의 감소량을 측정한 결과, 주당 30~50분의 가벼운 운동량은 -15mmHg가 감소하였고, 주당 61~90분은 -22mmHg 감소, 주당 91~120분은 -29mmHg 감소, 주당 120분 이상은 -16.2mmHg가 감소되었다.

따라서 '고혈압자들에 있어서 운동의 적정량은 어떻게 처방하여야 하느냐'이다. 고혈압 대상자들에 있어서 동맥 혈압이 규칙적인 운동의 효과로 일관되게 나타나지 않는데, 이는 운동량에 따른 적정 기간을 예측하여야 하기 때문이다. 따라서 일반적으로 운동 트레이닝은 높은 강도보다는 낮은 강도로 실시하여야 혈압 감소를 기대할 수 있고, 고혈압자들에 있어서 운동시간이나 빈도에 영향을 미칠 수 있는 운동 적용량의 세부적인 특성을 밝혀야만 하는 문제점을 가지고 있다.

이렇듯 고혈압 대상자들에 있어서 혈압 감소의 충분한 운동량은 정확하게 추천되지 못하고 있는 실정이다. 1~2단계(경증, 중정도)의 고혈압자들에게 규칙적인 지구성 트레이닝을 실시하도록 하였을 때, 말초저항 감소 등에 기인하여 혈압 감소에 효과적이라는 사실이 주장되고 있지만, 어느 정도 운동량으로 유산소 운동을 실시해야 혈압 감소에 효과적인가? 하는 문제가 대두되고 있는 실정이므로 이에 대한 연구가 필요한 실정이다.

따라서 본태성 고혈압 남성들의 유산소 운동량은 1주일에 3일 이상, 91~120m/w, 3개월 정도로 실시하는 것이 혈압을 조절하고 감소시켜 심혈관계 기능을 향상시키는 데 가장 효과적이라고 할 수 있다. 따라서 임상적으로 혈압을 감소시키기 위해서는 비활동에서 중정도의 신체활동으로 증가시킴으로써 성취할 수 있다.

9-19. 고혈압자들의 운동처방

▶ 종 류: 유산소 운동, 혈압의 증상에 따라 근력운동 실시
▶ 주당 3일 이상 30분
▶ 기 간: 강압효과가 나타나기까지 2개월
▶ 운동부하 검사(혈압 변화) 후 운동 실시
▶ 가벼운 중량운동

고혈압자들의 운동의 종류는 유산소 운동이 적절하며, 혈압의 상승 정도에 따라 근력 및 저항성 운동을 실시하여야 한다. 운동 빈도와 시간은 주당 3일 이상 30분 정도가 적합하며, 강압효과가 나타나기까지 2개월 정도의 기간을 두고 실시하는 운동이 안전하고 효과적이다. 필히, 운동부하 검사 후, 운동을 실시하여야 하는데, 운동중의 심혈관계 변화에 따라 그 강도와 빈도, 시간이 달라지기 때문이다.

중량운동은 고혈압 단계에 따라 차등 설정하여 실시하여야 하는데, 1단계나 2단계 고혈압자들은 상체 4~5종목과 하체 3~4종목을 나누어 3set 8~10회로 실시하고, 운동 초기에는 1RM의 40%부터 시작하여 점차 강도를 늘려나간다. 그러나 3단계나 4단계 고혈압자들은 어느 정도 혈압을 떨어뜨린 후에 실시하는 것이 안전하다. 높은 혈압을 보유한 사람들은 힘을 한꺼번에 주는 운동은 혈압을 오히려 상승시킬 수 있는데, 이러한 스포츠 종목에는 철봉 매달리기(턱걸이), 들어올리기(weight 트레이닝), 테니스 등이 있다.

따라서 고혈압을 위한 구체적인 운동방법은 다음과 같다.

1) 종류: 땀이 날 정도의 속보, 전신적인 운동, 수영 등

2) 강도: 맥박이 분당 120 정도가 넘지 않고 즐겁게 할 수 있는 운동

3) 시간: 매일 30분, 또는 1주일에 3시간 정도

4) 기간: 강압효과가 나타나기까지는 적어도 2개월 이상 실시

8 저혈압

1) 저혈압의 분류

9-20. 저혈압의 분류

▶ **직립성 저혈압(Orthostatic Hypotension)**
- 기립하였을 때나, 일정 위치에서 부동 직립하였을 때 - 현기증, 실신, 몽롱함과 더불어 혈압이 하강하는 상태

▶ **체위성 저혈압(Postural Hypotension)**
- 선 자세에서 수축기 혈압이 20mmHg 떨어지거나 편안하게 누운 후 이완기 혈압이 10mmHg 떨어지는 현상

저혈압은 직립성 저혈압과 체위성 저혈압으로 분류된다. 직립성 저혈압은 기립하였을 때나, 일정 위치에서 부동 직립하였을 때, 현기증이나 실신, 몽롱함과 더불어 혈압이 하강하는 상태를 말한다.

체위성 저혈압은 선 자세에서 수축기 혈압이 20mmHg 떨어지거나 편안하게 누운 후 이완기 혈압이 10mmHg 떨어지는 현상을 말한다.

따라서 혈압의 1일 변동은 여러 형태에 의해서 나타나는데, '무거운 물건을 든다.', '힘을 준다.', '차가운 바람을 맞는다.', '긴장한다.' 등의 행위에 의해 20~30mmHg의 혈압 변동이 있다. 그러므로 가만히 부동자세로 서 있을 때 뇌혈류가 감소하여 저혈압의 원인이 되기도 한다.

2) 저혈압의 원인

9-21. 저혈압의 원인

- ▶ **혈액/혈장 감소:** 출혈, 화상, 혈액투석
- ▶ **체액/전해질 감소:** 잘못된 음식 섭취, 구토, 설사, 직장 문합술 등 수술
- ▶ **혈관확장:** 약물, 알코올 섭취, 발열, 비만 세포증, 정맥류
- ▶ **심장 손상:** 심근염, 점액종, 대동맥 협착증, 심장기능 저하

저혈압의 원인은 혈액과 혈장이 감소하여 나타나는데, 출혈이나 화상, 혈액투석 등에 의해 혈액량이 감소하면 저혈압의 원인이 된다.

체액과 전해질의 감소에 의해 나타나는데, 잘못된 음식 섭취나 구토, 설사, 직장 문합술 등의 수술 후에 혈압이 떨어진다.

혈관이 확장되어 혈액의 압력이 느려지는데, 이것은 약물, 알코올 섭취, 발열, 비만 세포증, 정맥류 등을 들 수 있다.

심장 기능의 손상에 의해서 저혈압이 나타나는데, 심근염, 점액종, 대동맥 협착증, 심장기능 저하 등이 원인이다.

3) 저혈압과 관련된 질환

9-22. 저혈압과 관련된 질환

- ▶ 고혈압, 심근경색, 당뇨병, 뇌졸중, 다른 의학적 질환 등 다양한 임상적 조건이 포함
- ▶ 고령 저혈압자는 치명적인 심혈관계 질환 사고와 현기증(dizziness), 전락(fall)과 관련된다.
- ▶ 비정상적인 심전도(ECG), 경동맥 협착증(carotid artery stenosis)과 연결된다.
- ▶ Parkinson's 질환, 백내장, 혈압 수준, 비정상적인 심박수 반응
- ▶ 다량 알코올 섭취, 수면제 사용, 높은 불안 수준, 낮은 BMI와 관련
- ▶ 혈압 하강은 연령이나 성별, 안정 시 높은 DBP, 다른 여러 질환에 기인

저혈압과 관련된 질환은 상당히 많기 때문에 고혈압 못지않게 저혈압도 중요한 임상적 의의를 가진다.

1) 고혈압, 심근경색, 당뇨병, 뇌졸중, 다른 의학적 질환 등 다양한 임상적 조건이 포함된다.

2) 고령 저혈압자는 치명적인 심혈관계 질환 사고와 현기증(dizziness), 전락(fall)과 관련된다.

3) 비정상적인 심전도(ECG), 경동맥 협착증(carotid artery stenosis)과 연결된다.

4) Parkinson's 질환, 백내장, 혈압 수준, 그리고 비정상적인 심박수 반응과 관련된다.

5) 다량 알코올 섭취, 수면제 사용, 높은 불안 수준, 낮은 BMI와 관련된다.

6) 혈압 하강은 연령이나 성별, 안정 시 높은 이완기 혈압, 그리고 다른 여러 질환에 기인된다.

4) 저혈압과 운동

9-23. 저혈압자들의 운동방법

- 근육을 자극하는 근력운동이 혈압을 증가시킴
- Leg crossing, squatting, 복부 수축, 목의 굴곡 등 저항성 운동 실시
- Van Lieshout 등(1992) - Squatting 운동수행으로 수축기 혈압이 57mmHg 증가
- 1주일에 3~4회, 45분
- 대퇴골의 수축, leg crossing, 무릎 관절 수축 운동

저혈압자들의 효과적인 운동은 근력 및 저항성 운동을 실시하는 것이다. 근육을 자극하는 근력운동이 혈압을 증가시킨다는 보고가 있으며, Leg crossing, squatting, 복부 수축, 목의 굴곡 등 저항성 운동을 실시하면 된다.

Van Lieshout 등(1992)은 저혈압자들을 대상으로 Squatting 운동을 수행하였더니 수축기 혈압이 57mmHg 증가하였다고 한, 결과를 볼 때, 저항성 운동은 저혈압자들의 혈압 상승효과가 있은 것으로 나타났다.

운동 빈도와 시간은 1주일에 3-4회, 45분 정도가 적당하며, 종목으로는 대퇴골의 수축, leg crossing, 무릎 관절 수축 운동 등이 포함된다. 따라서 고혈압자들의 운동과 반대적인 종목들이 효과가 있다.

제 10 장 당뇨와 운동처방

1 당뇨병의 개요

10-1. 당뇨병의 개요

▶ **혈당이 지나치게 높거나, 소변에 당이 나오는 현상**
▶ **에너지원인 포도당을 인체에 적절하게 이용하지 못하는 상태**
▶ **증 상**
- 다음(多飮), 다뇨(多尿), 다식(多食)
- 급격한 체중감소, 피로감, 손발 저림 등

▶ **종 류**
- 인슐린 의존형(제1형): 유전적 요인이 큼, 소아
- 인슐린 비의존형(제2형): 유전, 40대 이상, 비만

▶ **원 인:** 췌장에서 인슐린 분비 부족, 인슐린 감수성 저하

당뇨병(diabetes mellitus)이란 혈액 속에 당이 지나치게 높거나, 이로 인해 소변에도 당이 나오는 현상을 말한다. 당뇨병은 대부분 췌장 안에 랑게르한스섬(Island of Langerhans)의 β 세포에서 분비되는 인슐린이 부족하여 발생되는 만성 대사성 질환이다.

몸에 인슐린이 부족하면 혈중에 있는 당이 신체 각 조직으로 들어가지 못하여 조직 속에는 에너지 빈곤 현상이 나타나고, 혈당은 높게 나타난다. 따라서 에너지원인 포도당을 인체에 적절하게 이용하지 못하는 상태라고 할 수 있다.

당뇨병은 자기 자신도 모르는 사이에 계속 진행되는 것이 특징이며, 자각 증상을 느낄 때는 이미 상당히 진행된 상태이다. 갈증이 전보다 심하며 배고픔을 자주 느낀다든지 단 것을 선호하고 소변을 자주, 많이 보게 되면 당뇨를 의심하여야 한다.

당뇨병의 증상은 3다(多) 현상인 다음(多飮), 다뇨(多尿), 다식(多食) 현상이 나타나게 된다. 급격한 체중감소와 몸이 나른하여 항상 피로감과 권태가 오고, 손발 저림 등 여러 가지 현상이 나타난다.

당뇨병의 종류로는 인슐린 의존형 당뇨병(Insulin Dependent Diabetes Mellitus; IDDM)과 인슐린 비의존형 당뇨병(Non Insulin Dependent Diabetes Mellitus; NIDDM)으로 크게 구분된다. 인슐린 의존형은 제1형 당뇨병(type Ⅰ DM)이라고도 하며, 이는 유전적 요인이 크고, 소아형이라고도 한다. 인슐린 비의존형 당뇨병은 제2형 당뇨병(type Ⅱ DM)이라고도 하며 이는 유전, 40대 이상, 그리고 비만 등에 의해 발병된다.

이러한 당뇨병의 원인은 췌장에서 인슐린 분비 부족과 인슐린 감수성 저하에 의해서 나타난다.

1) 당뇨병의 유병율(빈도)

10-2. 당뇨병의 빈도

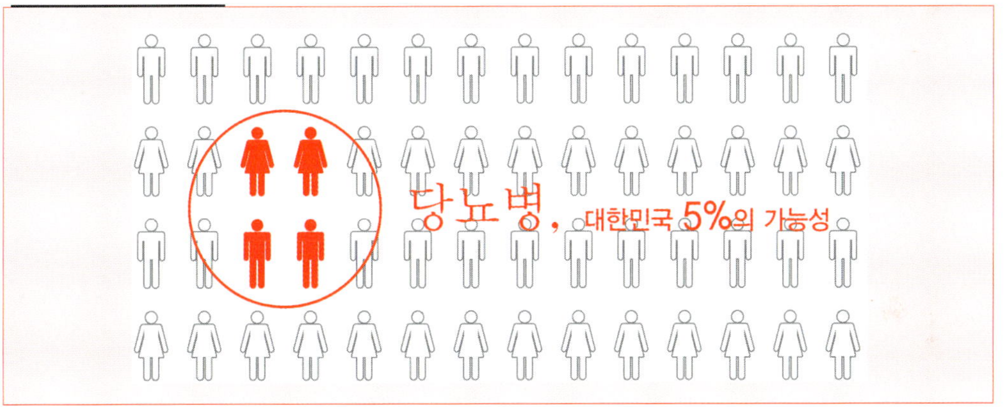

당뇨병의 발병 빈도는 점점 늘어나고 있는 현상을 보이는데, 40대 이상의 사람들이 4~7%가 당뇨병이거나 그것에 가까운 상태라고 한다. 그리고 전체 대한민국 인구의 5%가 당뇨일 가능성이 있다는 보고는 심각한 상태로 받아들여야 할 상황이다.

따라서 당뇨병에 발병되지 않도록 일상생활과 올바른 식이 섭취와 규칙적인 운동 참여로 사전에 예방하는 것이 무엇보다 중요하다.

2) 당뇨병의 분류

10-3. 당뇨병의 분류

	제 I 형 당뇨(소아)	제 II 형 당뇨(성인)
발병 시기	13세 이전	24세 이후
유전성	높음	낮음
비 율	당뇨병 환자의 15%	85%
원 인	인슐린 생성의 실패	인슐린 활동에 대한 세포의 저항
혈장 내 인슐린	없거나, 매우 적은 양	정상, 또는 증가된 양
체 중	정상, 야윔	비만
조절방법	인슐린 주사	체중조절, 식사, 영양, 운동
케톤체	케톤체 생성 증가	비 케톤체 생성

당뇨병의 분류는 인슐린 의존형 당뇨병과 인슐린 비의존형 당뇨병으로 크게 2가지로 구분된다.

인슐린 의존형은 제1형 당뇨병이라고도 하며, 이는 유전적 요인이 크고, 소아형이라고도 한다. 췌장으로부터 인슐린 분비가 현저하게 저하되어 있고 인슐린 주사를 필요로 한다. 어떤 연령에서도 발현하지만, 대부분 청소년기인 25세 이전에 발현하는 일이 많다.

인슐린 비의존형 당뇨병은 제2형 당뇨병이라고도 하며, 이는 당뇨병 중에 가장 많은 타입으로 인슐린 반응이 둔하기 때문에 혈당이 높아져도 신속하게 대응할 수 없고, 그 결과 인슐린이 상대적으로 부족한 상태이다. 유전적 소인이 크며, 40대 이상의 연령, 과식, 운동부족, 스트레스 그리고 비만 등에 의해 발병된다.

2 당뇨병의 원인

10-4. 제II형 당뇨병의 원인

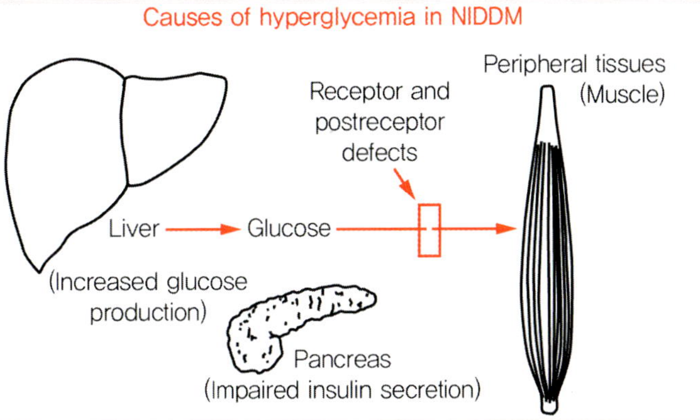

당뇨병이 진행된 어느 시점에서 고혈당에 기여하는 요인들을 나타낸 것으로 간과 췌장, 근육의 세 기관이 밀접하게 상호 관련성이 있다는 것을 보여주고 있다.

인슐린 비의존형 당뇨병에서 나타나는 고혈당은 인슐린 저항성만이 아니라, 이를 극복할 수 있을 만큼의 충분한 양의 인슐린이 분비되지 못하는 즉, 인슐린의 상대적 부족이 병인으로서 중요한 역할을 한다. 여기에 간으로부터의 포도당 생산이 혈당 농도에 중요한 영향을 미친다. 그리고 근육 조직은 생체 내 80~90%를 이용하므로 인슐린 작용의 주된 목표가 되며, 간의 포도당 생산은 기저 인슐린 분비(basal insulin secretion)만 유지되어도 효과적으로 억제된다. 그러므로 공복 상태에서 포도당 농도가 140㎎/dℓ을 상회한다는 것은 인슐린 분비가 기저 인슐린 분비에도 미치지 못하거나, 인슐린의 간세포 내 작용이 저항성을 가지고 있다고 이해할 수 있다.

10-5. 대표적인 당뇨병의 원인

- 호르몬 분비 및 기능을 조절하는 내분비 기관의 이상
- 대사 체계의 비정상 및 유전적 요인
- 만성염증, 암 외과적 수술 등에 의한 췌장의 구조적, 기능적 이상
- 이뇨제, 신경안정제 등의 과다한 복용에 의한 이상
- 활동 부족, 과도한 영양섭취 등에 의한 비만
- 순환계 및 신장기능의 비정상
- 임신 및 기타

그리고 당뇨병이 일어나는 원인은 여러 가지가 있으나, 대표적인 원인은 다음과 같다.

1) 호르몬 분비 및 기능을 조절하는 내분비 기관의 이상

2) 대사 체계의 비정상 및 유전적 요인

3) 만성염증, 암 외과적 수술 등에 의한 췌장의 구조적, 기능적 이상

4) 이뇨제, 신경안정제 등의 과다한 복용에 의한 이상

5) 활동 부족, 과도한 영양섭취 등에 의한 비만

6) 순환계 및 신장기능의 비정상

7) 임신 및 기타

따라서 많은 원인들을 권총에 비유하면, 선천적인 유전성에 의해 탄환을 장전시키고, 후천적인 상기 많은 요인들(스트레스, 운동부족, 임신, 감염증, 과식, 비만, 외상, 약물중독 등)이 방아쇠를 당기게 하는 역할을 하게 됨으로써 당뇨병이 발병하게 되는 원인이 된다.

10-6. 합병증 감소를 위한 일상생활 관리

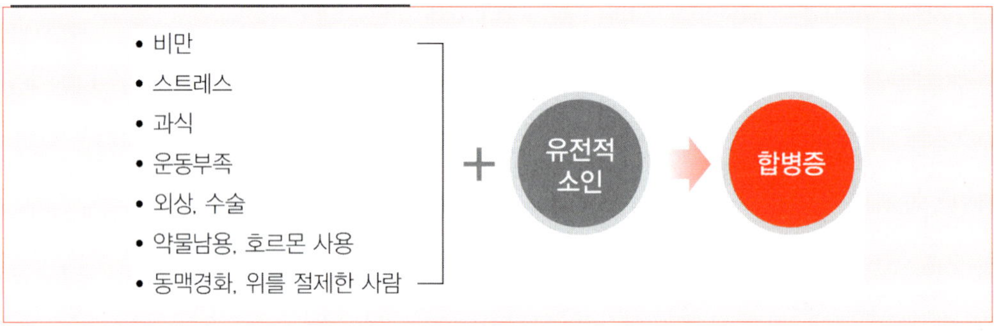

이러한 당뇨병의 원인들은 일상생활에 주의하여야 다른 질환과 합병증을 유발하지 않게 되는데, 당뇨병의 유전적 요인 보유자들은 비만, 스트레스, 과식, 운동부족, 외상, 수술, 약물남용, 호르몬 사용, 동맥경화, 그리고 위절제술 등이 당뇨 합병증(신경장애나 혈관 장애 등)의 위험도가 높아지게 하는 요인이므로 상기 요인들이 오지 않게 주의하여야 한다. 따라서 당뇨병인 사람들은 정상인에 비해서 동맥경화가 10년 정도 빨리 진행된다.

또한, 당뇨병은 동맥의 탄성을 감소시키고 혈압을 감소시켜 심장 질환, 신장 질환, 뇌졸중, 안질환 및 발의 질환 등 여러 질환을 야기 시킨다. 당뇨병의 초기 특징은 자각 증상이 발현되지 않고 본인이 모르는 동안 진행되게 된다. 그렇기 때문에 몸이 나른하고 쉽게 피곤하며 하루의 소변량과 횟수가 증가하거나 목이 마르거나 잘 먹어도 체중이 빠지거나 안경이

안 맞고 시력이 떨어지거나 공복감이 사라지지 않는 경우가 일어날 수 있기 때문에 운동 등 일상생활의 패턴을 바꾸고 주치의를 정해서 정기적인 검사를 받아야만 한다.

3 당뇨병의 증상

10-7. 당뇨병의 증상

- **최초의 증상:** 다음(多飮), 다뇨(多尿), 다식(多食) 현상
- **처음에는 살이 찌는 듯하나, 점차 살이 빠지고 몸이 여위게 된다.**
- **피로와 권태**
- **피부 증상:** 부스럼, 습진 무좀 - 감염증에 대한 저항력 약화
- **시력장애:** 망막증, 백내장, 눈의 조절 장애
- **자율신경 장애로 인해 손바닥이 붉어지기도 하고 변비나 설사**
- **잇몸에서 피의 순환이 나빠져서 잇몸 염증**
- **저항력 저하(감염증):** 치주염, 방광염 등
- **신경장애:** 신경통, 수족의 저림, 근육통, Impotence
- **지방간**
- **동맥경화:** 뇌졸중, 심장병, 신장병, 안저 출혈

※ 초기에는 아무런 증세가 없다가 상당히 진행된 뒤 발견

※ 당뇨병인 사람은 정상인에 비해 동맥경화가 10년 빨리 진행 - 혈관 노화 촉진

당뇨병의 증상은 3다(三多) 현상인 다음(多飮), 다뇨(多尿), 다식(多食) 현상이 나타나게 된다. 처음에는 살이 찌는 듯하나, 점차 살이 빠지고 몸이 여위게 되며, 몸이 나른하여 항상 피로감과 권태감이 오고, 감염증에 대한 저항력 약화되어 피부의 증상까지 나타난다.

그리고 시력장애가 오는데, 망막증, 백내장, 눈의 조절 장애가 점차 진행된다. 자율신경 장애로 인해 손바닥이 붉어지기도 하고 변비나 설사가 나며, 잇몸에서 피의 순환이 나빠져서 잇몸 염증이 오기도 한다.

또한, 저항력의 저하로 치주염, 방광염 등, 감염증이 나타나고, 신경장애로 신경통과 수족의 저림, 근육통, 그리고 성기능 저하(impotence)가 나타난다. 동맥경화에 의해 뇌졸중, 심장병, 신장병, 안저 출혈도 나타난다.

이 모든 증상은 초기에는 아무런 증세가 없다가 상당히 진행된 뒤 발견된다는 것인데, 발견하고 나면 다른 질환과의 합병증이 나타나기 때문에 위험하다. 그리고 당뇨병인 사람은 정상인에 비해 동맥경화가 10년 정도 빨리 진행됨으로써, 혈관의 노화를 촉진시킬 수밖에 없다.

4 합병증

10-8. 당뇨 합병증

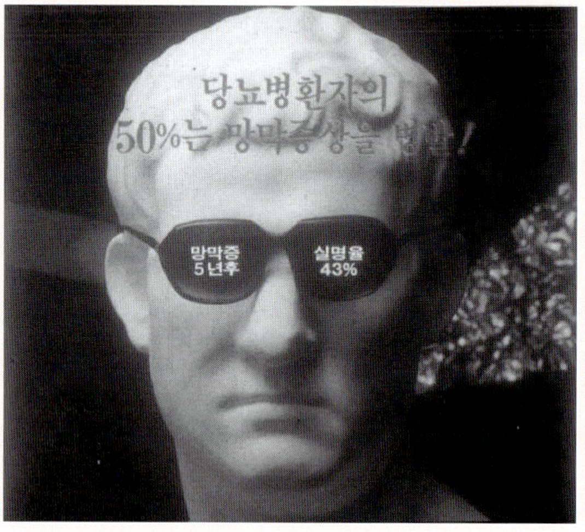

당뇨병이 무서운 것은 혈당이 상승하고 소변에 당이 나오는 것에 그치지 않고, 이로 인해 혈압이 높아지며 뇌졸중이 오게 된다. 그리고 말초 혈관이 막히게 되어 허혈성 통증이 오게 되고, 연골과 관절에 이상이 오며, 신장기능이 약화되고 심지어는 시력까지 잃게 된다.

모든 성인병이 마찬가지지만, 특히 당뇨병은 복합된 합병증이 수반되므로 무서운 병인데, 적극적으로 다른 질환과의 복합 질환이 진행되는 것을 예방하고 관리하여야만 한다.

10-9. 당뇨에 의한 합병증

- **신경 장애와 혈관 장애**
- **신경**: 발의 감각 이상, 신경통, 성기능 감퇴
- **눈**: 시력의 저하
- **피부**: 가려움증이나 피부염
- **감염**: 면역기능 장애로 인한 질염
- **심혈관계**: 고혈압, 동맥경화, 중풍
- **신장**: 부종

당뇨병에 의한 합병증은 여러 기관에 영향을 미치게 된다. 대표적으로 신경장애와 혈관 장애를 일으키게 된다. 신경질환은 발의 감각 이상과 신경통이 일어나며, 말초 혈관이 막히게 되어 성기능 감퇴가 일어난다.

눈에 영향을 주어 시력의 저하와 망막증까지 진전될 수 있고, 피부 질환은 가려움증이나 피부염을 유발하며, 감염증으로 면역기능 장애로 인한 질염이 나타난다. 심혈관계 질환으로는 고혈압, 동맥경화, 뇌졸중이 나타나며, 신장 이상으로 부종이 일어난다.

당뇨병은 심장근육을 약화시키고 관상동맥 질환을 유발시킨다. 또한, 흉통 없이 잠재성 허혈이나 심장발작 등을 일으키기 쉽다. 고혈압, 흡연, 고지혈증의 이상이 있거나, 또는 직계가족 중에 50세 이전에 관상동맥 질환이 발병했던 사람은 심장발작의 위험이 배가된다.

당뇨의 합병증에서 25%가 신부전증이다. 20년 이상 1형 당뇨병을 보유한 사람들은 신장질환 발병률이 30~40% 이상이며 2형 당뇨인 사람은 일생동안 약 15~20% 정도 차지한다.

당뇨인 사람들은 백내장뿐만 아니라 망막증, 녹내장에 노출될 위험이 높기 때문에 실명의 주원인이 된다. 이러한 이유로 인해 당뇨인 사람들은 시력검사와 안과 검사를 매년 실시하여야 한다.

또한 당뇨병은 말초신경과 자율신경에도 장애를 초래할 수 있기 때문에 발의 관리가 매우 중요하다. 특히, 감염과 괴사율이 20배 이상 높아 결국에는 발과 다리를 절단하는 경우도 있다.

10-10. 비만과 당대사의 관계

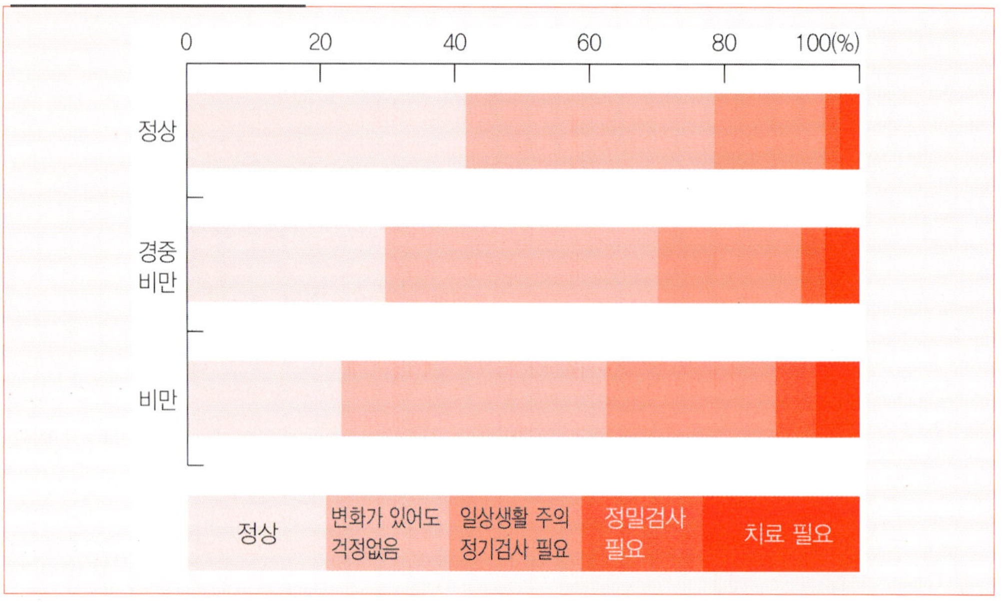

비만과 당대사의 관계에서 정상인의 경우, 치료가 필요하지 않는 정상은 44.2%, 변화가 있어도 걱정 없음이 38.0%, 일상생활 주의나 정기검사 필요한 경우가 14.5%, 정밀검사가 필요한 경우 2.2%, 치료가 필요한 경우가 1.2%였다. 그리고 경증 비만의 경우, 정상은 28.4%, 변화가 있어도 걱정 없음이 46.5%, 일상생활의 주의 및 정기검사가 필요한 경우는 21.1%, 정밀검사가 필요한 경우가 2.2%, 치료가 필요한 경우 1.8%였다. 그러나 비만의 경우는 매우 심각해서 정상은 21.3%, 변화가 있어도 걱정 없음 47.0%, 일상생활 주의나 정기검사 필요 24.8%, 정밀검사 필요 4.1%, 치료 필요가 2.8%였다.

따라서 비만할수록 일상생활의 형태를 개선하고 정기적인 정밀검사가 필요하며, 과체중이나 비만이 되지 않도록 주의를 기울여야만 한다.

10-11. BMI와 당뇨병 위험도

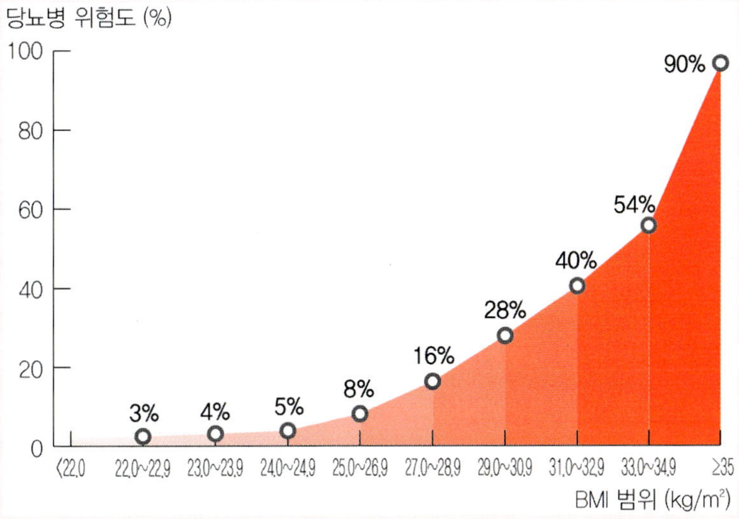

또한, BMI와 당뇨병 위험도를 조사한 연구에서 BMI 25~26.9㎏/㎡인 집단은 당뇨병 발생 위험도가 8%, 27~28.9㎏/㎡인 집단은 16%로 위험도가 증가하였고, 29~30.0㎏/㎡인 경우 28%가 당뇨병에 노출될 위험도가 높은 것으로 나타났다. 그리고 BMI 30㎏/㎡ 이상인 고도 비만인 경우 40%, 33~34.9㎏/㎡인 집단은 54%의 위험도를 보였다.

그러므로 BMI 25㎏/㎡ 이하를 유지하여야만, 당뇨병의 발생 위험도가 낮은 것을 알 수 있다.

5 당뇨병의 진단 및 측정

10-12. 당 부하 검사에 의한 당뇨병의 진단 기준

당 수치	정상형(mg/dℓ)	당뇨병(mg/dℓ)	경계형
공복 시	110 미만	140 미상	정상형이나 당뇨형 어느 곳에도 들지 않는 경우
식후 1시간	160 미만		
식후 2시간	120 미만	200 이상	

▶ **공복 시 혈당, 2시간 혈당이 모두 높을 경우:** 어느 한쪽이 높은 경우도 당뇨

※ 경계형 당뇨병의 20%가 당뇨병으로 이행

▶ HbA1c(당화혈색소)

- 과거 1~2개월간 혈당의 상태를 반영
- 기준치: 4.1~5.5%

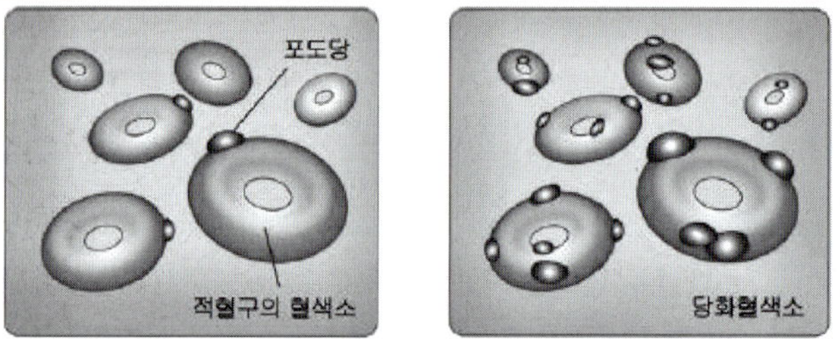

⬆ 보통의 당화혈색소　　⬆ 수치가 높은 당화혈색소

당뇨병의 판정기준은 정상 혈당치가 80~120mg/dℓ 정도인데, 만약 공복 시 혈당이 120 mg/dℓ 이상이거나 식후 혈당치가 180mg/dℓ 이상일 경우에 당뇨병으로 진단하게 된다. 그러므로 당뇨병의 진단은 소변 검사로만 알 수는 없다. 다뇨 다음, 체중감소 등 당뇨병으로 인한 증세가 있고, 임의로 측정한 포도당 값이 200mg/dℓ 이상인 경우나, 공복 시 포도당 값이 126mg/dℓ 이상인 경우, 그리고 75g 당 부하 검사에서 식후 2시간 포도당 값이 200mg/dℓ 이상인 경우에 당뇨병으로 진단한다.

공복 시 혈당과 2시간 식후 혈당이 모두 높을 경우에는 어느 한쪽이 높은 경우에도 당뇨로 진단하며, 경계형 당뇨병의 20%가 당뇨병으로 이행되는 경우가 많다.

그리고 당화혈색소(HbA1c)는 과거 1~2개월간 혈당의 상태를 반영한 것으로 얼마나 당뇨 치료를 위해 노력했는지는 이 수치를 보면 알 수 있는데, 식이 및 운동요법을 각자의 능력에 맞게 실시했을 때, 4.1~5.5%의 기준치에 들게 된다. 그러나 관리를 잘 하지 않은 사람들은 이 수치보다 높게 된다.

10-13. 혈당 측정

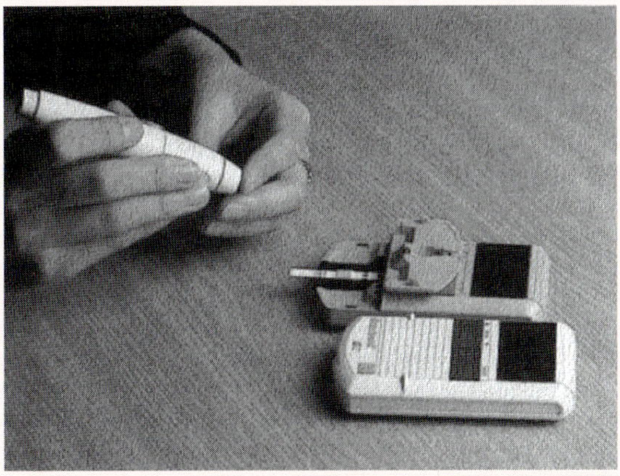

당뇨병의 측정은 간단하게 Lancet을 이용하여 측정하는 방법이 있고, 임상 병리과에서 혈액검사를 통하여 알 수 있는 경우가 있다. Lancet을 이용한 경우는 가정용으로 혼자서도 빠르고 간편하게 측정할 수 있는 검사기기이다. Lancet으로 손가락 끝 부분에 혈액을 채취한 뒤, 검사 Kit에 혈액을 떨어뜨리면, 30초 이내에 측정이 되는 혈당 검사기기로, 운동 중에도 당의 변화량을 측정할 수 있다. 여러 가지 환경적인 변수는 있지만, 체계적인 당뇨병 관리를 하는 환자들은 이 검사기기가 필수적으로 꼭 필요하다.

6 당뇨병의 관리

10-14. 당뇨병의 영양 및 운동관리

▶ 식이요법

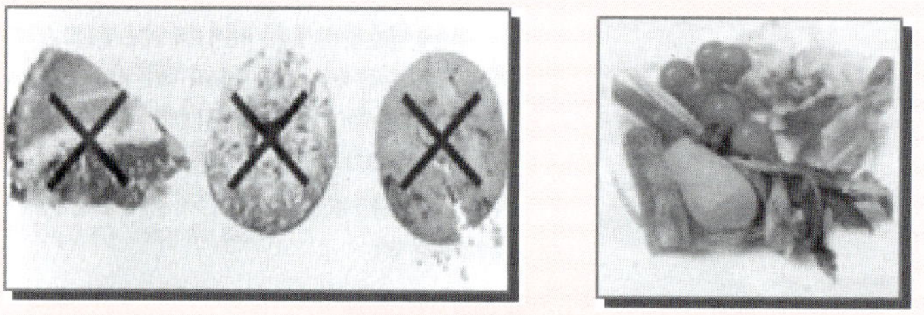

▶ 운동요법

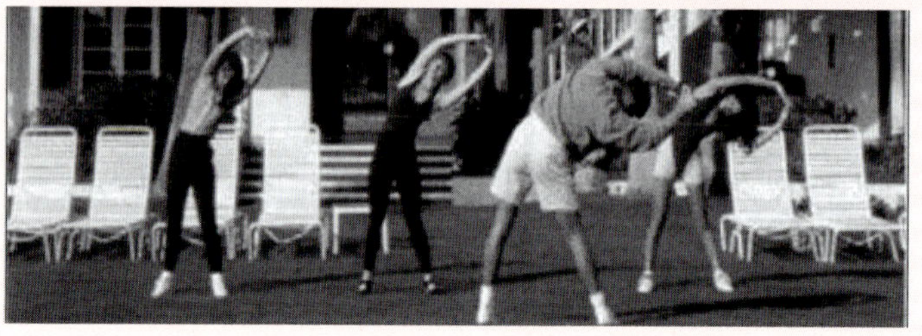

▶ 약물요법

당뇨병의 치료는 식이요법, 운동요법, 약물요법으로 구분된다. 인슐린 의존형인 경우, 인슐린 주사를 맞아 혈당을 떨어뜨려야 하고, 인슐린 비의존형은 케톤체가 소변으로 나오지 않으면, 운동과 식이요법으로 적극적으로 대처해야 한다.

식이요법은 주치의와 상담하고 칼로리 제한이 필요한 사람들은 짜여진 식단에 의해 관리하여야만 하는데, 영양의 균형, 과자나 단 음식을 지나치게 섭취하지 말고, 과일도 적정량 섭취하여야 하며, 알코올은 자제하여야 한다. 조미료는 싱겁게, 충분한 단백질을 섭취하고, 야채, 해초류, 버섯류는 충분히 섭취하여야 한다. 주식인 밥의 선택은 주의하여야 하고, 천천히 잘 씹어서 먹는 것이 중요하다.

당뇨 환자들의 운동요법의 장점은 당대사가 활발해지고, 인슐린을 절약할 수 있으며, 혈관의 노화를 막는다. 그리고 스트레스에 도움을 주고, 근력 및 체력의 증강되며, 비만의 해소로 이어진다. 이때 주의할 점은 식전 운동은 삼가고 식후 최소한 30분 이후에 실시하여 위에 부담을 덜어주고 저혈당의 위험에서 벗어날 수 있게 한다.

또한, 스트레스 해소에 노력하여야 하고 담배를 피해야 하는데, 지나친 흡연은 동맥경화를 야기할 수 있다. 그리고 식사, 운동, 약물요법은 주치의나 전문가의 지시에 따라 실시하는 것이 좋고 정기적인 검사를 받아야 한다.

10-15. 당뇨병의 관리

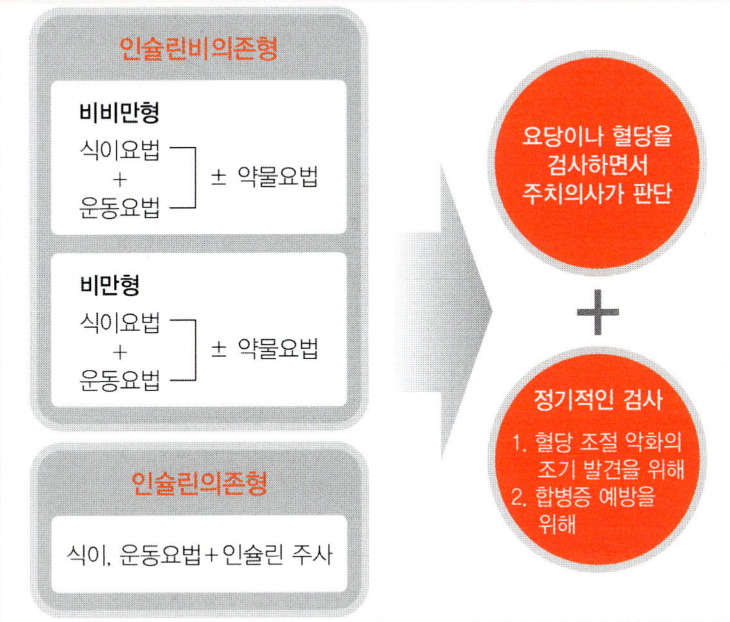

당뇨병의 치료의 기본은 식사요법, 운동요법, ± 약물요법이 적용되며, 인슐린 주사와 비만의 요인에 의해서 크게 3가지로 분류하여 처방하게 된다. 인슐린 주사에 의존하지 않고 정상의 체중을 유지할 경우, 기본적으로 식이요법과 운동요법이 적용되며, 가끔 당뇨약을 복용하게 하는 대상자도 있다.

인슐린 주사에 의존하지 않고 비만인 경우에는 합병증이 있는지를 검사하여야 하는데, 합병증 때문에 식이 운동 프로그램에 참여하지 못할 경우, 근본적으로 합병증을 치료한 후에 프로그램에 참여하여야 한다.

인슐린 주사에 의존하는 대상자의 경우, 소변검사를 통해 케톤체의 유·무 확인과 주의를 기울여서 식이, 운동 프로그램에 참여하여야 한다.

1) 식이요법

10-16. 당뇨병 환자의 식이요법

※ 제한식(X), 조절식(O); 골고루 섭취.

▶ **자유롭게 먹을 수 있는 음식.**

- 국: 기름기가 없는 육수, 맑은 채소 국.
- 채소류: 당질 함량이 적은 채소, 해조류(김, 미역, 다시마).
- 음료수: 홍차, 녹차, 다이어트 콜라, 사이다.

▶ **당뇨병 환자가 주의해야 할 음식.**

- 단순 당질이 많은 음식: 사탕, 꿀, 케이크, 젤리 등.
- 지방 함량이 많은 육류: 삼겹살, 햄, 참치 통조림.

흔히 "당뇨식"이라고 하면, '무조건 적게 먹는 것', 또는 '당뇨에 좋은 것을 먹는 것'이라고 생각하기 쉽다. 당뇨식이란 "제한식"이 아닌, "조절식"으로 혈당을 잘 조절하고 하루 동안 정상적인 활동을 하는 데 필요한 개개인의 열량 범위 내에서 모든 영양소가 포함되도록 음식을 섭취하는 것이다. 즉, 당뇨병의 식이요법 중에서 중요한 점 중의 하나는 음식을 골고루 섭취하는 것이다.

1) 당뇨 환자들이 자유롭게 먹을 수 있는 음식

- 국: 기름기를 걷어낸 맑은 육수, 맑은 채소국
- 채소류: 당질 함량이 적은 채소, 해조류(김, 미역, 다시마)
- 음료수: 홍차, 녹차, 토닉워터, 다이어트 콜라, 다이어트 사이다(다이어트 콜라, 사이다는 1캔당 1kcal로 현재 시중에 유통되는 라이트 콜라나 사이다(1캔당 30kcal)와 다르다)

2) 당뇨병 환자가 주의해야 할 음식

- 단순 당질이 많은 음식: 사탕, 꿀, 잼, 케이크, 젤리, 껌, 쿠키, 초콜릿, 엿, 조청, 파이, 시럽, 양갱, 약과, 가당 요구르트, 과일 통조림 등
- 지방 함량이 많은 육류: 갈비, 삼겹살, 햄, 참치 통조림, 유부 등

2) 운동요법

10-17. 당뇨병 환자들의 운동지침

1. 당뇨검사를 받아야 한다.
2. 혈당이 100mg/dℓ 이하면 간단히 음식을 섭취해야 한다.
3. 혈당이 100~250mg/dℓ이면 운동을 안전하게 할 수 있다.
4. 혈당이 250mg/dℓ 이상이면 운동을 연기하고 소변에 케톤 검사를 해야 한다.
5. 케톤이 검출되면 인슐린을 투여하여 혈당이 250mg/dℓ 이하로 내린 다음 운동을 실시한다.
6. 운동은 식후 1~2시간 후에 실시한다. 식전은 저혈당 우려(사탕, 초콜릿 준비).
7. 장시간 운동 시에는 30분마다 당분을 섭취한다.
8. 인슐린은 운동 1시간 전에 투여한다.
9. 운동 중 관절이나 근육의 손상에 주의하고, 운동화는 발에 잘 맞아야 한다.
10. 합병증이 있으면, 무리한 운동은 삼가하고 전문의와 상의한다.

운동 시 주의사항은 다음과 같다.

1) 먼저, 당뇨검사를 받고 운동을 실시한다. 당뇨의 수치와 합병증, 운동능력에 따라 차등 프로그램으로 실시하여야 안전하기 때문에 종합검진을 받고 식이, 운동 프로그램에 참여한다.

2) 혈당이 100mg/dℓ 이하이면 간단히 음식을 섭취하고 운동을 실시해야 한다. 운동을 실시하면 당을 에너지원으로 사용하기 때문에 음식물을 섭취하지 않으면, 저혈당의 우려가 있다.

3) 혈당이 100~250mg/dℓ이면 운동을 안전하게 할 수 있다.

4) 혈당이 250mg/dℓ 이상이면 운동을 연기하고 소변에 케톤을 검사해야 한다. 케톤체가 검출되면 에너지원으로 포도당이 이용되지 못하고 지방이 사용된다는 의미이므로 운동을 실시하면 케톤산혈증이 생길 수 있다.

5) 케톤이 검출되면 인슐린을 투여하여 혈당이 250mg/dℓ 이하로 내린 다음 운동을 실시한다.

6) 운동은 식후 1~2시간 후에 실시한다. 식전은 저혈당 우려가 있으므로 사탕, 초콜릿 등을 준비하여 이상 증상이 나타나면 섭취한다.

7) 장시간 운동 시에는 30분마다 당분을 섭취한다.

8) 인슐린은 운동 1시간 전에 투여한다.

9) 운동 중 관절이나 근육의 손상에 주의하고, 운동화는 발에 잘 맞아야 한다. 당뇨 질환은 신경계와 말초 혈관에 이상을 유발하기 때문에 적은 운동화나 너무 큰 운동화는 발의 상처를 만들게 된다.

10) 합병증이 있으면, 무리한 운동 삼가하고, 전문의와 상의한다.

10-18. 케톤체의 생성 과정

- 인슐린이 부족하게 되면서 발생
- 인슐린이 부족 → 포도당을 에너지원으로 사용 못함 → 포도당이 혈액 속에 쌓이기 시작하면서 혈당 상승
- 대체 에너지원: 지방
- 쓰고 남은 지방의 찌꺼기: ketone body
- 케톤산이 등장할 정도로 지방이 과도하게 사용되게 되면 인슐린이 이런 위험한 상황을 막아주어야만 함

당뇨병 환자들이 운동 전에 꼭 검사하여야 할 사항은 소변에서 케톤체가 생성되느냐가 중요하다. 케톤체는 인슐린이 부족하게 되면서 발생하게 되는데, 인슐린이 부족 → 포도당을 에너지원으로 사용 못함 → 포도당이 혈액 속에 쌓이기 시작하면서 혈당이 상승하게 된다.

따라서 포도당으로 에너지를 사용하지 못하기 때문에 대체 에너지원을 찾을 수밖에 없다. 그 대체 에너지가 지방인데, 이 지방을 쓰고 남은 찌꺼기가 바로 케톤체(ketone body)인 것이다.

케톤체가 소변으로 생성되는 당뇨환자들이 운동이 좋다고 하여 운동을 실시했을 때, 에너지는 더 필요하게 되고 포도당을 대신할 지방도 더 필요로 하게 되며, 따라서 케톤산 혈증의 위험한 상황까지 갈 수 있다.

10-19. 운동시간에 따른 케톤체 변화

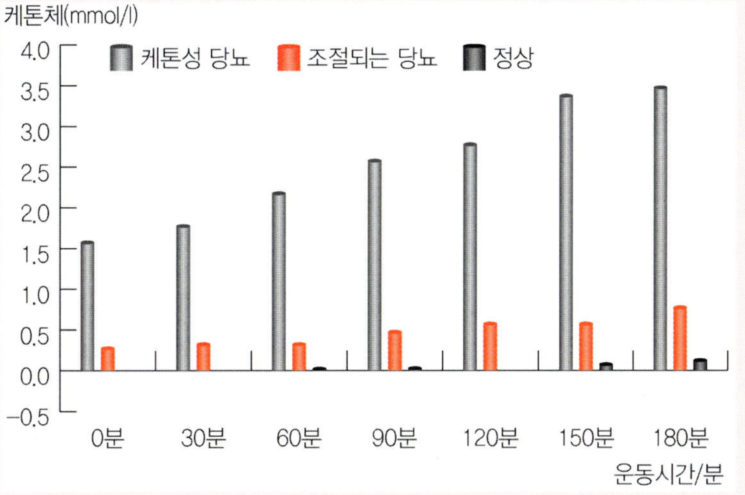

이러한 케톤산 혈증은 케톤체가 생성되는 당뇨환자들에서 생성이 증가되는데, 그림에서도 정상이나 조절되는 당뇨 환자들에 비해 케톤성 당뇨 환자들은 급격하게 증가되는 것을 볼 수 있다.

따라서 케톤체가 생성되는 당뇨 환자들은 약물요법 등으로 혈당의 조절과 케톤체가 생성되지 않도록 조절한 후에 운동을 실시하여야만 한다.

10-20. 당뇨의 운동효과

- 혈당이 낮아지고,
- 근육의 인슐린 감수성이 높아진다.
- 근육에 당 이용률을 증가시킨다.
- 적은 인슐린으로 많은 당을 근육에 에너지로 이용하게 된다.

당뇨 환자들의 운동의 효과는 대단히 높다. 그 예로 인슐린 비의존형 환자들을 대상으로 골프 운동을 실시한 날과 사무실에서 근무한 날의 당 수치를 비교한 결과, 현저하게 골프를 실시한 날이 낮았다는 보고가 있다. 따라서 규칙적인 운동은 혈당이 낮아지고, 근육의 인슐린 감수성이 높아지며, 근육에 당 이용률을 증가시킨다. 그리고 적은 인슐린으로 많은 당을 근육에 에너지로 이용하게 된다. 규칙적인 운동은 말초조직의 혈류량을 증가시키고 근육 및 지방세포의 인슐린 감수성을 증가시켜 혈당을 조절하는 데 크게 도움을 줄뿐만 아니라, 심장의 기능적 능력을 향상시키고 지방을 줄이는 데 효과를 얻을 수 있다.

또한, 당뇨병 치료는 식이요법과 운동요법으로서 아래와 같은 사항을 조심하지 않으면, 건강을 해칠 우려성이 있으므로 주의해야 한다.

1) 당뇨병의 진단과 치료를 계속 지연할 때

2) 적극적인 치료를 하지 않고 처방대로 치료를 하지 않을 때

3) 당뇨병과 관련된 위험요소들을 소홀히 할 때

따라서 당뇨병은 운동만 하여도 되지 않는데, 이는 각 개인의 상태에 따라 식이요법과 운동요법을 병행하여야만 질환을 예방하고 치료할 수 있다.

10-21. 당뇨병 환자의 혈당치 변화

날 짜	식 전(mg/dℓ)	식 후(mg/dℓ)	처 방
2월 13일	322	484	약물+운동
2월 27일 (2주 후)	235	299	운동
3월 12일 (최초 4주 후)	217	289	운동
3월 29일 (최초 8주 후)	147	198	운동
5월 13일 (3개월 후)	142	170	운동

당뇨병 환자들의 약물과 운동에 따른 혈당치의 변화와 운동의 효과는 확연하게 드러나는 것을 알 수 있다. 초기 당 수치가 식전에 322mg/dℓ, 식후 484mg/dℓ인 한 사람을 약물 처치와 운동 처치를 시켰을 때, 약 2주 후에 250mg/dℓ 이하로 감소하여 약물 처지를 중단하고 운동을 계속하도록 하였다. 최초 4주 후 공복 시에 217mg/dℓ로 감소하였고, 8주 후에는 150mg/dℓ 이하로 감소하여 큰 폭으로 혈당이 감소하였다. 그리고 약 3개월 후에 식전에 142mg/dℓ, 식후 170mg/dℓ으로 거의 정상에 가까운 정도까지 감소하는 결과를 보여주고 있다.

이렇게 당질 대사와 지질대사를 개선시키고 신체 내 지방을 효과적으로 소비할 수 있는 운동 강도와 시간, 빈도를 처방해 주었을 때, 큰 효과를 볼 수 있다는 것이다. 따라서 당뇨병 환자의 혈당치를 변화시킬 수 있는 운동은 달리기를 비롯한 유산소성 운동이 좋고, 근력운동도 병행하여 실시하는 것이 효과적이다.

10-22. 당뇨병과 신체활동량

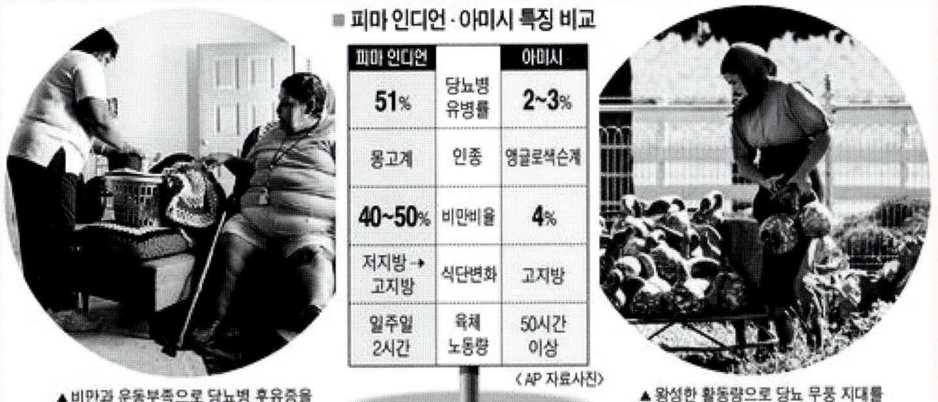

■ 피마 인디언·아미시 특징 비교

피마 인디언		아미시
51%	당뇨병 유병률	2~3%
몽고계	인종	앵글로색슨계
40~50%	비만비율	4%
저지방 → 고지방	식단변화	고지방
일주일 2시간	육체 노동량	50시간 이상

〈AP 자료사진〉

▲비만과 운동부족으로 당뇨병 후유증을 앓는 피마(Pima) 인디언의 모습

▲왕성한 활동량으로 당뇨 무풍 지대를 사는 아미시(Amish) 여성의 모습

신체활동의 정도에 따라 성인병은 매우 차이를 보이는데, 대표적인 비교 집단으로 피마(Pima) 인디언과 아미시(Amish) 공동체를 들 수 있다. 피마 인디언이 영양 과잉과 활동 부족이 빚은 '당뇨 재앙'이라면, 펜실베이니아주의 아미시 공동체는 반대로 '당뇨 무풍지대'인데, 전기와 자동차 등 현대 문명을 거부하고 19세기 수준의 농업기술로 하루 10시간 이상 활발한 육체 활동을 실시하기 때문이다. 이들의 당뇨병 발생 비율은 2~3%로, 세계적으로 유례가 드물게 낮다고 보고하고 있다.

98명의 아미시 남자 농부를 대상으로 7일 동안 육체 활동량을 조사한 결과, 이들의 활동량은 미국인 성인 평균보다 6배나 많았다(2005년 1월 미국스포츠의학회지). 이들은 하루 평균 18,425보를 걷는다. 최대 하루에 51,000보 이상을 걷는 이도 있었고 여성들도 농장 일과 육아 활동 등으로 하루 14,196보를 걸은 것으로 보고하고 있다.

이들의 식사는 육류 위주의 고지방 서구식 식단인 것은 마찬가지지만, 엄청난 활동량으로 비만으로 분류된 사람은 단지 4%에 불과하다. 미국인의 31%가 비만인 것과 대조되는 내용이다.

아미시 연구 권위자인 미국 메릴랜드의대 내과 알란 슐디너 교수는 "같은 비만이더라도 아미시의 당뇨병 발생률은 일반 미국인의 절반 수준"이라고 말했다.

슐디너 교수의 연구에 따르면, 아미시들의 체지방량은 하루 걷는 숫자와 반비례했다. 이들은 심장병 예방 효과가 있는 HDL-C가 매우 높았고, 골다공증 발생률은 현저히 낮았는데, 이는 일상의 활동량이 많아서 생긴 현상이다.

10-23. 세계 당뇨 연맹 심벌

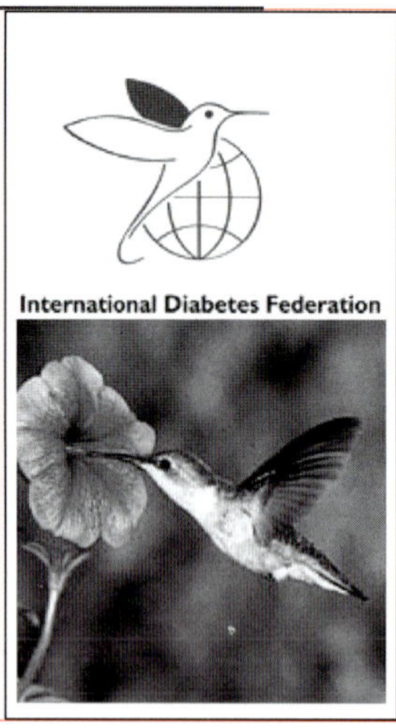

- ▶ 세계 당뇨 연맹 심벌
- ▶ 일하지 않으면 먹지도 말라.
- ▶ 벌새(humming birds)
  - 세계에서 가장 작은 새: 3g, 3㎝
  - 주식: 꿀
  - 운동: 1초에 80번 날개 짓

벌새(humming birds)는 1초에 80번 날개 짓을 하여 꿀이라는 당분을 섭취하고도 당뇨에 걸리지 않는다. 따라서 세계 당뇨연맹에서는 협회의 상징으로 설정하여 운동 참여를 강조하고 있다. 벌새의 특징과 내용은 다음과 같다.

1) 벌새는 하루에 12시간의 긴 잠을 통하여 체내의 노폐물과 대사의 부산물을 제거한다. 또한, 긴 잠은 활동하는 시간을 줄여 체내에 필요한 에너지를 조절할 수 있게 된다. 모든 동물은 격렬한 운동을 하여 피곤해지면 긴 잠을 필요로 하지만, 벌새는 처음부터 생활양식이 활발한 대사와 긴 잠을 자도록 창조된 것이다.

2) 벌새는 에너지원으로 가장 효율적인 꽃의 꿀을 이용한다. 뿐만 아니라, 꿀을 효율적으로 채취하기 위해 부리는 바늘처럼 생겨 꽃 속으로 깊숙이 파고 들어갈 수 있다. 일부 화관이 부리보다 긴 경우는 부리를 화관의 밑 부분을 뚫고 들어가 꿀을 빨아내게 된다. 벌새의 혀 또한 부리 못지않게 특별하게 설계되어 꿀을 효과적으로 입 속으로 섭취하도록 되어 있다. 길고 가는 혀는 마음대로 구부렸다 폈다 할 수 있으며, 끝은 둘로 갈라져 양쪽 끝에 꿀을 담을 수 있는 작은 홈통이 있어 조금도 흘리는 것 없이 꿀을 목구멍으로 넘길 수 있도록 되어 있다. 또한 혀는 1초에 13번을 핥아 짧은 시간에 많은 양의 꿀을 섭취할 수 있다.

3) 벌새는 특수한 비행기술을 갖고 있다. 꽃 앞에 이르러서는 꽃에 앉는 것이 아니라 정지한 상태로 날면서 부리를 꽃을 향하게 한 다음, 정확히 앞으로 날아 부리를 꽃 속으로 집어넣는다. 그리고는 충분한 양의 꿀을 채취할 때까지 마치 꽃 앞에 정지해 있는 것처럼 부지런히 날갯 짓을 한다. 꿀을 다 섭취한 다음에는 정확히 반대 동작으로 뒤로 날아 부리를 꽃에서 빼내게 된다. 시속 90㎞의 엄청난 속도를 날면서 어떻게 이런 행동이 가능할까? 벌새

가 꽃 앞에 도착하면 몸을 45°로 틀어 정지한 다음 날개를 위·아래로 젓는 대신 앞·뒤로 저어 정지 상태에서 떠 있게 된다. 대부분의 조류는 날개를 아래로 저을 때만 추진력을 얻게 된다. 그러나 벌새는 아래·위 두 날갯짓 모두 추진력을 내며, 정지해 있을 때도 앞·뒤 날갯짓 모두 추진력을 갖고 있다. 벌새의 날개는 어깨로부터 모든 방향으로 회전할 수 있으며, 다른 조류들은 날개의 중간이 활처럼 휘어져 있는 반면에 벌새는 똑바르게 되어 있어 훨씬 자유로운 비행기술을 발휘할 수 있다. 정지상태의 날갯짓을 정밀하게 관찰하면, 날개를 뒤로 움직이는 동안 날개 전체가 회전하여 아랫부분이 위를 향했다가 앞으로 젓는 동안 다시 회전하여 원위치로 돌아오는 운동을 계속 반복하여 꽃에서 꿀을 채취하는 동안 정지 상태로 떠 있을 수 있음을 알 수 있다. 반면에 꿀을 다 채취한 후에 부리를 꽃으로부터 빼어 뒤로 날기 위해서는 바람이 앞으로 일도록 날개를 약간 틀어 저으면 된다. 이런 행동이 1초에 50~80번 일어나기 때문에 사람의 육안으로는 관찰이 불가능하다. 벌새는 이러한 강력한 날갯짓을 위해 특별히 발달된 근육을 갖고 있는데, 가슴근육이 체중의 3분의 1을 차지하는 것은 조금도 이상한 것이 아니다.

7 당뇨병의 예방

1) 생활습관

10-24. 당뇨병 예방을 위한 생활습관 지침

- ▶ 하루의 식사량을 조절하여 절대 과식이 되지 않도록 한다.
- ▶ 균형된 식사를 통하여 규칙적이고 효과적인 운동을 지속적으로 한다.
- ▶ 다 갈증과 다뇨증은 당뇨병의 원인이라고 할 수는 없으므로 갈증을 참는 것은 바람직하지 않다.
- ▶ 현미, 율무, 잡곡 등 당뇨병을 예방하는 식품이라도 과다한 섭취는 위험을 초래한다.
- ▶ 정기적인 의료적 진료로 건강상태를 점검하여 질병을 예방한다.

당뇨병을 예방하기 위한 식이 및 운동 등의 생활습관 지침을 살펴보면, 다음 사항과 같다.

1) 하루의 식사량을 조절하여 절대 과식이 되지 않도록 한다.

2) 균형된 식사를 통하여 규칙적이고 효과적인 운동을 지속적으로 한다.

3) 다갈증과 다뇨증은 당뇨병의 원인이라고 할 수는 없으므로 갈증을 참는 것은 바람직하지 않다.

4) 현미, 율무, 잡곡 등 당뇨병을 예방하는 식품이라도 과다한 섭취는 위험을 초래한다.

5) 정기적인 의료적 진료로 건강상태를 점검하여 질병을 예방한다.

2) 운동처방

10-25. 당뇨병 환자들의 운동처방

- ▶ 건강검진을 실시한 후, 운동 실시
- ▶ 심폐지구력을 향상
  - 에어로빅, 걷기, 조깅, 자전거 타기, 수영 등
  - 자신이 즐길 수 있는 종목을 선택
- ▶ **운동 강도:** 최대 심박수의 40%~80%
- ▶ **운동시간:** 20~40분, 오후 운동
- ▶ **운동 빈도:** 일주일에 2~5회

참고문헌

강두희(1998). 생리학. 신광출판사.

강희성, 외 7인(1997). 운동생리학. 대한미디어.

김남익, 김영일, 최건식, 김창규(2000). 중년 여성 저혈압자들의 운동부하 검사 시 혈액량, 심근산소소비량 및 심전도 ST분절의 변화. 대한스포츠의학회지, 18(1), 14-22.

김남익 (2005). 본태성 고혈압자들의 유산소 운동량이 혈압 감소에 미치는 영향. 한국체육과학회지, 14(2), 555-564.

김남익, 유명수(2001). 만성 간질환자들의 신체활동 및 영양상태에 관한 연구. 운동영양학회지 5(1), 29-41.

김남익, 장지훈, 성기홍, 윤성(2002). 소방대원들의 실내, 실외 근무형태에 따른 유산소운동 능력 및 등속성 근력. 한국유산소운동과학회지, 6(1), 17-32.

김남익(2004). 고도 비만 여성들의 저항성 운동을 병행한 유산소 운동 프로그램이 신체조성 및 심전도 반응에 미치는 영향. 한국체육학회지, 43(3), 633-644.

김남익(2004). 고령자들의 심혈관계 질환 위험요소와 운동참여 여부가 심혈관계 위험 요인, 건강도, 운동능력, 성인병 발병률 및 사망률에 미치는 영향. 운동과학, 13(2), 151-166.

김성수, 정일규(1997). 운동생리학. 도서출판 대경.

김진우(1996). 인슐린 저항성의 기전. 당뇨병 20(3), 203-213.

문화체육부(1996). 성인병과 운동처방. 문화체육부.

백일영(2002). 운동생리학 및 운동처방. 이론과 실험. 대한미디어.

안의수, 외 6인(2001). 운동과 건강관리. 현문사.

차형수(2001). 건강증진 가이드. 도서출판 한국의학.

최대혁, 외 9인(2003). Power 운동생리학. 라이프사이언스.

최상배, 고성경(2001). 여성건강과 운동. 도서출판 홍경.

황수관, 최건식(1994). 운동처방과 건강. 도서출판 금광.

Bacon, S. L., Sherwood, A., Hinderleter, A., & Blumenthal, J. A. (2004). Effects of exercise, diet and weight loss on high blood pressure. Sports Med., 34(5), 307-316.

Carey GB(1997). The swine as a model for studying exercise-induced changes in lipid metabolism. Med. Sci. Sports Exer. 29(11), 1437-1443.

DeFornzo RA, & Ferrannini E(1991). Insulin resistance: A multifaceted syndrome responsible for NIDDM, obesity, hypertension, dyslipidemia, and atherosclerotic cardiovascular disease. Diabetes Care 14, 195.

Ishikawa, K., Ohta, T., & Tanaka, H.(2003). How much exercise is required to reduce blood pressure in essential hypertensives: A dose-response study. Am. J. Hyperte., 16, 629-633.

Kaplan NM(1989). The deadly quartet: Upper-body obesity glucose intolerance, hypertriglyceridemia, and hypertension. Arch. Intern. Med. 149, 1514.

Kim NI(2004). The changes of duty form on the rest and graded exercise test respiratory function on in Fire-Fighters. 한국걷기과학학회지 3, 23-32.

Van Lieshout JJ, ten Harkel AD, & Wieling W(1992). Physical manoeuvers for combating orthostatic dizziness in automatic failure. Lancet 339, 897-898.

Zaxchwieja JJ(1996). Exercise as treatment for obesity. Endocrin. Metab. Clin. Noth Am. 25(4), 965-988.

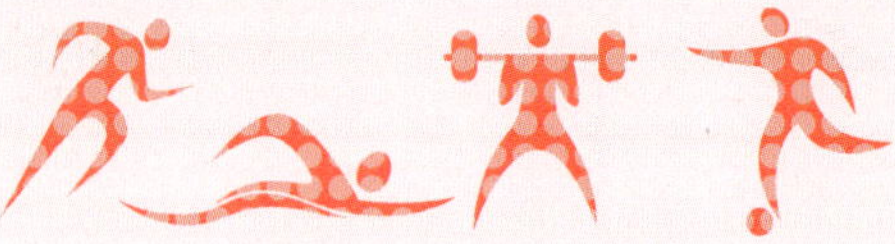

제 3 부

특수 목적에 따른 건강과 운동처방

제 11 장 여성 건강과 운동처방

1 항상성

11-1. 항상성이란?

- ▶ 우리 몸을 항상 일정하게 유지
- ▶ 여성 인체조절 체계가 남성보다 분명
- ▶ 환경, 신체 내부
- ▶ 인체조절이 실패할 경우 질병 유발
- ▶ 인체조절 체계: 내분비성 조절과 신경성 조절

인간은 자신의 몸을 항상 일정하게 유지시켜 주는 항상성(homeostasis)을 가지고 있다. 외부 환경이 더워지면, 땀을 발산하여 체온을 유지하고, 추워지면, 몸을 웅크리고 따뜻한 의복으로 보온을 유지한다. 따라서 기온, 습도, 임신, 부상 등의 내부 변화에 민감하게 반응하고 적응할 수 있도록 체온, 체중, pH, 삼투압 등을 안정되게 유지하는 것이 여기에 포함된다.

이러한 항상성 조절에 실패할 경우, 성인병을 비롯한 여러 가지 질병이 유발되는데, 고혈압, 당뇨, 비만 등의 질환으로 발전했을 때, 조절되지 않고 점점 더 질환을 악화시키는 특징도 가지고 있다.

항상성과 고혈압의 관계를 예로 들면, 혈압을 낮추기 위한 부적피드백 기전으로 먼저 심장활동은 혈관의 혈압을 증가시킨다. 경동맥의 압각 수용기는 혈압 증가를 대뇌에 알리고, 대뇌는 심장이 좀 더 천천히 그리고 약하게 수축하도록 신호를 보냄으로써 혈압을 낮춘다. 반대로 동맥 압력의 감소는 압각 수용기에서 뇌로 전달되는 신호가 감소함으로써 혈압을 증가시킨다.

또한 인슐린 호르몬은 혈당의 대사 작용과 세포에서의 혈당을 조절하므로 혈당 조절에 매우 중요하다. 혈당의 상승은 췌장에 인슐린을 분비하도록 신호를 보내어 세포에서의 혈당 섭취를 증가시킴으로써 혈당을 낮춘다. 따라서 정상범위에서 벗어난 혈당 변화는 인슐린 분비를 조절하며 부적피드백 작용으로 인슐린은 혈당을 조절하여 항상성을 유지한다.

따라서 여성의 인체조절 체계와 리듬이 남성보다 분명히 나타나는데, 여성의 생리, 배란, 임신 등이 그 예이다.

우리 인체의 조절체계에는 내분비성 조절과 신경성 조절이 있는데, 이장에서는 호르몬의 변화에 의해 나타나는 내분비성 조절만 다루었다.

11-2. 내분비성 조절

- **여성 내분비성 조절:** 월경, 배란, 임신 및 출산, 수유
- **부신(안드로겐):** 여성의 외모 변화
- **성선 자극 호르몬:** 에스트로겐(난포 H.), 프로게스테론(황체 H) 분비 – 난자 배출
- **여성호르몬 에스트로겐 분비량 변화 추이**

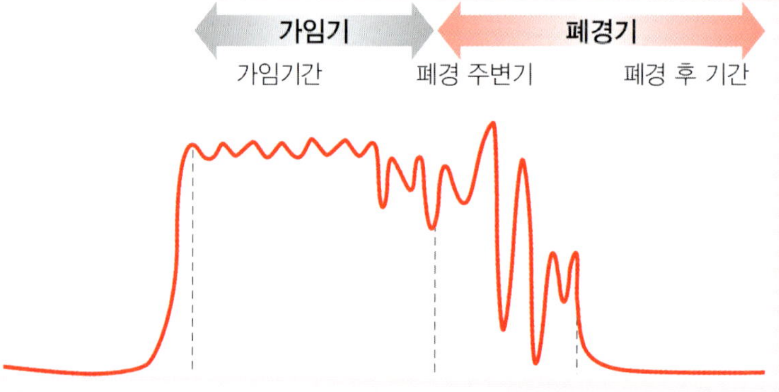

여성의 내분비 조절에는 월경, 배란, 임신 및 출산, 수유 등이 포함된다. 내분비 조절과정은 분비선에서 호르몬이 분비되면, 혈액의 운반체에 의해서 목적 기관의 수용체까지 운반한다. 수용체는 호르몬을 흡수하거나 반응함으로써 신체적으로 새로운 환경에 적응할 수 있도록 변화시킨다.

뇌하수체의 성선 자극 호르몬이 부신을 자극하고 부신에서는 안드로겐이라는 물질을 분비하여 여성의 외모(유방, 음모, 피부와 몸매)를 변화시킨다. 여성을 여성답게 하는 것은 시상하부에서 뇌하수체와 난소로 이어지는 조직이 톱니바퀴처럼 맞물려 호르몬을 분비하기 때문이다. 성선 자극 호르몬인 에스트로겐(난포 호르몬)과 프로게스테론(황체 호르몬)을 분비하고 난자를 배출한다.

2 여성호르몬의 역할

11-3. 성선자극 호르몬의 작용

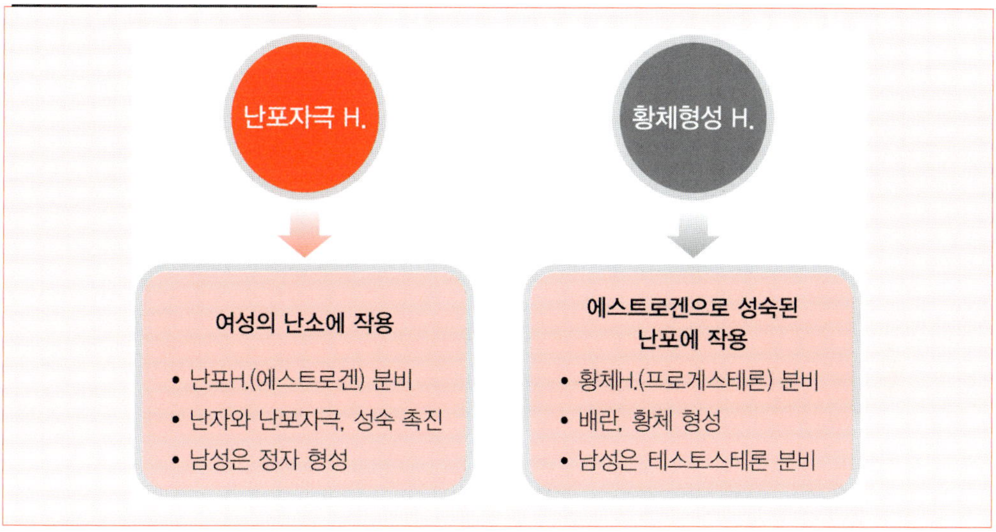

여성호르몬이란 난소에서 분비되는 난포호르몬(estrogen)과 황체호르몬(progesteron)을 말한다. 난소는 스스로 호르몬을 생산하지는 못하며, 뇌하수체 전엽에서 분비되는 난포 자극호르몬(FSH: Follicle stimulating hormone)과 황체 형성호르몬(LH: Luteotropic hormone)의 명령에 따라 이 두 호르몬을 생산한다.

여성이 사춘기가 되었을 때, 시상하부에서 성선 자극 호르몬을 방출하는데, 성선 자극 호르몬은 난포자극 호르몬과 황체형성 호르몬 2종류가 있으며, 난소와 난포를 자극한다.

난포자극 호르몬이 난소에 작용하면, 난소는 에스트로겐을 분비하여 난포의 성숙을 촉진시키고, 황체호르몬은 난포가 최대로 성숙해지면 프로게스테론이 난포에 작용하여 배란이 일어나도록 한다.

이들 두 호르몬은 월경과 배란 등 여성의 생리적 특성과 밀접한 관련이 있다. 즉, 난소는 난포 자극호르몬(FSH)의 자극을 받아 난포를 성숙시키고 난포호르몬을 분비하며, 황체 형성호르몬(LH)의 명령에 따라 황체를 형성하고 황체호르몬을 생산한다.

이와같이 시상하부의 명령에 따라 난소에서 분비된 호르몬은 자궁내막에 작용하는 한편 다시 시상하부에도 작용한다. 그 결과 난소와 자궁에서는 배란과 월경이라고 하는 주기적 현상이 규칙 정연하게 반복하여 이루어진다.

만약 〈뇌하수체 - 난소 - 자궁〉의 호르몬 축에서 어느 한 부분이라도 균형이 깨지면 〈배란 장애 - 월경 이상 - 불임증〉이 연달아 초래되는 원인이 된다. 생식과 관련된 생리현상은 전적으로 이들 성호르몬의 조절에 의해 이루어지는 결과이다.

11-4. 생리주기에 따른 자궁내막 주기, 난소주기, 배분비주기

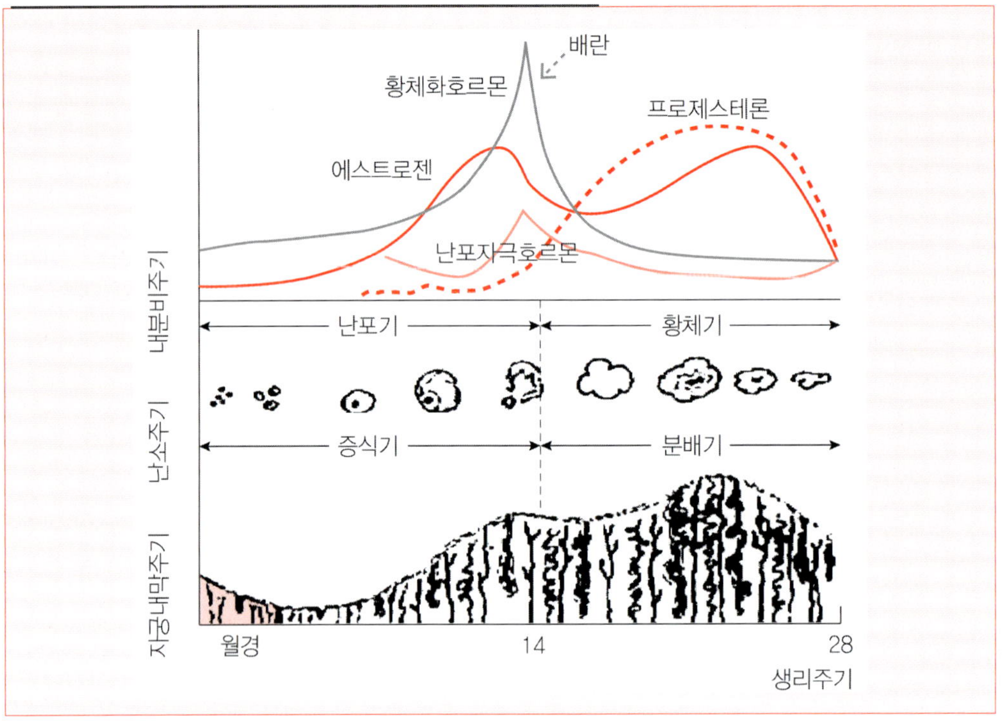

28주기인 여성의 내분비 주기와 난소 주기, 자궁내벽 주기를 살펴보면, 에스트로겐과 프로게스테론의 호르몬 분비에 의해서 난자가 성숙하고 성숙한 난자는 난포 밖으로 나와 배란을 하게 된다. 여기에서 난소는 난자를 생성하는 일과 성호르몬을 분비하는 역할을 한다.

사춘기가 지나면, 뇌하수체에서 난포자극 호르몬이 분비되고 그 영향으로 에스트로겐의 분비가 증가하며 이때 난포는 성숙하게 된다. 난포자극 호르몬의 영향으로 14일 정도가 지나면 난포는 성숙하게 되고 난포 막 내부는 액체로 가득 차게 된다. 이 시기에는 시상하부에서 에스트로겐의 분비가 충분하다는 것으로 인지하고 황체형성 호르몬의 분비를 촉진시킨다. 황체형성 호르몬의 영향을 받아 난소에서 프로게스테론이 분비되며 프로게스테론이 성숙한 난포의 내부 압력을 증가시키므로 결국 난포 막은 파열되고 난자가 난포 밖으로 나오게 된다. 이 과정을 배란이라고 한다.

11-5. 임신 가능일 산출

- **월경 주기:** 28-30일
- **정자 수명:** 3-5일
- **임신 가능 기간:** 배란일을 기준
  - 배란일 전 4-5일
  - 배란일 후 2-3일
- **배란 예정일:** 다음 생리 예정일에서 14일을 뺀다.

※ 예) 월경주기 30일, 12월 25일에 생리, 임신 가능일은?

여성들의 주기와 남성의 정자 수명에 따라 임신 가능 기간을 산출할 수 있다. 보통 여성의 월경 주기는 28~30일이고, 남성의 정자 수명은 약 3~5일이다. 따라서 임신이 가능한 기간은 배란일을 기준으로 하는데, 남자의 장자 생존에 따라 배란일 전 4~5일에서 배란일 후 2~3일이 된다. 여기에서 배란 예정일은 다음 생리 예정일에서 14일을 빼면 된다.

[예] 월경주기가 30일이고, 12월 25일에 생리를 한 여성의 임신 가능일은? 배란 예정일은 다음 생리 기간에서 14를 빼야 하므로, 1월 25일에서 14를 빼야 하는데, 그러면 다음 배란일은 1월 11일이 된다. 남성의 정자 생존기간이 3~5일이기 때문에 배란 전 4~5일을 빼주고, 배란 후 2~3일을 더해주면, 임신 가능 일을 산출할 수 있다. 따라서 1월 6일 ~ 1월 14일이 임신 가능일이다.

그렇지만, 이러한 여성의 주기는 모두 정확하게 일치하지는 않기 때문에 약간의 차이는 있을 수 있다. 이는 호르몬 등 여러 가지 조건에 따라 인체조절 체계에 영향을 미치기 때문이다.

11-6. 세대별 성장호르몬의 변화

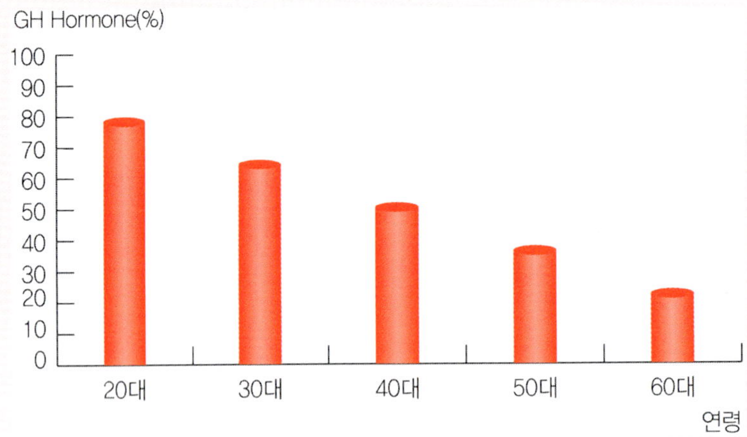

뇌하수체 전엽에서 생성되는 성장 호르몬은 모든 조직의 성장에 큰 효과를 발휘한다. 성장호르몬 분비에 영향을 줄 수 있는 시상하부에 대한 부가적인 정보는 운동, 스트레스, 낮은 혈장 포도당 농도와 수면 등이 포함된다.

성장호르몬은 20대 이후 10년마다 14%씩 감소하게 되는데, 연령이 증가함에 따라 조직의 아미노산 섭취, 새로운 단백질 합성, 그리고 장골의 성장을 자극하지 못하기 때문이다. 따라서 이러한 요인들이 노화가 진행되면서 이용할 수 있는 능력이 감소하는 것으로 볼 수 있다.

또한, 성장호르몬은 혈장 포도당의 이용을 감소시키기 위해 인슐린 활성을 억제하고 간에서의 새로운 포도당 합성을 증가시키며 지방조직으로부터 지방산을 동원 시키는 역할을 한다. 따라서 성장호르몬은 단백질 합성에 있어서 그 역할 때문에 근육량을 높이기 위한 일부 선수들과 노화 지연을 위해 노인들에 이용되고 있다.

11-7. 세대별 호르몬 불균형 시 나타나는 증상들

20대	30대	40대	50대
생리불순 및 생리통	성욕저하 및 불감증	질 분비물 감소 (성교 시 통증)	폐경
피부 트러블 (여드름, 뾰루지 등)	피부 탄력성 감소 (피부건조)	피부노화(주름, 검버섯, 피부 처짐)	갱년기 장애
Diet를 해도 살이 빠지지 않음	신경 불안증	기억력 감소 우울증	골다공증 및 요실금
	머리털이 빠짐	이유 없는 체중 증가, 시력감퇴	자궁근종, 냉 대하, 질 염

호르몬의 불균형 때문에 나타나는 여성들의 증상들은 다양하게 나타나는데, 이는 곧 질병과 관련될 수 있다.

20대의 젊은 여성들에 있어서 호르몬 불균형은 생리불순 및 생리통으로 나타나고, 여드름, 뾰루지 등 피부 트러블이 생기게 된다. 운동과 식이요법으로 체중을 조절하려고 해도 체중이 줄지 않게 되는데, 이럴 때는 호르몬 검사와 함께 여러 가지 원인을 파악하여 처치 후에 운동을 실시하여야 체중조절의 효과를 볼 수 있다.

30대는 20대와 마찬가지로 가임기간에 포함된다. 그런데 호르몬 불균형은 성욕저하 및 불감증이 나타나고 피부 건조와 피부 탄력성이 저하되며 신경불안증까지 타나나게 된다. 그리고 여성호르몬 불균형으로 남성 호르몬이 증가하게 되는데, 이는 탈모 현상도 나타난다.

40대 여성은 호르몬 불균형뿐만 아니라, 여러 가지 만성질환에 노출될 가능성이 높은 시기이다. 따라서 여성호르몬의 불균형으로 질 분비물이 감소되어 성교 시 통증을 느끼게 되고 주름, 검버섯, 피부 처짐 등 피부의 노화가 오게 된다. 그리고 기억력이 감소되고 우울증과 이유 없는 체중 증가, 시력감퇴 등의 이상이 오게 된다. 따라서 이 시기에 본인에 맞는 운동과 영양의 처방이 필요하며, 여성 질환이 있을 경우, 전문의와 상담하여야 한다.

50대 여성들은 건강에 매우 중요한 시기인데, 이는 폐경이라는 단계를 거치기 때문이다. 이때 갱년기 장애가 나타나기 시작하고 안면홍조, 심리적인 불안감 등이 나타나게 된다. 그리고 여성호르몬과 가장 관련이 깊은 골다공증이 오게 되는데, 폐경이 되면, 여성호르몬이 급격히 감소하게 되고 골밀도의 소실이 나타난다. 이때 전문의와 상담하여 필요하면 호르몬 대체 요법을 사용하여야 하며 근력 및 저항성 운동으로 골밀도 관리를 하여야 한다. 그리고 요실금이 나타나게 되는데, 이는 케겔의 항문조이기 운동으로 극복할 수 있다. 간편하게 할 수 있는 운동으로 항문에 힘을 주었다 풀었다 하는 운동을 반복하면, 여성들의 요실금에 큰 효과를 볼 수 있고, 남성들의 성기능 강화에 영향을 미친다는 보고가 있다.

그 외에 자궁근종, 냉대하, 질염 등의 여성 질환에 노출이 되므로 정기적인 여성 질환의 검진으로 사전에 관리하여야 한다.

11-8. 천연 에스트로겐 대체물질

- ▶ **석류**: 씨 부분 – 에스트론, 에스트라디올
- ▶ **콩**: 토푸필 – 에스트로겐
- ▶ **사과, 대추야자**

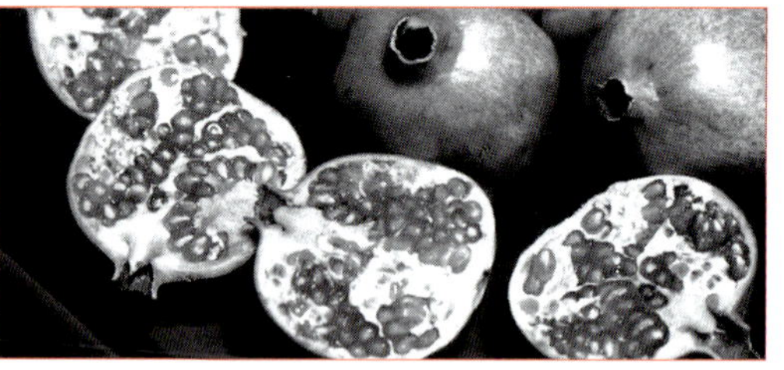

평소에 음식으로 섭취할 수 있는 천연 에스트로겐 대체물질이 있는데, 이것이 석류이다. 이 석류의 씨 부분에 에스트론이나 에스트라디올이 다량 함유하고 있어 최근에 각광을 받고 있고, 천연 에스트로겐으로는 가장 많이 함유되어 있는 것이 석류로 알려지고 있다.

석류의 주요 성분은 당질(포도당과 과당)이 약 40%를 차지하며, 유기산으로는 새콤한 맛을 내는 시트르산이 약 1.5% 들어 있다. 수용성 비타민(B1, B2, 나이아신)도 들어 있으나, 양은 적고, 껍질에는 탄닌, 종자에는 식물성 에스트로겐이 들어 있다. 석류는 수용성 당질이 전체의 절반을 차지하므로 이른바 에너지원의 집합체라고도 할 수 있다. 즉 석류는 영양보급에 좋은 과실이라고 해도 과언이 아니다. 그리고 콩은 토푸필이라는 성분이 에스트로겐을 많이 함유되어 있고, 사과와 대추야자에도 에스트로겐이 함유되어 있다. 따라서 평소에 많이 섭취하는 콩이나 사과 등에도 많이 함유되어 있는 것이다.

중요한 것은 에스트로겐이 무조건 좋다는 인식은 문제가 있다. 에스트로겐의 우세는 많은 생리문제를 일으키기 때문이다. 따라서 균형이 중요하다.

3 여성의 시기별 특징과 운동의 효과

11-9. 사춘기의 특징

▶ **사춘기**
- 몸매 변화, 2차 성징
- 초 경: 12-13세
- 신체적 성숙도 증가, 정신적 불안정

사춘기 여성은 몸매의 변화와 2차 성징이 나타나는 시기이고, 초경이 나타나는 시기이다. 이 초경은 보통 12~13세에 나타나는데, 요즘은 점점 빨라지고 있는 실정이다. 이 시기는 신체적 성숙도가 증가하고 초경이 나타나므로 정신적인 불안감과 스트레스를 보이게 되고 민감한 시기이다.

사춘기는 정신적, 육체적으로 불균형한 시기이므로 적당한 운동이 꼭 필요하다. 하지만, 이 시기 여학생들의 운동참여는 극히 적고, 체육시간을 제일 싫어하는 여학생들이 많다. 이 시기는 스트레스의 해소와 정신적인 안정, 그리고 신체의 유연성을 향상시켜야 하는 시기이므로 적극적인 운동 참여로 건강의 기틀을 마련하여야만 한다. 활동이 감소하면 유연성과 함께 모든 체력이 감소하기 때문에 사춘기인 이 시기부터 꾸준한 신체활동이 필요하다. 유연성은 HDL-C와 함께 장수의 요인으로 받아들여지고 있는데, 청소년기부터 체력을 잘 관리한 외국 여가수 마돈나는 중년을 넘긴 지금도 20대의 유연성을 유지하고 있다고 한다.

11-10. 사춘기의 운동효과

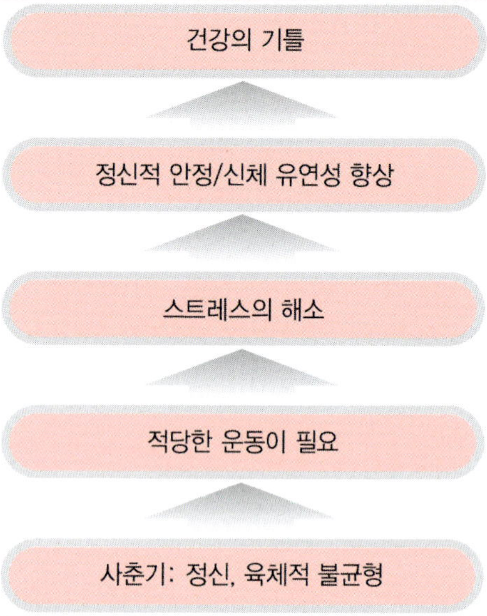

11-11. 성숙기 및 갱년기의 특징

▶ 성숙기 및 갱년기
- 성숙기: 임신, 출산, 수유
- 갱년기
  - o 폐경 전후 5-6년
  - o 목이 마르고, 소화불량, 안면 홍조, 근 피로와 신경통, 심리적 상실감
  - o 자궁 근종, 자궁암, 난소암, 유방암

성숙기는 가임기에 해당되는 여성들이 해당되는데, 이 시기는 임신과 출산, 수유를 해야 하는 시기이다. 따라서 어느 시기보다 건강관리에 노력해야 하고 적극적인 운동에 참여해야 하는데, 이 시기에 건강관리를 하지 않으면, 차후 다른 시기에도 건강을 유지하지 못하고 질환에 노출될 확률이 높게 된다.

갱년기는 폐경이 있는 해를 기준으로 전후 5~6년이 이 시기에 해당된다. 이때 나타나는 증상은 대표적으로 목이 마르고, 소화불량과 안면 홍조, 근 피로와 신경통, 그리고 심리적 상실감이 나타나게 된다. 이 시기는 호르몬과 관련이 깊은 여성 질환에 노출되기 쉬운데, 이는 자궁 근종, 자궁암, 난소암, 유방암 등의 질환이 있다.

11-12. 성숙기의 운동효과

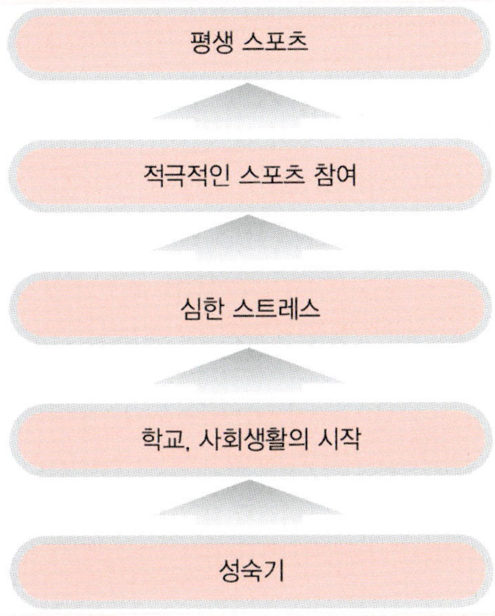

성숙기의 운동효과는 대단히 크게 나타날 수 있는데, 이 시기는 학교와 사회생활을 시작하는 시기이므로 심한 스트레스를 받게 된다. 따라서 적극적인 스포츠 활동에 참여하는 평생 스포츠의 개념으로 운동을 실시하여야만 스트레스를 극복할 수 있다. 이때의 건강관리가 갱년기, 노년기의 건강관리로 이어진다는 생각을 가지고 본인에 맞는 종목을 선택하여 체계적으로 실시하여야 한다.

11-13. 갱년기와 노년기 운동의 필요성

갱 년 기	노 년 기
- 호르몬 balance의 조정 - 비만에서 성인병으로 이행의 예방 - 체중을 변화 없이 유지하는 것이 중요	- 평형기능 유지가 중요 - 근의 긴장과 수축력 회복이 필요 - 비만, 골다공증, 골절, 요통의 개선을 위해 운동 필요 - 요실금 운동 필요

갱년기에는 전문의와 상의 하에 호르몬 균형의 조정이 필요하고, 비만에서 성인병으로 이행되지 않게 예방하며, 체중을 변화 없이 유지하는 것이 중요하다. 따라서 호르몬과 관련된 사항은 필히 전문의와 상담을 하여야 한다. 그리고 비만과 관련하여 신체활동의 필요성

이 대두되는데, 갱년기의 체중 증가는 여러 가지 원인이 있으나, 섭취량에 비해 소비량이 적고 활동량이 적은 것이 가장 큰 문제이다. 따라서 규칙적이고 지속적인 유산소 운동과 근력운동, 유연성 체조 등 체계적인 신체활동이 갱년기를 이길 수 있는 최선의 방법이다. 그리고 지방질 음식을 자제하고 식이 섬유의 비율이 높은 음식의 비율을 높여야만 한다.

노년기에는 평형기능 유지가 중요하고 근의 긴장과 수축력 회복이 필요하며 비만, 골다공증, 골절, 요통의 개선을 위해 운동이 필요하다. 또한, 요실금을 위한 운동이 필요하다. 노화가 진행되면서 가장 우선적으로 소실되는 체력요소로는 평형성이고 그래도 적게 소실되는 체력요소는 근력이다. 평형성이 감소함으로써 낙상, 골절 등의 외상에 노출되기 쉽고, 고령자들의 상해는 쉽게 회복되지 않는다.

11-14. 남성 갱년기

- ▶ 호르몬의 변화가 서서히 일어남
- ▶ 개인차가 크다.
- ▶ 나이가 들면서 남성 호르몬, 성장호르몬, DHEA가 감소

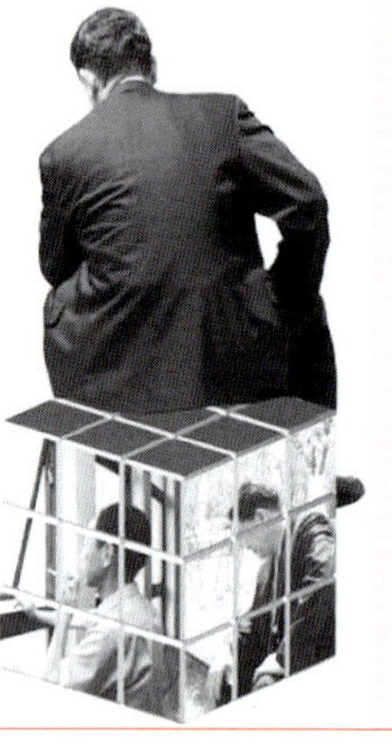

남성에 있어서도 40대 이상 중년에 접어들면, 호르몬의 변화가 서서히 일어나면서 갱년기 현상이 일어난다. 이는 질병에 노출될 위험이 크다는 증거이고, 개인차가 크다. 나이가 들면서 남성 호르몬인 테스토스테론의 감소, 성장 호르몬과 DHEA가 감소하게 된다. 40~50세 이후부터 남성 호르몬 분비가 서서히 감소하게 되는데, 남성은 여성의 폐경과 같이 뚜렷한 증상은 없지만, 40~50세 이후부터 남성 호르몬 분비가 서서히 감소하여 70대에는 30대의 절반 수준으로 감소하고 80대에는 1/3 수준으로 감소하게 된다. 남성의 갱년기 증상이 생기는 원인은 남성 호르몬과 밀접한 연관이 있는데, 이는 노화로 인한 남성 호르몬 분비 감소와 과도한 음주, 흡연, 스트레스, 영양상태, 비만, 계절적 요인 등이 호르몬 분비에 영향을 미치게 된다.

따라서 남성 갱년기를 극복하기 위한 생활지침은 아래와 같다.

① 균형 잡힌 식습관을 생활화해 몸이 제 기능을 발휘할 수 있도록 한다.

② 비타민, 무기질이 많은 채소, 과일, 해조류를 충분히 섭취한다.

③ 본인이 하고 싶은 운동을 규칙적으로 한다. 유산소 운동 시 산화질소의 분비가 촉진되어 성생활에 도움이 되고 운동 시 남성 호르몬의 분비를 자극한다.

④ 적극적인 성생활을 영위한다. 일주일에 2~3회의 성관계는 호르몬 수치를 높은 상태로 유지하여 그 자체로 성기능의 노화를 막는다.

⑤ 염분, 알코올 섭취를 제한하고 금연한다.

⑥ 긍정적, 적극적인 사고방식을 갖고 건전한 생활습관을 갖는다.

⑦ 무기력해질 때는 남성 호르몬 측정이나 골밀도 검사를 받는다.

⑧ 스트레스는 교감신경을 자극해서 인체의 면역기능을 저하시키고 성기능을 떨어뜨리므로 명상 및 취미생활 등을 통해 스트레스를 그때그때 해소한다.

4 여성 질환

1) 유방암

유방암은 유방에 생기는 악성 종양으로 서구 국가에서는 제일 많은 암이며, 국내에서도 현재 서구화된 식생활과 모유 수유의 감소 추세로 증가하고 있다.

유방에 있는 많은 종류의 세포 중 어느 것이라도 암이 될 수 있다. 유방암의 종류는 다른 암에 비해 많은 편이나, 대부분의 유방암이 유관(젖을 운반하는 길)과 유소엽(젖을 만드는 조직)에 있는 상피세포에서 기원한 암을 말한다.

유방암은 선진국형 질병으로 미국의 경우 가장 흔한 암으로, 미국 여성 8명 중 1명에서 유방암 발생하고 우리나라의 경우는 과거에는 유방암 발생률이 낮았으나, 생활방식이 서구화되고 영양상태가 좋아지면서 점차 증가하는 추세를 보이고 있다. 더욱 문제가 되는 것은 증가속도가 무척 빠르다는 것이다.

모친이나 자매 중에 유방암에 걸린 사람이 있는 경우에는 유방암에 걸릴 위험성이 약간 높아진다. 칼로리가 높은 식사, 지방질 식사를 자주 하는 비만형의 여성이나 폐경 연령이 늦은 여성, 자녀 수가 적거나 없는 여성, 최초 출산 연령이 늦은 여성도 위험성이 높다.

11-15. 유방암의 위험도

첫째 아이 출산 연령	1년 늦을수록 3%씩 위험 증가
초경 연령	1년 늦을수록 4%씩 위험 감소
폐경 연령	1년 늦을수록 3%씩 증가
모유 먹이기	1년 더 먹일수록 4.3%씩 감소
경구 피임약 복용	복용 중이면 한해 24% 증가
호르몬 대체 요법	사용 중이면 매년 2.3% 증가
체중	1kg 증가할 때마다 1%씩 증가
음주	하루 1잔(알코올 10g)당 7%씩 증가

따라서 유방암은 첫째 아이의 출산 연령이 1년 늦을수록 3%씩 위험이 증가하고, 초경 연령이 1년 늦을수록 4%씩 위험률이 감소하며, 폐경 연령이 1년 늦을수록 3%씩 증가한다. 모유를 1년 더 먹일수록 4.3%씩 위험률이 감소하고, 경구 피임약을 복용 중이면 한해 24%씩 위험이 증가하며, 호르몬 대체 요법을 사용 중이면 매년 2.3%씩 위험률이 증가한다. 또한, 체중 1kg 증가할 때마다 1%씩 증가하고, 하루에 1잔의 알코올(10g)당 7%씩 유방암 위험률이 증가한다.

11-16. 유방 자가진단 방법

	1단계	2단계	3단계
유방 자가진단 (매달 월경이 끝난 1주일 후에 실시)	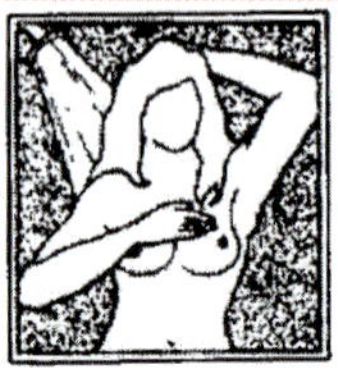	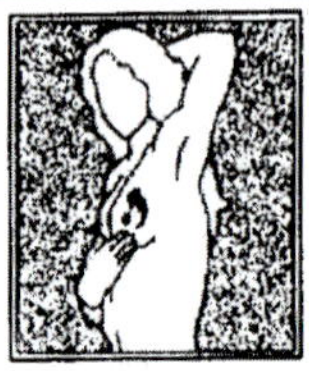	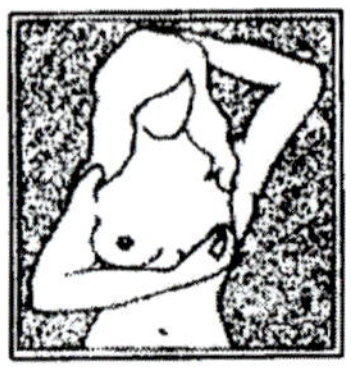
4단계	5단계	6단계	7단계
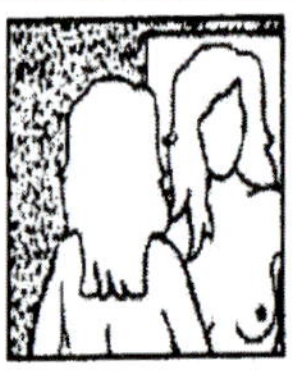	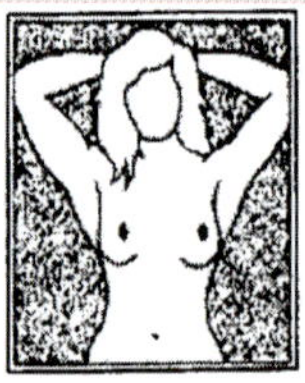	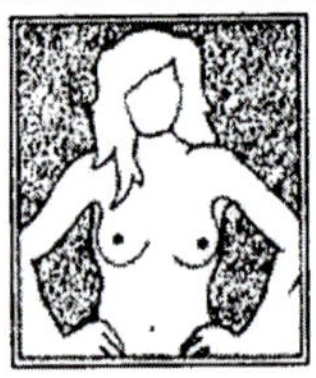	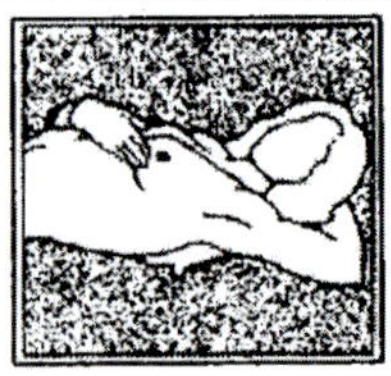

유방의 자가진단은 매달 월경이 끝난 1주일 후에 실시한다.

1단계는 목욕 또는 샤워 시에 젖은 피부를 검사해 본다.

2단계는 원운동을 해 보세요. 한쪽 손은 머리 위로 하고 다른 손으로 작은 원운동을 하여 체크한다.

3단계는 젖꼭지를 짜보세요. 맑은 액이든 핏물 등이 나오면, 전문의를 찾아 진료를 받는다.

4단계는 거울을 보세요. 샤워를 한 후, 거울로 양쪽 유방을 비교해보고, 피부 색깔 변화나 젖꼭지 함몰 등 비대칭적인 것이 있는지 체크한다.

5단계는 손을 머리 위로 올려 보세요. 팔꿈치를 앞으로 미는 듯이 하면 가슴 근육이 단단해지는 것을 느낄 수 있다. 유방 모습을 주의해서 체크한다.

6단계는 손을 허리를 잡아 보세요. 손을 허리에 잡고 어깨와 팔꿈치를 앞으로 당기면, 유방의 자연스러운 모습을 보게 된다. 이때의 상태를 체크해 본다.

7단계는 편안하게 누워보세요. 유방이 납작해지면 검사하기가 쉬워진다. 왼쪽 손은 머리 위로 올리고 오른손으로 왼쪽 유방을 시계방향으로 검사한다. 끝나면 오른쪽 유방도 체크한다.

2) 빈 혈

혈액의 일정 용적 속의 적혈구, 즉 헤모글로빈(혈색소라고도 하며, 적혈구 전체 중량의 1/3을 차지한다)이 감소되어 있는 상태로 건강한 사람의 적혈구는 혈액 1㎣ 속에 400만~500만 개, 헤모글로빈은 1㎗ 속에 12~16g이 들어 있다.

11-17. 빈혈의 시기 및 판정기준

시 기	판정기준
정상 여성(비 임신)	12g/㎗ 이하
정상 남성	14g/㎗ 이하
임신 또는 산욕기	10g/㎗ 이하
임신 초기 또는 말기	11g/㎗ 이하

※ 창백(7.5), 빈맥(8.0), 운동 시 호흡곤란(7.5), 신경질(7.0), 두통(6.5), 현기증(6.0), 심잡음(5.5), 피로감(5.0), 식욕부진(4.5), 호흡곤란(3.0), 심부전(2.5)

빈혈로 판정하는 임상 참고치는 임신을 하지 않은 정상 여성에 있어서 12g/㎗ 이하, 정상 남성은 14g/㎗ 이하를 빈혈이라고 한다. 임신 또는 산욕기에는 10g/㎗ 이하, 임신 초기 또는 말기는 11g/㎗ 이하를 빈혈이라고 진단한다.

다음은 헤모글로빈(혈색소) 감소에 따른 증상을 나타낸 것으로 창백(7.5g/dℓ), 빈맥(8.0g/dℓ), 운동 시 호흡곤란(7.5g/dℓ), 신경질(7.0g/dℓ), 두통(6.5g/dℓ), 현기증(6.0g/dℓ), 심잡음(5.5g/dℓ), 피로감(5.0g/dℓ), 식욕부진(4.5g/dℓ), 호흡곤란(3.0g/dℓ), 심부전(2.5g/dℓ) 등의 증상을 보인다.

3) 여성 음주가 인체에 미치는 부작용

여성의 사회 참여도가 높아지고 기존의 사회적 가치관이 개방적으로 변화함에 따라 최근에는 여성의 음주가 당연하게 받아들여지고, 술을 마시는 여자가 더 인기 있으며, 사교성이 있다는 말을 듣기도 한다. 그러나 술을 마실 기회가 많아지면서 만성적인 여성 음주자도 늘어나고 있는데, 현명한 여성이라면 사회적 능력뿐 아니라 알코올의 조절 능력 또한 갖추어야 한다.

사람마다 정도의 차이는 있지만, 일반적으로 여성이 남성보다 술에 약하다. 여성이 남성보다 체내 수분이 적고 지방이 많으며 알코올 분해력이 떨어지기 때문에 같은 양을 마시고도 남성보다 쉽게 취하게 되어 있고, 그 결과 과음으로 인한 피해도 남성보다 쉽게, 빨리 받게 된다.

여성은 술을 마실 경우, 위궤양이나 간염 같은 만성 질환에 걸릴 확률이 술을 안 마실 때보다 4배 이상 높아져 남성보다 병에 걸릴 가능성이 훨씬 높게 된다. 매일 음주자의 경우, 유방암의 발생 위험도가 높다. 또한, 남성이 10년 동안 매일 음주했을 경우, 급성 알코올성 간염으로 시작하여 만성 알코올성 간염을 거쳐 간경화증 간암으로 이어진다고 가정할 때, 여성이 남성과 같은 패턴으로 술을 마신다면 5년 안에 남성 환자와 같은 경로로 이어지게 된다.

생식기계통과 내분비계통을 보면, 자궁과 난소의 부속 기관들을 비롯해 이들을 컨트롤하는 여러 가지 호르몬이 남성과 비교할 수 없을 만큼 복잡하게 얽혀 있고, 남성기관에 비해 훨씬 정교하기 때문에 사소한 음주에도 예민해 질 수 있다. 여성의 월경전기(약 10일 전후)에 에스트로겐 분비가 왕성하게 되면 알코올을 무독화 시키는 효소의 분비가 악화되어 알코올 대사기능이 약해지고 술을 조금 마시더라도 다량 음주 때와 비슷한 수준의 아세트알데하이드와 에탄올이 간세포를 공격하게 된다.

또한, 음주는 여성을 귀찮게 하는 월경 부조증을 발생시키고 때로는 과다월경 또는 무 월경을 일으킬 수도 있으며 나아가서는 불임증으로 발전되기도 한다.

11-18. 여성 음주 시 나타나는 증상들

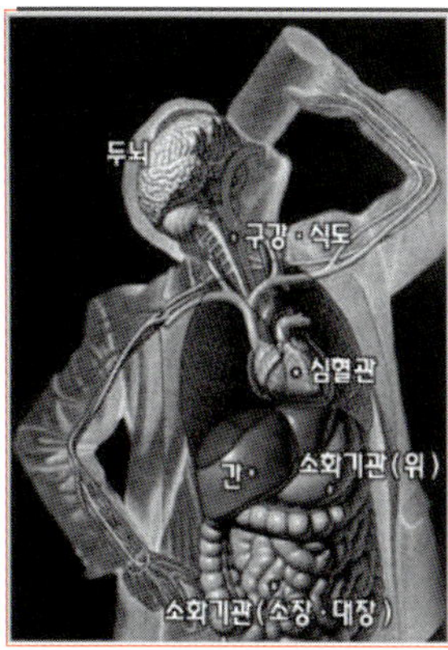

- ▶ **얼굴**: 피부노화촉진
- ▶ **유방**: 유방암 발병 증가
- ▶ **간**: 알코올성 간 질환에 남자보다 잘 걸림
- ▶ **배**: 복부 비만의 원인
- ▶ **자궁**: 생리불순과 생리통유발, 불임, 조기폐경의 원인
- ▶ **임신 중 음주**: 태아 알코올 증후군 유발, 유산과 사산, 저체중아 출산 가능성이 높아짐

여성이 음주를 했을 때 나타나는 증상은 얼굴의 피부 노화를 촉진시키고, 유방암 발병률이 증가하며, 알코올성 간 질환에 남자보다 훨씬 쉽게 노출이 된다. 그리고 복부 비만의 원인이 되고 생리불순과 생리통을 유발하며 나아가 불임과 조기 폐경의 원인이 된다.

임신 중 음주는 더욱 심각한 증상을 보이는데, 태아 알코올 증후군을 유발하고, 유산과 사산, 저체중아 출산 가능성이 높아진다.

11-19. 알코올 중독자의 뇌 사진

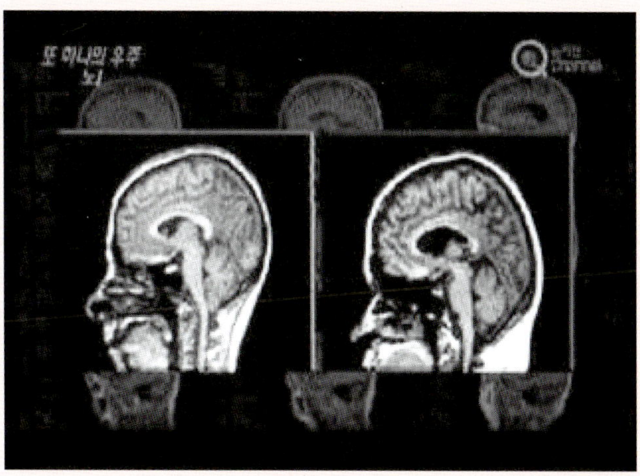

상부의 그림은 장기간 음주를 실시한 사람의 뇌 사진으로 우측 뇌(전두엽 부분)가 쪼그라든 것을 볼 수 있다. 따라서 알코올이나 카페인, 니코틴 등이 전두엽을 손상시키는 약물 들이다.

5 여성의 신체구조 및 운동

11-20. 여성의 신체구조 및 특징

- 무게중심이 낮다.
- 점프, 달리기, 방향전환이 불리하다.
- 요통발생 가능성이 높다.
- 체지방이 높다.
- 운동능력(산소 섭취량 등)이 떨어진다.

여성의 신체구조는 신장에 비해 사지의 길이가 짧은 것이 특징인데, 무게중심이 낮아 점프나 달리기 및 방향전환이 불리하다. 따라서 남성의 무게중심은 배꼽에 있고, 여성의 무게중심은 둔부에 있기 때문에 남성에 비해 여성은 빠르게 움직이지 못하게 된다.

여성은 요통발생 가능성이 높은데, 척추 주변 근육의 약화, 임신 등이 원인이 되고, 체지방도 남성에 비해 높은데, 이는 우리 인체에 꼭 필요한 필수지방이 높기 때문이다. 그리고 산소 섭취량 등의 운동능력이 떨어진다.

11-21. 여성들의 일상생활 변화

- 일상생활의 변화

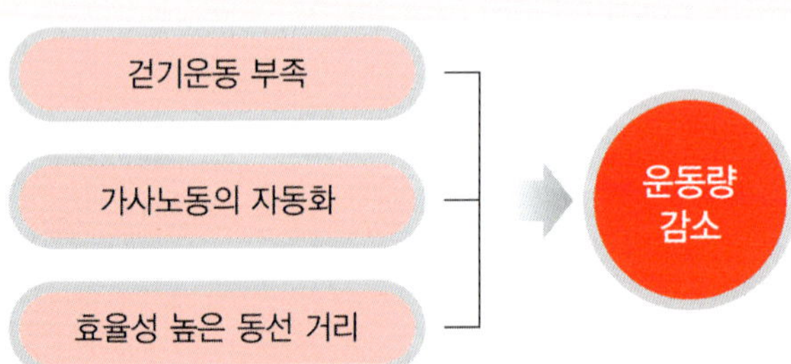

- 노동의 변화
- 활동량 변화
- 비만의 증가
- 임신 출산에 따른 변화

걷기운동 부족, 가사노동의 자동화, 효율성 높은 동선거리 등의 일상생활의 변화가 여성들의 체력과 건강에 악 영향을 미치는데, 현대사회의 여성들은 활동량과 운동량이 턱없이 부족한 상태이다. 따라서 특별히 운동에 참여하지 않으면, 성인병에 노출되기 쉽다.

그리고 현대 여성들은 노동형태의 변화, 활동량의 변화, 비만의 증가, 임신·출산에 따른 생활 형태의 변화가 나타나기 때문에 건강한 생활을 영위하기 위해서는 운동이 필수적인 사항이 되고 있다.

11-22. 임산부 운동지침

▶ **임산부 운동지침(미산부인과의사협회)**
- 중정도 이하, 20-30분, 주 3-5회, 분당 심박수 140회 이하
- 누운 자세 운동은 피한다.
- 덥고 습한 환경에서 운동은 피한다.
- 식사와 수분을 충분히 섭취하면서 운동
- 과도한 반동이나 스트레칭은 피한다.
- 잘 맞는 브래지어 착용
- 여러 증상이 있을 때 전문의와 상담

이러한 운동은 임산부에게도 필요사항으로 받아들여지고 있는데, 미산부인과의사협회에서 제시한 임산부 운동 안내서를 보면,

1) 중정도 이하의 강도, 시간은 20~30분/일, 빈도는 주당 3~5회, 분당 심박수 140회 이하가 되도록 한다.

2) 누운 자세에서 실시하는 운동은 피한다.

3) 덥고 습한 환경에서 운동은 피한다.

4) 식사와 수분을 충분히 섭취하면서 운동을 실시한다.

5) 과도한 반동이나 스트레칭은 피한다.

6) 잘 맞는 속옷(브래지어 등)을 착용한다.

7) 여러 증상이 있을 때에는 필히 전문의와 상담한다.

11-23. 여성과 운동

▶ **생활스포츠**: 평생운동, 임신 등에 구애 받지 않는 운동
▶ **장소, 경제적인 부담이 적은 것**
▶ **가족단위 프로그램**
▶ **일상생활에 응용이 가능한 운동**
▶ **개인의 체력에 적합한 운동종목과 강도**

여성들의 운동은 생활스포츠 형태로 이루어져야 하는데, 평생운동, 임신 등에 구애 받지 않는 운동이 필요하다. 따라서 어떠한 장소나 경제적인 부담이 적은 스포츠나 운동이 좋으며, 가족단위로 즐길 수 있는 운동 프로그램이 절실히 필요하다.

일상생활에 응용이 가능한 운동으로 집안의 정리 정돈에서부터 규칙적인 운동까지 움직임이 있는 활동은 최대한 응용하여 실시하는 것이 좋다. 그리고 가장 중요한 것은 무리하지 않고 개인의 체력에 적합한 운동종목과 강도를 선택하여야 하며, 의학적인 검사와 운동검사를 받은 후에 실시하는 것이 가장 효과적이다.

제 12 장 노화와 운동처방

이상적인 노인상은 ① 자신의 신변정리는 스스로하고, ② 활력(기력)이 있어 자립하여 생활이 가능해야 하며, ③ 풍부한 경험과 지식을 바탕으로 사회의 귀중한 자원으로서 인정받는 것이다. ①, ②를 달성하기 위해서는 4km 정도 걷기가 가능해야 하고, 20계단을 오르기가 가능해야 하며, 취사, 세탁, 목욕 정도는 혼자서 가능해야 한다. 이것이 고령자에게 기대되는 체력이다.

12-1. 노령 인구 비율

- ▶ 2026년: 전체 인구 중 65세 이상 노령인구 비율이 20% - '초 고령사회'
- ▶ 2011년: 연간 40억t 가량의 물 부족 사태

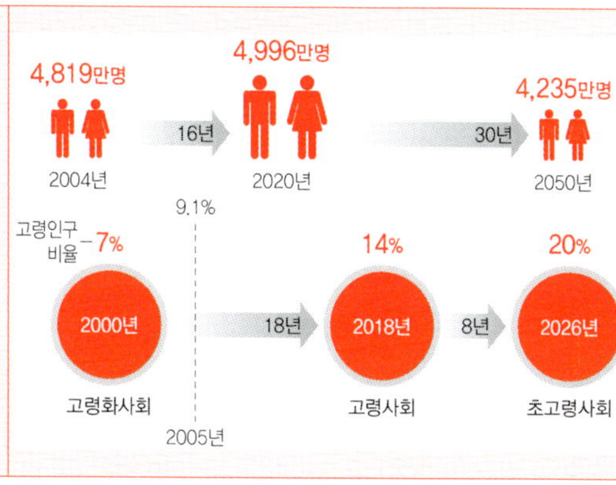

2026년에는 전체 인구 중 65세 이상 노령인구 비율이 20% 이상이 되어 '초고령사회'가 될 것이라 한다. 따라서 2011년에는 연간 40억t 가량의 물 부족 사태에 도래할 것이라고 한다.

12-2. 노령 인구 부양 비율

- 2050년 젊은이 100명이 노인 65명 먹여 살려야
- 저출산, 고령화로 노동인구 급속히 감소

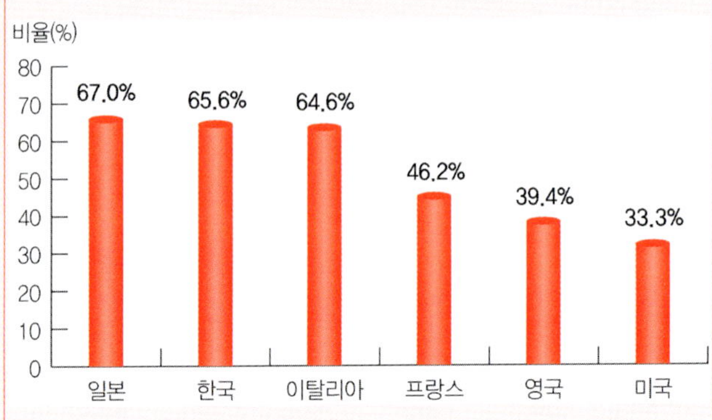

한국은행에서는 노령인구 부양비율 전망치를 예측한 결과에서 2050년에는 젊은이 100명이 노인 65명 먹여 살려야 한다고 하였다. 이는 저출산, 고령화로 노동인구가 급속히 감소되었기 때문이다.

1 노화에 의한 신체적 변화

1) 골격의 노화

12-3. 골격의 노화

- **골격의 노화:** 무기질이 많아짐, 탄력성 부족 →골절 위험 증가
- **뼈의 역할:** 조혈작용, 지주의 역할
- **뼈의 강화:** 골격에 부하→신진대사 활발.→골격의 노화 감소

인간의 골격은 노화가 진행되면서 기능이 점점 퇴화하고, 탄력성이 떨어지기 때문에 골절의 위험성이 증가한다. 뼈의 역할은 조혈작용과 지주의 역할을 하고, 뼈를 강화시키기 위해서는 골격에 부하를 주는 운동을 실시했을 때 신진대사가 활발히 일어나 골격의 노화를 감소시킬 수 있다.

운동은 강한 뼈를 만들고 유지시키는데 중요한 역할을 한다. 근육을 스트레칭 시키는 운동을 함으로써 뼈를 자극시켜 골밀도를 증가시킬 수 있다. 운동은 골다공증의 예방 및 치료

에 필수 요소로 운동 중에서 중력에 대항하는 운동, 즉 체중이 실린 운동이 골다공증에 좋다. 예를 들어, 약간 빨리 걷기, 줄넘기, 등산, 배드민턴, 헬스, 하이킹, 계단 오르기, 에어로빅 등이 해당된다.

뼈의 노화방지를 위한 지침으로는 균형 잡힌 식사로 충분한 칼슘을 섭취한다. 태양광선으로 충분한 비타민 D를 생성시킨다. 카페인, 염분, 단백질, 인의 섭취를 제한한다. 금식을 하지 않는다. 골밀도를 감소시키는 스테로이드성 약물의 사용은 피한다. 알코올은 적당한 양만 섭취한다. 담배를 피우지 않는다. 규칙적으로 걷기, 달리기, 에어로빅, 웨이트 트레이닝 등 중력을 받는 운동을 한다.

2) 근육의 노화

12-4. 근육의 노화

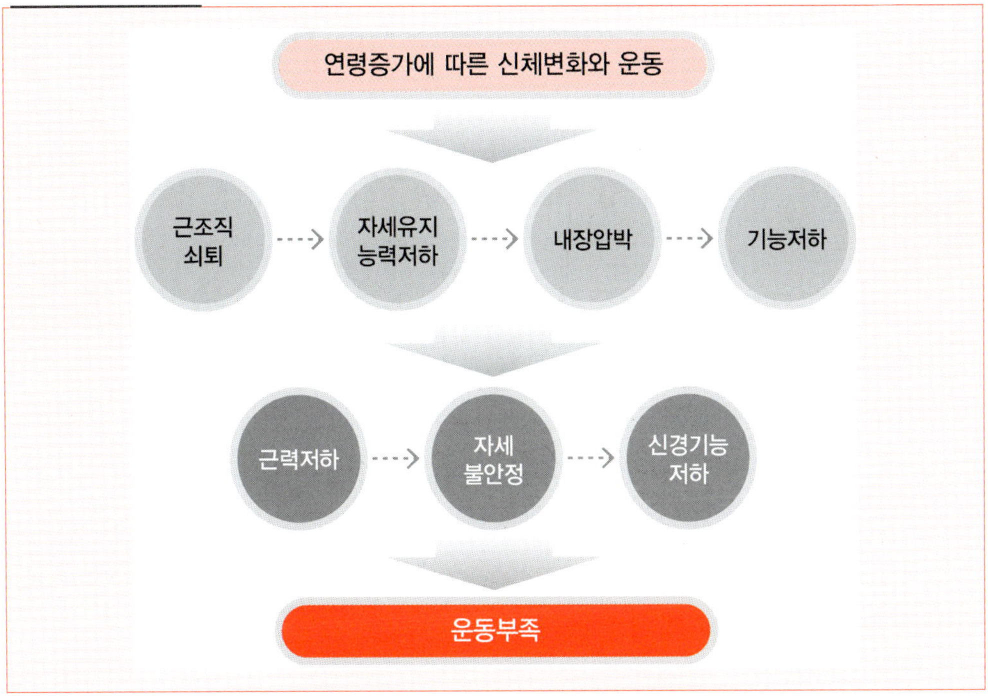

연령의 증가에 따라 모든 신체의 변화가 일어난다. 근조직이 쇠퇴하고 평형성이 저하되어 자세유지 능력이 떨어지며, 몸이 앞으로 구부러져 내장의 압박을 받는 등 근력의 기능이 저하된다.

근력 저하는 자세의 불안정을 초래하여 신경기능 등 다른 여러 가지 생리적인 기능을 저하시켜 노화를 촉진시키게 되고, 운동부족에 의해서 근육약화가 나타나는 경우가 크기 때문에 각자의 운동능력에 맞는 신체활동의 참여가 중요하다.

12-5. 고령자와 근력운동

- 60대 이후에도 근력운동은 필요하다.
- 고령자들의 근력운동으로 근육의 크기를 키워 강한 체력을 유지할 수 있다.

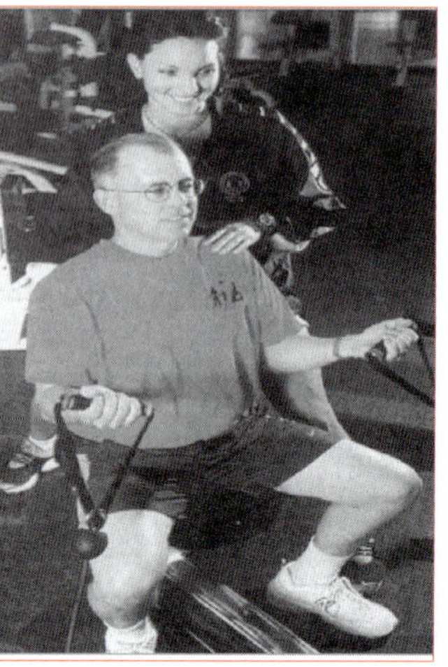

60대 이후에도 근력운동은 꼭 필요하다. 고령자들의 근력운동으로 근육의 크기를 키워 강한 체력을 유지할 수 있다.

35세 이후부터 실제적으로 뼈와 근육이 약해진다. 40대가 되면 근육량이 줄어들고 몸 안에 지방은 늘어나기 마련이다. 근육이 약해지면 주변의 관절까지 약해져서 몸이 늙어버린다. 더구나 출산을 겪은 중년 여성들은 골밀도가 낮아지는데, 뼈가 부실해져서 부서지기 쉽다. 과거에는 40대 이후 운동이 심폐기능에만 초점이 맞춰져 있었다. 자동차의 엔진에 해당하는 심장과 폐를 단련하는 수영이나 달리기와 같은 운동이 각광받아 왔다. 하지만 최근에는 차체에 해당하는 뼈와 근육을 튼튼히 하는 웨이트 트레이닝의 중요성이 점점 강조되고 있다. 근육을 강화하는 운동은 인대의 힘을 키워 관절 주변에 신선한 혈액을 공급해주고, 강한 압력에 자극을 받은 뼈세포도 새로운 뼈를 계속 만들어주기 때문에 골밀도도 증가시켜 준다. 근육이 증가하면 에너지를 만들어내는 미토콘드리아 역시 증가하기 때문에 신진대사가 활발해지면서 한창 때의 활력을 그대로 유지할 수 있다. 또한, 기초 대사량이 높아져 지방이 효과적으로 분해된다.

3) 관절의 노화

12-6. 관절의 노화

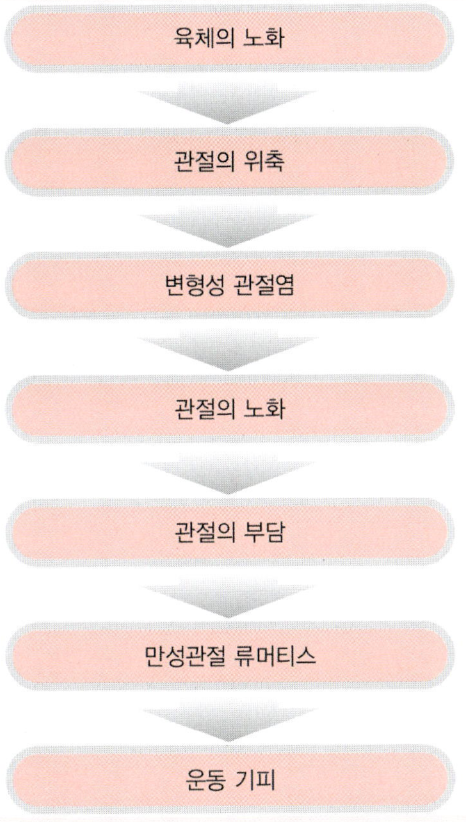
육체의 노화
관절의 위축
변형성 관절염
관절의 노화
관절의 부담
만성관절 류머티스
운동 기피

연령이 증가하면, 관절이 위축되고, 퇴행성 관절염이 일어난다. 그만큼 많이 사용한 결과이며, 운동부족으로 관절과 그 주위의 모든 기관이 약화되면, 관절의 약화는 더욱 빠르게 나타날 수 있다. 근육이나 인대 등의 약화는 관절의 부담을 많이 주게 되고, 만성관절 류머티즘이 일어나며, 이 모든 것이 운동기피로 나타날 가능성이 높다.

특히 수중운동은 물의 부력을 이용하기 때문에 운동 시 신체적 부담을 줄이고 관절의 통증을 감소시킬 뿐만 아니라 관절의 변형을 예방하여 관절염 환자에게 큰 효과가 있는 전신운동으로 잘 알려져 있다.

12-7. 노화에 따른 자세의 변화

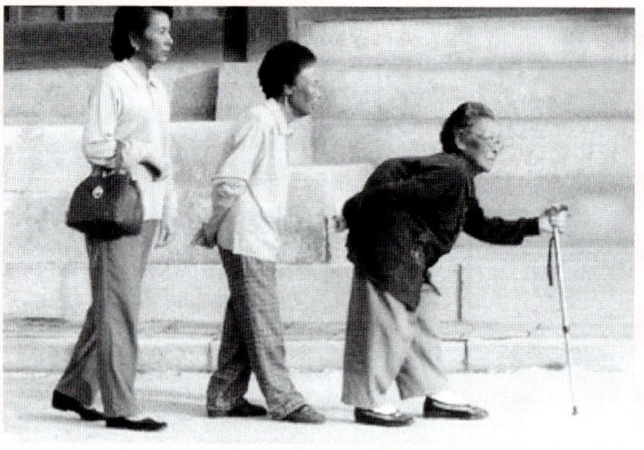

4) 발의 노화

12-8. 발의 노화

- ▶ **각질 및 티눈:** 호르몬
- ▶ **발톱의 색깔**
- ▶ **엄지발가락 외반모지:** 하이힐, 안으로 굽는 현상

발의 노화는 발바닥의 피부가 두꺼워지거나 발뒤꿈치가 갈라지는 각질 및 티눈이 발생하는데, 이는 호르몬의 불균형에 의해 나타나는 경우가 많다. 고령자들은 발톱의 색깔도 변하고 엄지발가락이 안으로 굽는 외반모지현상이 나타나는데, 여성은 하이힐 때문에 안으로 굽는 현상이 나타난다.

노화학자들은 아마도 현존하는 발의 노화방지법 중에서 가장 확실한 방법 중의 하나가 바로 걷기 운동이라고 강조한다. 적당한 운동과 바른 식생활, 게다가 적절한 영양소를 보충하는 사람은 자신의 실제 연령보다도 10~20년은 더 젊게 건강을 유지할 수 있다. 이는 단순히 오래 산다는 의미만이 아니라 살아 있는 동안에 신체, 정신 질환이 덜 걸리고 각종 퇴행성 변화가 훨씬 더 늦게 나타난다는 의미도 된다.

젊었을 때 남보다 건강했고 많은 운동을 했었다는 것은 노화방지 면에서는 아무런 소용이 없다. 중요한 것은 현재 당신이 규칙적으로 신체의 무리 없는 운동을 얼마나 적절히 하고 있느냐가 노화방지에 가장 중요한 것인데 그러한 운동이 바로 걷기가 가장 적절하다는 것이다.

5) 보행과 평형기능

12-9. 고령자 보행과 평형성

▶ **고령자 보행의 특징**
- 등과 무릎이 굽고, 끄는 것 같은 걸음
- 속도가 떨어지는 특징
- 발바닥이 닿는 시간 동안 하지근에 과도한 근 방전
- 추진력을 얻을 때, 대퇴부의 근육들에서 근방전이 크다.
- 전경자세(몸이 앞으로 굽혀지는 자세)에 기인

▶ **고령자들의 평형성과 운동**
- 여러 체력적인 요소를 동원한 운동
- 키무라; 태극권, 스포츠댄스
- 신체활동의 생활화

고령자 보행의 특징은 등과 무릎이 굽고, 끄는 것 같은 걸음을 한다. 걷는 속도가 떨어지는 것이 특징이고, 발바닥이 닿는 시간동안 하지 근에 과도한 근 방전이 일어나며, 추진력을 얻을 때, 대퇴부의 근육들에서 근방전이 크다. 성인에 비해 몸이 앞으로 굽혀지는 자세인 전경자세에 기인하게 된다.

고령자들은 모든 기능이 점점 퇴화하므로 근력이나 평형성이 떨어지고, 등과 무릎이 굽어진다. 평형성과 운동에 있어서는 여러 체력적인 요소를 동원한 운동이 효과적인데, 키무라는 태극권이나 스포츠댄스 등이 효과적이라고 하였다. 이러한 운동은 고령자들의 체력과 관련되어 강도가 높지 않은 종목이기 때문이며, 주기적인 건강검진과 운동검사를 체크한 후에 실시하여야 안전하다. 그리고 일상생활에 움직임이 있는 가벼운 활동에서부터 규칙적인 신체활동의 생활화로 노화를 늦추어야 한다.

2 노화와 영양, Lifestyle

12-10. 고령자의 영양섭취 방법

- **소식:** 소식이 장수, 비만은 성인병
- **고기대신 식물성:** 장수촌
  - 곡류와 야채를 생식, 단백질은 콩, 호밀 빵
- **발효식품:** 요구르트
- **녹차:** 혈압 낮추고 폐암 확률 낮춤
- **아미노산:** 생활 활력, 노화방지 - 생선, 두부, 청국장, 된장

장수하는 사람들의 가장 큰 특징은 음식을 적게 섭취한다는 것이다. 비만으로 인한 지방의 과잉 축적이 각종 성인병을 유발하고 수명을 단축시킨다는 사실에 비추어 볼 때, 소식이 장수의 비결이다.

세계적인 장수촌으로 알려진 히말라야 훈자 사람들은 동물성 단백질을 피하고 자연 그대로의 곡류와 야채를 날것으로 섭취한다. 또한, 불가리아 사람들은 육식을 거의 하지 않고 대부분 호밀로 만든 갈색 빵과 채소, 발효식품인 요구르트를 많이 섭취한다.

고령자들의 혈압을 낮추고 폐암의 걸릴 확률을 낮추어 주는 녹차를 마실 것을 전문가들은 권하고 있으며, 또한 아미노산은 생활의 활력과 노화방지에 효과적인데, 생선, 두부, 청국장, 된장 등을 많이 섭취하면 효과적이다.

12-11. 노화방지 식단표

- ▶ 물은 하루 10잔
- ▶ 현미밥, 잡곡밥, 호밀빵
- ▶ 기름은 올리브유, 생선, 견과류 기름 섭취
- ▶ 야채는 하루 3회
- ▶ 계란은 하루 1개씩

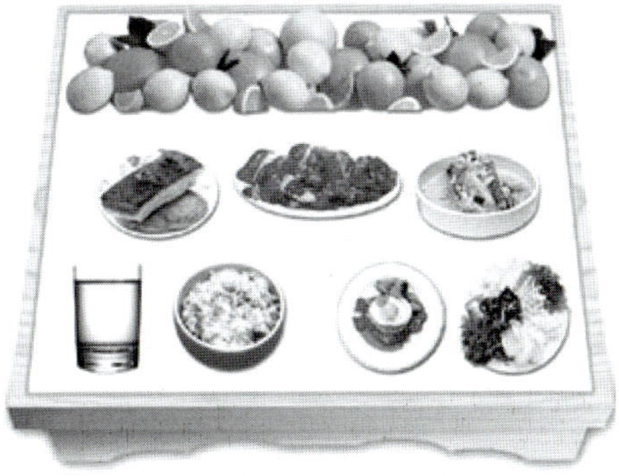

과일 '휘토케미칼' 성분 노화방지와 암 예방에 도움. 매일 작은 접시로 5접시 이상 섭취해야.

육류 참치 연어등 생선 닭고기 매주 2~3회, 소소기 등 붉은색 육류는 매주 1회 섭취로 제한.

곡류 현미밥 호밀빵 같이 거칠지만 오래 씹을수록 단맛이 나는 복합당식품 먹어야.

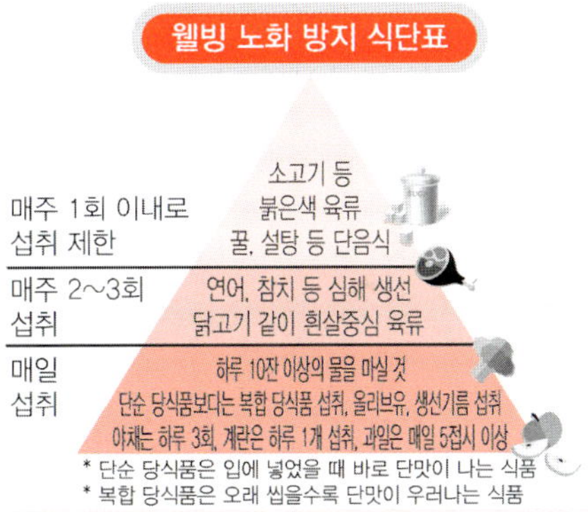

노화방지 식단표를 살펴보면, 주식인 곡류는 현미밥, 잡곡밥, 호밀빵을 섭취한다. 과일은 노화방지와 암 예방에 도움을 주기 때문에 매일 5접시 이상 섭취해야 한다. 육류는 참치, 연어 등 생선이나 닭고기를 매주 최소한 2~3회 섭취하고 붉은색 육류는 매주 1회 섭취로 제한하여야 한다.

매일 섭취해야 할 식품은 하루에 10잔 이상의 물을 마실 것, 단순 당질보다는 복합 당질을 섭취한다. 올리브유, 생선기름과 견과류 기름을 섭취하고 야채는 하루에 3회, 계란은 하루에 1개를 섭취한다. 그리고 과일은 매일 5접시 이상을 섭취한다.

매주 2~3회 섭취해야 하는 식품은 연어, 참치 등 심해 생선, 흰 살 중심의 육류를 섭취한다.

매주 1회 이내로 섭취해야 할 식품은 소고기 등 붉은색 육류, 꿀, 설탕 등 단 음식을 섭취한다.

12-12. 생활습관 관리방법

- ▶ **스트레스:** 만병의 근원, 조급한 마음, 경쟁심, 과다한 업무
- ▶ **수면:** 7시간 이상 숙면
- ▶ **냉수욕:** 면역능력, 심장병 예방
- ▶ **금주와 금연, 웃음**
- ▶ Kiss: 체내 화학물질 분비, 정신건강 도움
- ▶ **활발한 성생활:** 사망률(2회/주>1회/달)
- ▶ **꾸준한 운동과 문화 활동:** 운동, 노래, 그림
- ▶ **창조력이 노화를 방지:** 컴퓨터(치매예방)

현대인에게 가장 큰 적은 스트레스이다. 신체는 외부로부터 스트레스를 받으면, 그에 대응하는 변화를 일으킨다. 이것이 만병의 근원이 되는 것이다. 조급한 마음, 경쟁심, 과다한 업무 등을 피하고 마음을 잘 다스려야 장수할 수 있다.

수면은 7시간 이상의 숙면이 필요하며, 냉수욕은 면역능력과 심장병을 예방한다고 한다. 금주와 금연, 그리고 많은 웃음이 건강하고 오래 사는 비결이다. Kiss는 체내 화학물질 분비로 정신건강에 도움을 주며, 활발한 성생활은 사망률(2회/주>1회/달)을 낮추어 준다는 보고가 있다.

꾸준한 운동과 문화 활동은 더없이 큰 보약이다. 규칙적인 운동과 노래 부르기, 그림 그리기 등의 문화 활동은 고령자들의 건강에 효과적이며, 창조력이 노화를 방지하기 때문에 컴퓨터 활용은 치매 예방에 효과적이라고 한다.

12-13. 고령자들의 수면과 건강

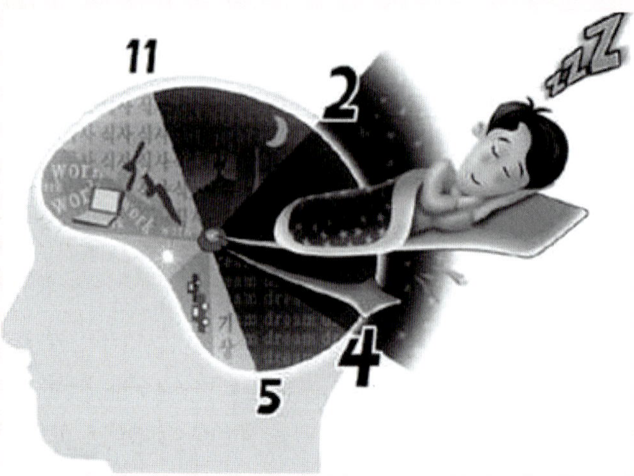

수면은 고령자들의 건강에 있어서 대단히 중요하다. 젊은 청년들에 비해 고령자들은 충분한 수면을 취해야 하는데, 최소한 하루에 7시간은 깊은 잠을 취해야 한다. 따라서 숙면을 취하지 못하는 고령자들에 있어서 심혈관계 질환에 노출될 가능성이 매우 높다고 한다.

그리고 호르몬 분비가 되는 시간은 저녁 10시에서 새벽 2시경이 가장 많이 분비되기 때문에 되도록이면 일찍 수면을 취하는 것이 건강에 도움이 된다.

우리나라의 장수지역인 순창 주민 중에 90세 이상 장수노인들은 흡연과 음주를 알맞게 절제하며, 충분한 신체적인 활동과 9시간 이상의 수면, 가족과 함께하는 1일 세끼의 규칙적인 식사, 쌀밥과 채소 위주의 식물성 식품 섭취와 나물류를 자주 먹는 것으로 나타났다.

따라서 농업에 종사하면서 이웃과 교류를 활발히 하고 심리적으로 안정된 생활을 유지하는 것이 순창 주민들의 장수비결로 나타났다.

12-14. 고령자들의 생명을 위협하는 3대 주적

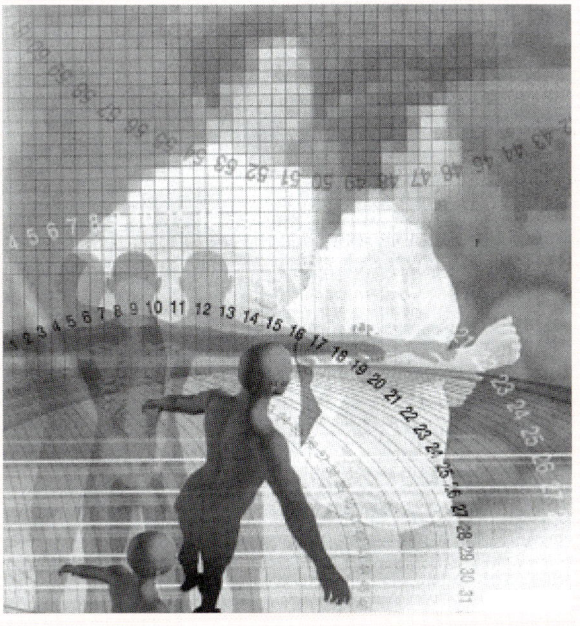

고령자들에 있어서 생명을 위협하는 3대 주적은 심장병, 뇌졸중 그리고 암인 것이다 이것은 고지방 음식이 늘고, 환경오염이 심해진 탓이며, 금연과 신체활동이 노화를 지연시킨다

3 노화와 운동

12-15. 고령자들의 운동원칙

▸ **안전을 위한 4대 원칙**
- 운동 전 의학적인 검사
- 운동 강도를 서서히 늘려간다.
- 지구력, 근력, 유연성 운동을 병행
- 준비운동 철저

고령자들이 부지런하고 오래 사는 것은 운동량 때문이다. 적당한 노동이나 운동은 신체의 활력과 기쁨을 준다.

그러나 운동이 좋다고 하여 고령자들이 무작정 운동을 하였다가는 위험할 수가 있다. 따라서 고령자들의 안전을 위한 4대 원칙만은 꼭 지켜야만 하는데, 먼저, 운동 전 의학적인 검사를 꼭 받는다. 운동 강도는 서서히 늘려간다. 지구력, 근력, 유연성 운동을 병행한다. 준비운동과 정리운동을 철저히 한다.

또한, 질환이 있거나 처음 운동을 시작하려고 계획하는 고령자들은 반드시 건강검진과 운동처방을 받고 실시하여야 한다.

1) 유산소 운동

12-16. 고령자들의 운동처방

- ▸ **종목**: 걷기, 조깅, 러닝머신, 사이클, 수영, 에어로빅
- ▸ **빈도(시간)**: 주당 3회(1회 30분)나 4회(20분 정도)
- ▸ **효과**: 유해산소를 덜 발생시킴, 질병과 노화의 예방
- ▸ **심박수 측정**: 10초×6(60~80%)

고령자들의 운동은 유산소 운동이 주가 되어야 한다. 운동 종목은 걷기, 조깅, 러닝머신, 사이클, 수영, 에어로빅 등이 효과적이며, 운동 빈도와 시간은 주당 3회(1회 30분)나 4회(1회 20분) 정도가 적당하다. 그러나 질환 정도, 체력상태에 따라 차등 적용하여야 한다.

고령자들의 유산소 운동효과는 유해산소를 덜 발생시킴으로써 질병과 노화를 예방할 수 있다는 것이다.

운동을 실시할 때에는 심박수에 의해 강도를 설정하는 것이 가장 편리하고 정확하기 때문에 손목의 동맥이 뛰는 횟수를 측정하여 계산하면, 본인이 현재의 운동 강도가 어느 정도인지를 알 수 있다. 계산방법은 10초 동안 맥박수를 측정하여 6을 곱해주면 분당 심박수가 된다. 10초 맥박수×6=현재 맥박수이며, 최대 심박수의 60~80% 정도의 강도로 실시한다.

2) 근력운동

12-17. 고령자들의 근력운동 방법

- ▶ 과부하의 원리 적용
- ▶ **종목:** 스트레칭(유연성 운동), 미용체조, 기계와 중량 운동
- ▶ **빈도(시간):** 2~3회/주(1회 20-30분), 1/3은 스트레칭
- ▶ **스트레칭:** 근육에 통증이나 무리가 가지 않게, 약간의 긴장감, 10~30초 유지
- ▶ **중량운동:** 개인별로 8~12회를 들 수 있는 무게 선정, 1RM의 60%

※ 60대 이후에도 근력운동은 필요하다.

고령자들은 유산소 운동을 실시하면서 근력 및 저항성 운동을 병행하는 것이 효과적이다. 고령자들도 성인과 같이 과부하의 원리를 적용하여 실시한다.

근력 운동의 종목은 스트레칭(유연성 운동), 미용체조, 기계와 중량 운동 등으로 실시하면 되는데, 가정에서 편하게 할 수 있는 근력운동도 효과적이다.

운동 빈도와 시간은 주당 2~3회, 1회에 10~20분으로, 1/3은 스트레칭을 실시하여야 한다. 스트레칭은 근육에 통증이나 무리가 가지 않게 하여야 하며, 약간의 긴장감을 가지고 10~30초를 유지한다.

중량 운동은 개인별로 8~12회를 들 수 있는 무게를 선정하여 1RM의 60% 정도 실시하는 것이 효과적이다.

그리고 60대 이후에도 근력운동은 꼭 필요한데, 근력의 약화는 관절이나 평형성 등의 자세유지에 꼭 필요하며, 고령자들의 기능 약화는 근력약화로부터 나타날 수 있다는 것이다.

3) 노후 건강관리 비법

12-18. 고령자들의 건강관리 비법

1) 역기와 아령으로 운동하라.	2) 걸어라.
3) 담배를 끊어라.	4) 영양 전문가가 되라.
5) 비타민 보충제를 복용하라.	6) 식사에서 지방을 빼라.
7) 적당한 수면을 취하라.	8) 정신을 자극하라.
9) 음악을 듣거나 자극하라.	10) 신앙을 가져라.
11) 누군가를 도와주라.	12) 애완동물을 키워라.
13) 희망의 실마리를 찾아라.	14) 사람들과 잘 어울려라.

노후 건강관리 비법으로 다음의 항목을 지키면, 건강한 생활을 영위할 수 있다. 역기와 아령으로 운동하고 걸어라. 담배를 끊고, 영양 전문가가 되라. 비타민 보충제를 복용하고 식사에서 지방을 빼라. 적당한 수면을 취하고 정신을 자극하라. 음악을 듣거나 자극하고 신앙을 가져라. 누군가를 도와주고 애완동물을 키워라. 희망의 실마리를 찾고 사람들과 잘 어울려라.

4 활성산소

1) 활성산소(free radical)란?

12-19. 활성산소란?

- ▶ **살균**: 동·식물 내에 존재, 세균, 곰팡이, 바이러스, 이물질 등이 체내에 진입했을 때, 몸을 지키는 역할
- ▶ **공격**: 체내에 지나치게 증가하면 몸의 조직이나 세포를 상하게 함

활성산소란 본디 인간을 비롯한 동·식물의 체내에 있으면서 세균이라든가 곰팡이, 바이러스, 이물질 등이 체내에 진입했을 때 이를 죽이거나 용해시켜 몸을 지키는 "살균"의 역할을 하는 화학물질이지만, 이 활성산소가 체내에서 지나치게 증가되면 오히려 자기 몸의 조직을 세균이나 이물질처럼 "공격"하게 되는 양면을 지닌 물질이다.

그러나 이 활성산소가 지나치게 증가되면서 자기 몸의 세포와 장기를 공격하려할 때에는 동·식물의 체내에 있는 SOD라는 효소가 과다하게 증가하여 활성효소를 제거하는 작용을 한다.

12-20. 활성산소의 역할

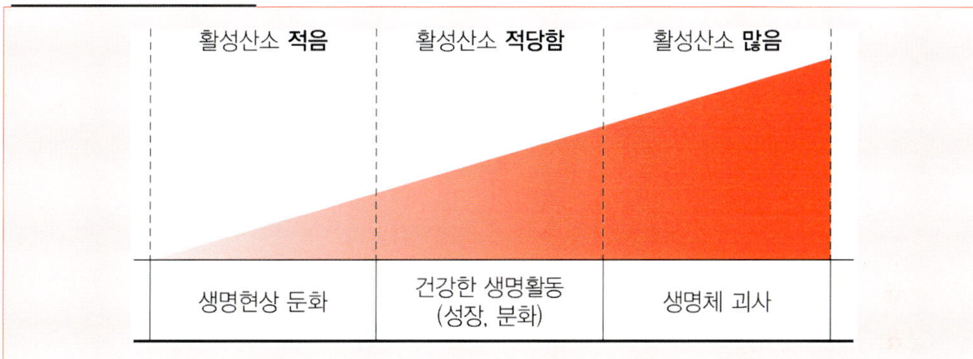

활성산소는 세포 내부의 작은 기관인 미토콘드리아에서 주로 생긴다. 체내에서 쓰이는 보통 산소보다 불안정해서 반응성이 증가된 여러 종류의 산소를 총칭한다. 보통 산소는 안정된 분자상태이고 활성산소는 여기에 전자들이 더 붙은 상태이다. 미토콘드리아는 몸속에 들어온 영양분과 산소를 이용해 에너지를 만들어내는 공장이다. 바로 에너지 생산 도중에 오염물질처럼 활성산소가 생성되는 것이다.

활성산소가 너무 많으면 세포를 죽이는 독성물질, 생명체를 괴사시키는 작용을 하지만, 적당하게 있으면, 세포가 건강한 생명활동을 할 수 있게 성장하고 분화를 돕는 아군으로 활동한다. 아예 활성산소가 없으면, 세포는 자라지 못하여 생명현상이 둔화된다.

12-21. 활성산소와 생성과정

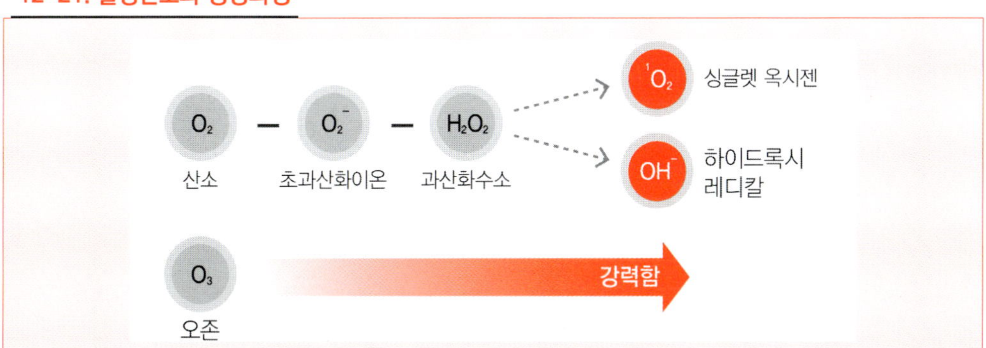

활성산소의 생산에는 O_2^-(초과산화 이온), H_2O_2(과산화수소), OH^-(하이드록시 레디칼), $^1O_2$(싱글렛 옥시젠)의 네 종류가 대표적이며, 우선 산소(O_2)에서 이온(O_2^-)이 만들어지고, 다음으로 O_2^-에서 H_2O_2로 변화하며, H_2O_2에서 $^1O_2$와 OH^-가 만들어진다.

이들의 활성산소는 OH^-(하이드록시 레디칼), $^1O_2$(싱글레트 옥시젠)이 가장 반응이 강력한데, 초과산화 이온은 산소에 추가로 마이너스 전자를 지니고 있는 것과 재빨리 반응하려 하기 때문이다.

H_2O_2(과산화수소)는 H_2O가 물의 화학구조로 안정되려 하므로 O가 1개 남게 된다. 따라서 여분의 1개인 O는 불안정하므로 안정된 O_2가 되려고 O를 가진 물질과 반응하기 위해 뛰어난 반응성을 가진다.

오존(ozone)은 "O_3"라고 쓰이는데, 이 물질도 활성산소에 속한다.

12-22. 활성산소와 질환

▶ 암(Cancer)	▶ 동맥경화(Atherosclerosis)
▶ 폐기종(Emphysema)	▶ 동맥염(Arthritis)
▶ 천식(Asthma)	▶ 노화(Ageing)
▶ 고혈압(Hypertension)	▶ 간경변증(Cirrhosis)
▶ 알러지(Allergy)	▶ 백내장(Cataract)
▶ 망막증(Retinopathy)	▶ etc.

강한 자외선이 피부암을 유발하게 된다. 그래서 농부의 검게 그을린 이마와 목덜미에 피부암이 잘 유발된다. 방사선, 농약, 파라과트, 살충제, 의약품 등으로 발생한 과잉산소는 암세포인 핵의 중추로 DNA를 용해시켜 암세포를 사멸시킬 뿐만 아니라, 인체의 정상세포의 유전자도 손상시킨다.

폐기종과 천식은 질소 산화물과 매연이 폐에서 활성산소로 증식하여 질환이 유발한다.

알러지는 음식이나 진드기, 그리고 집 먼지가 원인이 되어 아토피가 악화되게 된다.

망막증과 백내장은 과산화지질이 원인으로 불포화지방산과 활성산소가 결합하여 과산화지질이 형성된다. 이 과산화지질은 몸 밖으로 배출이 잘 되지 않기 때문에 안구에 태양의 빛이 비추어지면, 자외선이 활성산소를 발생시켜 안구 내에 있는 지질인 불포화지방산과 반응한다. 백내장이 가장 많은 지역은 티벳 지역으로 강력한 자외선이 원인이다.

동맥경화증은 혈액 속에 콜레스테롤이 증가되어도 혈액의 흐름에 영향을 주지 않지만, 혈액 속에 활성산소가 증가되면 지방질과 반응해서 과산화지질이 형성된다.

간경변증은 간장에서 특수한 과산화지질이 만들어져 간장을 손상시켜 간장 장애가 발생한다. 과산화지질은 활성산소와 달리 체내에 만들어지면 좀처럼 몸 밖으로 배출되지 않는데, 그 배출구 역할을 하는 곳이 간장이다.

12-23. 활성산소에 의한 질환 유발 과정

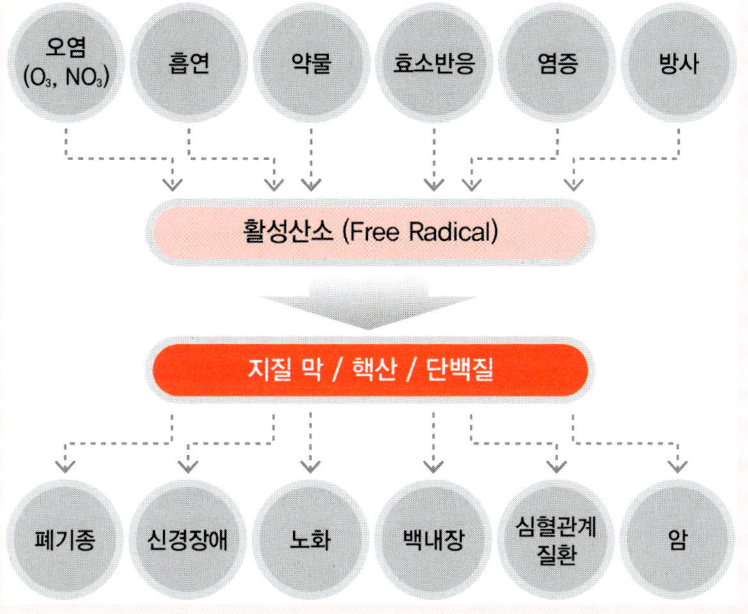

활성산소는 일반인에게 암 같은 질병을 일으키고 노화를 촉진시키는 독성물질로 인식되고 있다. 세포 내의 단백질과 유전자는 활성산소의 공격을 받으면, 다 망가진다. 물론 체내에 이를 보수하는 메커니즘이 있지만, 완벽하지는 않다. 활성산소는 뇌에서 신경세포를 공격해 파킨슨 같은 뇌질환을 일으키고 인체 곳곳에서 유전자를 망가뜨려 암을 유발한다.

활성산소를 일으킬 수 있는 요소들은 방사, 염증, 효소반응, 약물, 흡연, 오염(오존, 질소 화합물: 배기가스, 매연) 등이다. 이러한 요소들이 활성산소와 결합하면, 지질막, 핵산, 단백질과 합성하여 폐기종, 신경질환(알츠하이머, 파킨스병), 노화, 백내장, 심혈관계 질환, 암을 유발하게 된다.

2) 항산화 물질

12-24. 활성산소를 제거해주는 물질

물 질	작 용
α-Tocopherol	지질과산화 제거
β-Carotene	단일산소($^1O_2$)를 산소(O_2)로 전환
Catalase	과산화수소(H_2O_2) 제거
SOD	초과산화이온(O_2^-) 제거
Glutathione peroxidase	과산화수소(H_2O_2)와 지질과산화 제거

활성산소가 생성되면, 인체 내에서는 그냥 두지를 않는다. 여기에 청소자가 존재하기 때문이다. 이것이 바로 항산화제인 것이다.

α-토코페롤은 비타민 E성분으로 지질과산화를 제거한다. β-카로티닌은 싱글레트 옥시젠(단일산소)을 O_2로 전환시켜준다. 카탈라제는 하이드로젠 레디칼(과산화수소)을 제거한다. SOD는 슈퍼옥시드(초과산화 이온)레디칼을 제거한다. 글루타치온은 과산화수소와 지질과산화를 제거한다.

12-25. 동물들의 최대 수명 동안 뇌조직의 산화율

	수 명(년)	뇌 조직의 산화비율
사 람	100	1.0
침팬치	50	5.0
집 쥐	8	11
들 쥐	3	19

동물들의 최대 수명 동안 뇌 조직의 산화율을 살펴보면, 사람이 100년을 살면서 산화 비율은 1.0이고, 침팬지는 50년을 살면서 산화 비율은 5.0이다. 그보다 하등 동물인 쥐는 뇌 조직의 산화비율이 매우 높아 오래 생존하지 못한다. 따라서 인간은 동물 중에서 최고의 항산화제 방어물질을 가지고 있다.

12-26. 운동이 건강에 역효과가 나타나는 과정

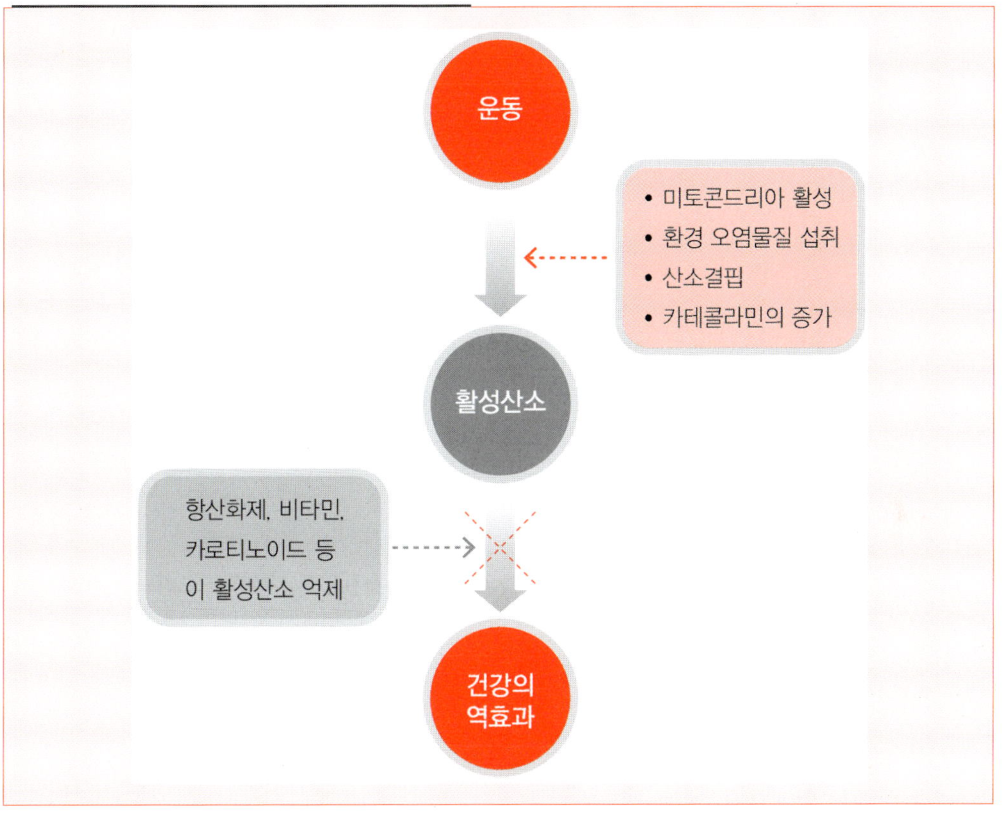

운동이 건강에 역효과를 나타내는 과정을 살펴보면, 운동을 실시하게 되면 산소의 필요로 인해 미토콘드리아가 활성화되고, 많은 환경오염 물질을 섭취하게 되며, 산소결핍과 카테콜라민의 증가 현상이 나타나면서 조직의 상해를 일으킨다. 활성산소가 생성되더라도 크게 문제가 되지 않는 것은 항산화제가 있기 때문에 크게 위험하지 않다. 항산화제인 비타민 E와 카로티노이드(불포화성 탄소 화합물)가 활성산소를 억제함으로써 건강에 악 영향을 미치지 않게 된다.

12-27. 비타민 E 섭취 후, 활성산소의 변화

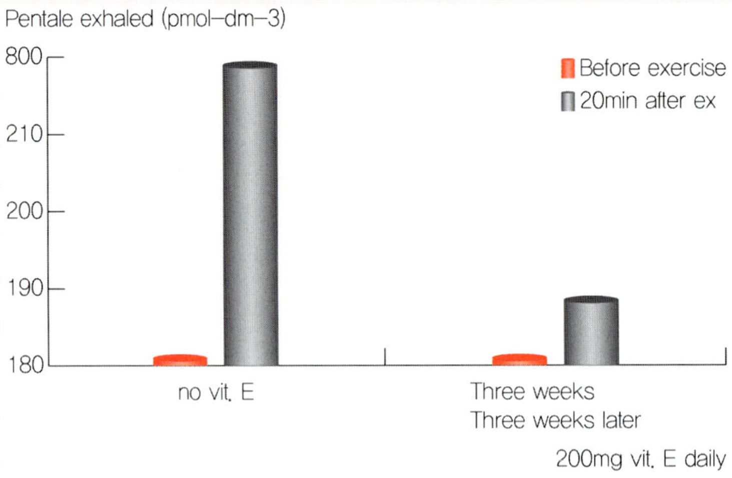

황산화제인 비타민 E의 투여 후, 100% VO2max 운동 시 운동 전·후 5분, 20분 후 팬탄(활성산소) 수준의 변화를 연구한 결과에서 α-토코페롤을 200mg 매일 섭취군과 섭취하지 않은 그룹 간의 운동 전후를 비교하였다.

항산화제를 투여하지 않은 그룹은 운동 후 팬탄의 수치가 크게 증가하는 반면, 매일 α-토코페롤을 3주 동안 섭취한 그룹은 운동 후에 팬탄의 수치가 적게 나타났다. 따라서 비타민 E는 운동에 의해 생성된 활성산소를 억제하는 것을 알 수 있다.

12-28. 자연적인 항산화제

- ▶ 식물(Plant)
  - 식물성 씨앗의 기름(참깨 등)
  - 곡물(쌀 등), 콩
  - 채소(녹황색 채소), 과일
  - 바크나무 껍질, 견과류
- ▶ 양념, 향료, 해초류
- ▶ 단백질 가수분해 물질

인위적으로 섭취하지 않아도 자연적인 황산화제가 있는데, 그중에 대표적으로 식물을 들 수 있다. 참께 등의 식물성 씨앗의 기름과 쌀 등의 곡물과 콩에 항산화제가 포함되어 있다. 녹황색 채소, 과일, 바크나무 껍질과 견과류 등에도 황산화제가 함유되어 있다.

양념이나 향료인 후추, 로즈메리, 식물향료, 해초 등에도 많으며, 단백질 가수분해물질인 산과 알칼리 효소에 의해 단백질이 분해되어 생기는 아미노산 혼합액인 영양물질 등에도 자연적인 항산화제가 포함되어 있다.

특히, 녹황색의 식물은 항상 자외선을 쬐면서 대량의 활성산소[$^1O_2$(싱글레트 옥시젠)]을 받고 있기 때문에 자외선에서 만들어지는 활성산소[$^1O_2$(싱글레트 옥시젠)]로부터 자신을 지킬 필요가 있다. 그러므로 녹황색의 채소에는 다량의 항산화제가 존재하므로 녹황색의 채소를 섭취하면, 항산화제를 섭취하는 것과 같은 효과를 볼 수 있다.

3) 활성산소와 운동

12-29. 활성산소와 운동

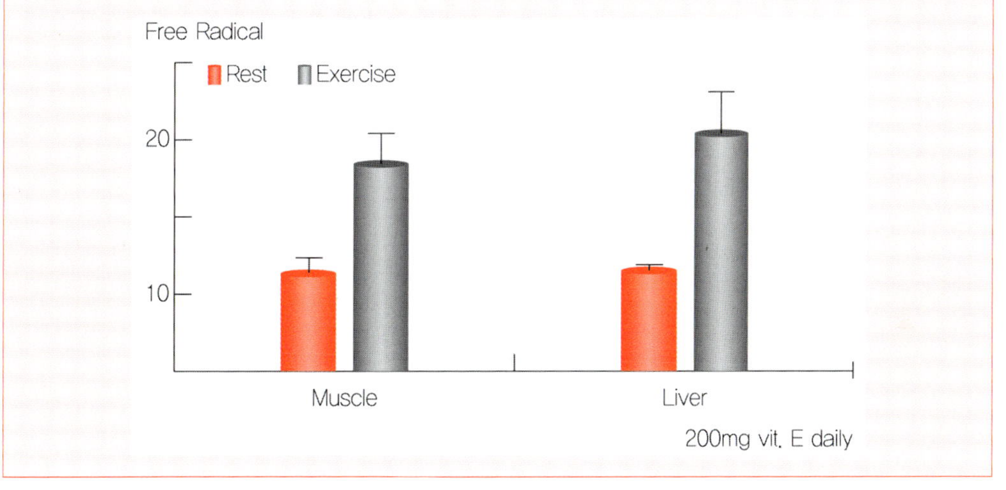

운동 전·후의 근육과 간장에서 일반적으로 생산되는 활성산소의 양상을 보여주고 있는데, 운동 후에 산소의 과다 흡입으로 그 산소가 지질이나 단백질 등과 결합하여 활성산소를 생산한다.

따라서 운동 전에 동일한 활성산소가 운동 후에 근육에서 발생되는 활성산소보다 간장에서 발생되는 산소가 많음을 제시해주는 그림이다.

12-30. 운동과 영양의 2가지 측면

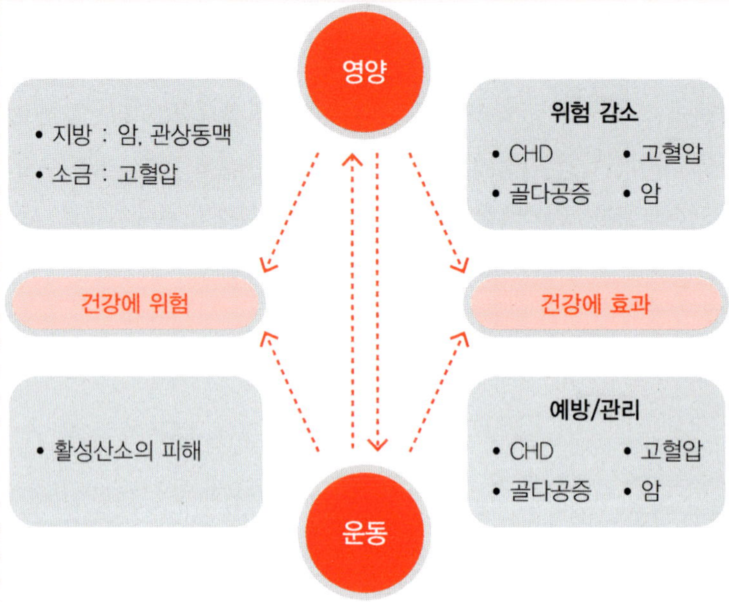

영양과 운동에 있어서 건강에 효과적인 측면과 건강에 위험을 주는 측면들을 보여주는 그림이다. 건강의 위험도는 영양 측면에서 지방질의 과다 섭취가 암과 관상동맥 질환을 유발하게 되고, 과다한 소금 섭취는 고혈압에 노출될 위험이 크다. 그리고 강한 운동은 활성산소의 상해를 입을 수 있다.

건강에 효과는 영양 측면에 있어서 관상동맥 질환, 고혈압, 골다공증, 암 등의 성인병이나 만성 질환의 위험도를 감소시켜 주고, 적당한 중정도의 운동은 만성질환의 예방과 관리에 효과적으로 대처할 수 있다.

4) 활성산소와 운동 강도

12-31. 고강도 운동에 따른 신체변화

▶ 고강도 운동
- 근육 상해
- 근육의 괴사
- 산화 대사
- 산화 스트레스에 대한 위험도 증가

강한 운동 중 활성산소 생산의 중심적 기전은 미토콘드리아 전자운반회로에 의해 작동되고, 산소결핍이 일어나 재산소포화 현상이 나타나며, 근육의 기질적 손상이 일어난다. 운동 중 환경오염 물질을 포함하고 있는 활성산소의 흡입과 신체에서 활성산소를 유발하고 있는 반응 물질이 증가하며, 카테콜라민의 산화작용이 일어난다.

그렇지만, 중정도의 운동은 활성산소를 예방하는 항산화제 역할도 하는 것으로 보고되고 있다.

12-32. 활성산소와 운동강도

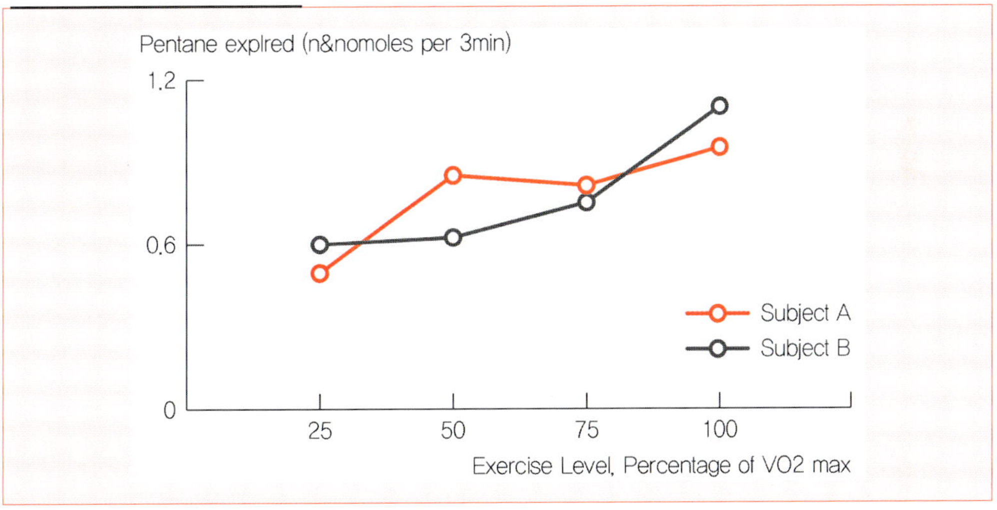

따라서 운동 강도에 따른 활성산소 생성의 양상을 살펴보면, 에르고메타 운동 시 운동의 강도에 따른 임의적인 2그룹 간의 활성산소(팬탄)의 변화를 관찰한 연구에서, 약한 강도에서도 활성산소는 존재하는데, 그 양은 적고, VO2max수준이 75%까지는 팬탄의 수준이 많은 증가를 보이지 않았으나, 그 이상이 될 경우에는 급격한 증가를 보이고 있다. 그러므로 운동 강도는 VO2max 75% 이상보다는 그 이하에서 운동 강도가 설정되어야 한다고 볼 수 있다.

12-33. 운동 강도에 따른 근육의 활성산소 반응

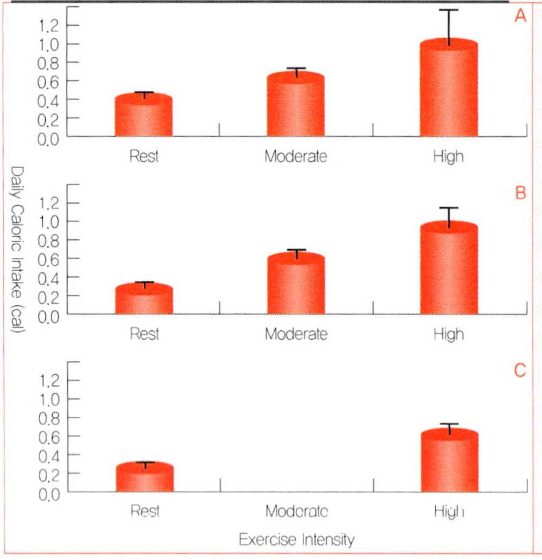

- 활성산소 측정: 안정 시, 중정도 강동 운동, 고강도 운동 시
- 측정 인원: 8명
- 적근(A) 백근(B) 비복근(C)
- 고강도 운동 시 활성산소가 가장 많이 생성, 중정도 강도에서는 적음

운동 강도와 활성산소(비오바비투릭) 반응물질 간의 변화를 다양한 근육에서 관찰하였는데, 적근과 백근에서는 운동 강도가 강할수록 유의하게 증가한 반면, 비복근에 있어서는 중간정도의 운동 강도에서는 활성산소의 반응이 상쇄되는 결과를 보였다.

결론적으로 산소는 에너지 시스템에 있어서 인간의 생명 유지에 있어서 필수 불가결한 것으로 이것이 변성되면 위험한 성질을 가지고 있어 이 물질을 적절하게 조절하여야만 한다. 운동을 하게 되면 카테콜라민, 체온, 부종, 헤모글로빈 자동 산화 등이 증가하고 트레이닝 상태에 따라 생리적 변화가 나타난다. 그리고 강한 운동은 활성산소의 생성을 증가시키는 것은 명백하고, 이것은 갑자기 강한 운동을 하거나 익숙하지 않은 운동을 할 때에는 특히 주의하여야 한다. 그러므로 장시간, 강하고 갑작스런 운동을 삼가고 과학적인 운동 검사를 실시한 후에 자기의 체력에 맞는 운동 프로그램으로 처방받아 운동을 실시하면 항산화제의 생성에 도움을 주어 활성산소의 피해를 예방할 수 있을 것이다. 그리고 모든 사람이 많은 양의 산소를 섭취해도 안전한가? 환경오염이 되어 있는 대기 중에서 운동을 해도 과연 안전한가?는 아직도 의문점으로 남아 있지만, 적당한 영양과 규칙적인 운동은 만성질환의 예방과 관리, 그리고 삶의 질을 향상시킬 수 있을 것이다.

제 13 장 스트레스와 운동처방

1 스트레스의 개요

1) 스트레스

13-1. 스트레스의 정의

- ▶ 일상생활에서 겪는 내, 외적 자극(stressor)에 대해 개인적으로 생각하거나 느끼는 방식
- ▶ 스트레스 요인에 의한 유기체의 소모적인 비특이적 반응
- ▶ 긍정적(Eustress), 부정적(Distress)
- ▶ 어원(Stringer): "팽팽하게 죄다" – 스트레스

스트레스(stress)의 어원은 "Stringer(팽팽하게 죄다)"라는 뜻에서 유래되었다. 기력소진, 과로, 기진맥진, 질려버림 등과 같은 단어들은 삶에 대한 스트레스의 영향을 나타낸다. 시간에 쫓기는 사회에서 적어도 어느 정도 스트레스와 싸우고 있다는 느낌을 피할 수 있는 사람은 거의 없다.

스트레스는 일상생활에서 겪는 내·외적 자극(stressor)에 대해 개인적으로 생각하거나 느끼는 방식이다. 또한, 스트레스 요인들에 의한 유기체의 소모적인 비특이적 반응, 즉 어떤 요구에 대해 신체가 느끼는 부가적 비특이적 반응이라고 하였다.

스트레스 반응은 부신피질 호르몬 등의 호르몬 분비에 의해 신체적 불균형 상태를 초래하는 것으로 긍정적, 또는 부정적 스트레스 모두가 스트레스를 일으키며, 긍정적 스트레스는 'Eustress', 부정적 스트레스는 'Distress'라고 한다.

따라서 스트레스는 스트레스원에 대한 당신의 반응인데, 이 스트레스 원으로는 공해, 마감시간, 열, 업무과중, 가족관계, 재정, 질병 등이 있다.

13-2. 과민성책상증후군

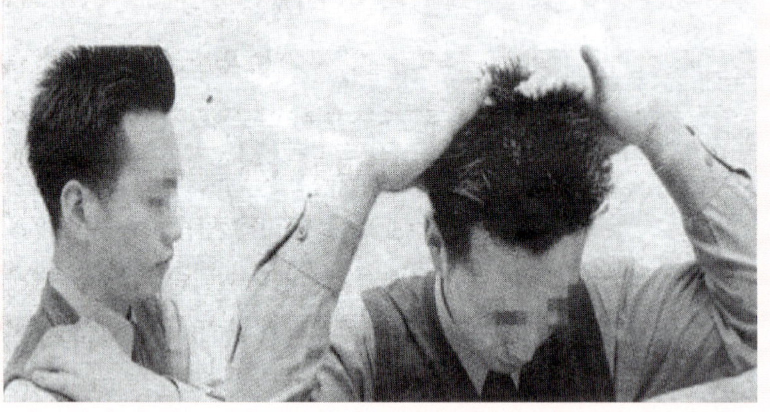

사무직 근로자들 사이에 "과민성 책상증후군(irritable desk syndrome)"이라는 신종 질환이 나타나고 있다.

2,000명의 사무직 사원을 대상으로 실시한 설문조사에서, 67%가 2년 전에 비해 책상에 매여 있는 시간이 길어졌다고 답했고, 약 40%는 책상 위가 서류들로 너무나 어지러운데도 어떻게 할 수 없어 신경질이 난다고 밝혔다. 또한, 35%는 책상에 앉아 있는 자세가 바르지 못해 요통과 목의 통증을 겪고 있다고 답했다.

이러한 책상증후군이 단순히 불편함에서 만성통증으로 급속히 발전해 여러 가지 형태로 생활의 질을 떨어뜨릴 수 있다는 사실을 사무직 근로자들은 인식을 하지 못하고 있는 것이다. 따라서 스트레스를 덜 받고 가장 생산적으로 책상을 관리하는 방법은 참지 말고 당장 행동에 옮겨야만 한다.

따라서 최적의 업무량이었을 때, 업무 수행력도 최고가 되는 것이다. 또한, 업무량이 적거나 많아도 효과적이질 못하다. 이것을 "최적의 작업 압력"이라 부른다.

13-3. 다이어트와 스트레스

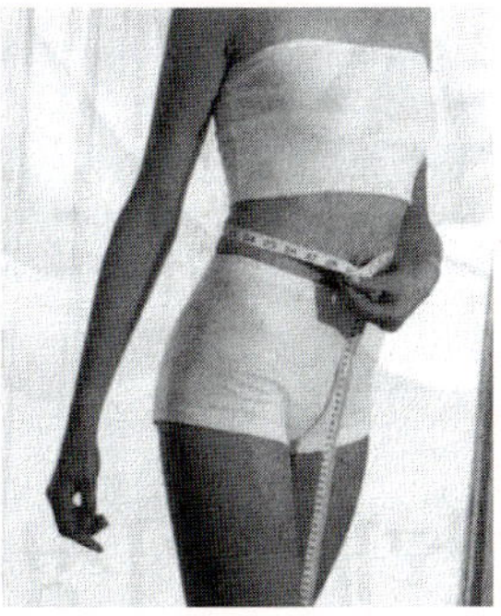
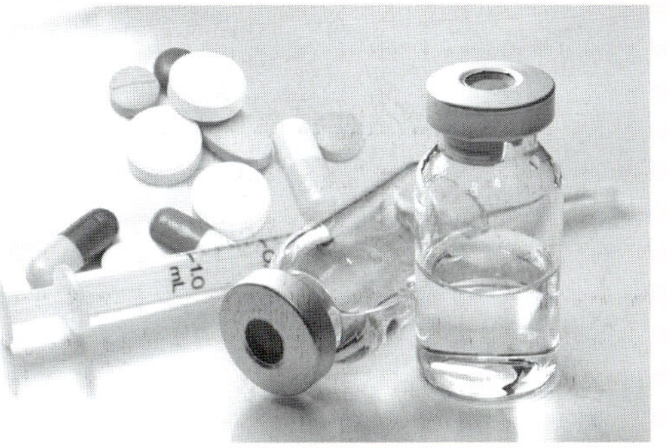

10~40대 10명 중 6명이 다이어트 때문에 스트레스에 시달리고 있다고 한다. 3,000명을 대상으로 다이어트 관련 스트레스 여부를 조사한 결과, 절반이 넘는 52.3%가 '약간 스트레스를 받는다.'고 답했고, '스트레스를 심각하게 받는다.'는 답변도 11.7%에 달했다고 하였다. 특히 30대 남성들도 53.3%가 '스트레스를 받는다.'는 답변은 사회적인 몸짱 열풍 때문이 아닌가 생각한다.

과도한 다이어트에 의한 스트레스는 사회적으로도 큰 문제를 일으키는데, 단식, 약물, 수술 등으로 사망에까지 이르는 심각한 증상까지도 가는 경우가 많다. 젊은 시절의 과도한 다이어트는 중년 이후도 골다공증 등 건강상에 악 영향을 미치게 된다. 따라서 체중조절은 규칙적인 운동과 식이요법이 병행된 상태에서 실시하여야 요요현상이 나타나지 않고 성공할 수 있다. 그리고 자신의 날씬한 몸매보다는 균형 잡힌 건강한 몸매를 유지한다는 마음가짐으로 생각을 바꾸고 유산소 운동과 근력운동을 실시한다면 다이어트 스트레스에서 벗어날 수 있다.

13-4. OECD회원국 자살비교

국 가	연 도	자살률(%)
헝가리	2002	27.4
핀란드	2002	21.2
일 본	2002	19.9
한 국	2002	통계청 19.1 경찰청 27.4
벨기에	1996	17.3
스위스	1999	15.4
룩셈부	2001	15.3
프랑스	1999	15.0

(단위: 인구 10만 명당 자살률)

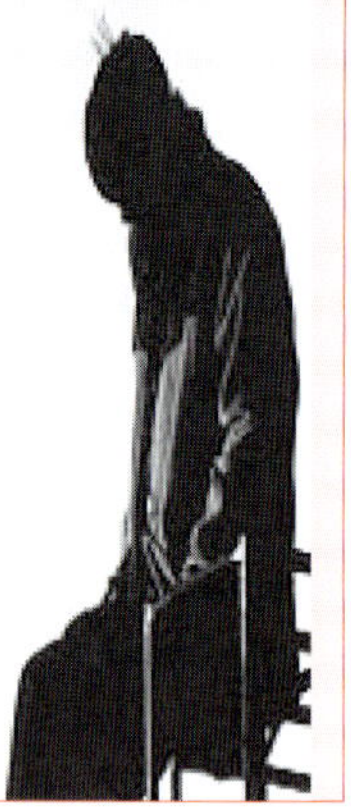

WHO의 2000년 보고서에 의하면, 2000년 한 해 동안 자살로 목숨을 잃는 사람은 전 세계에 100만 명에 이른다고 하였다. 한국은 10년간 자살이 1.7배 증가했고, 남자가 여자보다 2배 많은 것으로 2003년 경찰청에서 보고하였다.

경찰청 통계에 따르면, 2002년 1년간 13,055명이 자살로 목숨을 잃었는데, 이는 하루 36명, 1시간에 1.5명이 자살하는 데 해당하는 수치로 10년 전인 1993년의 7,608명보다 약 1.7배 증가한 것이다.

또한, 1993~2002년까지 10년간 평균을 보면, 인구 10만 명당 22명이 자살했으며, 남자가 71%, 여자는 29%로 남자의 자살이 많은 것으로 나타났다. OECD 회원국 중에서 2002년도 우리나라 자살률은 헝가리와 함께 인구 10만 명당 27.4%로 최고의 비율을 보이고 있다. 통계청과의 비교는 약간의 차이가 있으나, 대단히 높은 비율을 보이고 있는 것을 알 수 있는데, 선진 유럽 국가들의 15% 정도로 유지하기 위해서는 정책적으로 여러 분야에서의 노력이 필요하다.

이렇게 우리나라에서도 자살이 중요한 사회문제로 떠오르고 있는 것은 생활고와 실직, 신용불량 등 경제적 어려움, 가정폭력과 가족간의 갈등, 우울증 등 정신질환, 진로문제와 성적 저하에 의한 스트레스 등 여러 이유로 인한 자살이 증가하는 추세이다.

2) 스트레스의 개념

스트레스가 발생하는 것은 머리의 생각과 몸의 생각이 다를 때 발생한다. 즉, 주인 역할을 하는 머리는 성공의 길로 가고자 하는데, 몸이 따라오지 못하기 때문에 몸과 머리 사이에서 스트레스가 발생하는 것이다.

13-5. 스트레스의 개념

- **자극으로서의 스트레스:** 환경 자극 파악, 생활사건, 생활단위의 총점
- **반응으로서의 스트레스:** 스트레스 요인을 어떻게 지각-)반응
- **역동적 상호작용으로서의 스트레스:** 스트레스 자체(자극), 심리적, 신체적 변화(반응)

※ 스트레스: 성장의 기회보다 괴로움으로 작용

스트레스의 개념은 자극, 반응, 역동적 상호작용으로서의 스트레스로 분류한다. 자극으로서의 스트레스는 환경적인 자극을 파악하고, 일상생활의 여러 가지 사건이 발단이 된다. 그리고 생활단위의 총점이 높으면 스트레스를 많이 받았다고 할 수 있다.

반응으로서의 스트레스는 스트레스 요인을 어떻게 지각하고 어떻게 반응하느냐이다.

그리고 역동적 상호작용으로서의 스트레스는 스트레스 자체(자극)와 심리적, 신체적 변화(반응)와 같은 문제에서 찾을 수 있다.

스트레스는 부정적인 것만이 아니라, 스트레스의 핵심은 변화이며 스트레스의 경험은 개인의 정신적, 생리적 성장과정에 꼭 필요한 부분이다. 하지만, 스트레스는 성장의 기회로 작용하기보다는 괴로움으로 작용하는 경우가 더 많다.

3) 스트레스의 분류

13-6. 스트레스의 분류

- **신체적 스트레스:** 약물사용, 흡연, 수면부족, 상해, 질병 등
- **정서적 스트레스:** 분노, 공포, 애정결핍, 적개심, 소외감 등
- **정신적 스트레스:** 갈등, 과다한 업무, 자기비하 등
- **영적 스트레스:** 도덕감 결여, 인간성 상실, 인생철학 부재 등
- **사회적 스트레스:** 사회관계 결여, 조롱, 차별 등

우리는 스트레스 요인이 우리 존재의 모든 면으로 다가오는 것을 알 수 있다. 따라서 스트레스는 생리적, 사회적 그리고 심리적 현상은 물론 그에 관련된 여러 개념까지도 포함시켜야 한다.

신체적 스트레스는 약물사용, 흡연, 수면부족, 상해, 질병 등을 들 수 있고, 정서적 스트레스는 분노, 공포, 애정결핍, 적개심, 소외감 등이며, 정신적 스트레스는 갈등, 과다한 업무, 자기비하 등이 포함된다. 그리고 영적 스트레스는 도덕감 결여, 인간성 상실, 인생 철학 부재 등을 들 수 있고, 사회적 스트레스는 사회관계 결여, 조롱, 차별 등이 포함된다.

4) 스트레스와 관련된 증상

13-7. 스트레스와 관련된 증상들

- **안면부:** 눈이 침침해짐, 눈이 따가움, 안면 경직
- **목과 척추:** 목이 뻐근해짐, 어깨와 팔의 저림, 요통
- **복부:** 복통, 메스꺼움, 소화불량, 위염
- **정서:** 우울증, 공격성향, 만성피로, 불면증
- **기타:** 업무능력 저하, 고혈압, 심장병

스트레스와 관련된 증상은 다양하게 나타난다.

1) 안면부는 눈이 침침해지고, 눈이 따가우며, 안면에 경직이 온다.

2) 목과 척추는 목이 뻐근해지고, 어깨와 팔의 저림 현상과 요통이 온다.

3) 복부는 복통, 메스꺼움, 소화불량, 위염이 온다.

4) 정서는 우울증, 공격 성향, 만성피로, 불면증이 온다.

5) 기타 스트레스와 관련된 증상은 업무능력 저하, 고혈압, 심장병 등이 있다.

따라서 스트레스는 모든 질병의 근원이 될 수 있으며, 쌓인 스트레스는 그때그때 해소하는 것이 건강유지의 지름길이다

2 스트레스의 측정

13-8. Holmus와 Rahe의 사회 재적응 평정 척도

생활변화/사건	생활 변화치	생활변화/사건	생활 변화치
배우자의 죽음	100	직책의 변화	29
이혼	73	자녀의 가출	29
별거	65	인척과의 문제	29
투옥생활	63	큰일의 성취	28
가족의 죽음	63	아내의 취업/퇴직	26
부상/질병	53	입학/졸업	26
결혼	50	생활여건 변화	25
해고	47	기타	20

스트레스를 많이 받는 사람은 건강상에 문제가 생긴다. 그러나 기쁜 일이나 슬픈 일 모두에서 스트레스를 느끼는데, 실직이나 이혼이 생활에 큰 변화를 주는 것처럼 승진, 결혼도 그에 못지않게 생활의 변화를 의미하기 때문이다.

Holmus와 Rahe의 사회 재적응 평정 척도는 미국 문화에서 얻어진 결과들이기 때문에 한국에서 직접 적용하기엔 문제가 있다. 그리고 가정과 관련된 내용이 많아 미혼자들에게는 적용되기 어려운 점이 있어 대학생을 위한 또 다른 등급도 개발되어 있다.

사회 재적응 평정 척도에서 생활변화와 사건의 스트레스 척도가 가장 높은 항목은 배우자와의 이별이 가장 심한 스트레스를 받는 것으로 보이는데, 사망, 이혼, 별거 등이 상위 스트레스 사건에 포함되어 있다.

13-9. 대학생 사회 재적응 평정 척도

생활변화/사건	생활 변화치	생활변화/사건	생활 변화치
배우자의 죽음	87	개인 성취	40
가족의 죽음	77	학교생활	38
결혼	70	교회활동 변화	36
이혼	76	수면습관 변화	34
동거자와 별거	74	여행, 휴가	33
임신/아버지	68	식습관 변화	30
친구의 죽음	68	가족모임 횟수	26
부상/질병	65	법률 위반	22

대학생의 사회 재적응 평가 척도에서도 본인과의 이별이 가장 심한 스트레스를 받는 것으로 보이는데, 세대를 막론하고 생활사건의 변화는 거의 일치하지만, 대학생들은 학교생활과 친구들 사이에 따른 갈등이 스트레스로 받아들이는 경우가 많다.

이러한 생활사건이 모든 사람들에게 똑같이 받아들여지지는 않는다. 이것은 똑같은 사건이라도 개인의 대처능력에 따라 효과의 차이가 있다는 것이다.

이러한 생활 사건들은 그 자체가 부정적인 효과를 가져 오는 것이 아니라, 거기에 따르는 여러 가지 부수적인 요인들이 같이 오기 때문에 그 생활사건의 크기는 더 커질 수 있다. 예를 들면, 결혼이라는 긍정적인 스트레스는 결혼준비, 결혼식, 신혼여행, 살림집의 마련, 시댁과의 마찰 등 여러 가지 작은 일들을 많이 끌고 오기 때문에 결혼이라는 스트레스 척도는 크게 나타난다고 볼 수 있다.

13-10. A유형 성격 검사(아이젠크)

▶ **다음 항목에 많이 해당하는 사람이 Type A형이라 생각할 수 있습니다.**

1) 일을 훌륭하게 해냈을 때 다른 사람이 알아주길 몹시 원합니까?
2) 자주 화를 냅니까?
3) 논점에 빨리 도달하지 못하는 사람을 보면 참지 못하고 말을 중단시킵니까?
4) 사회적으로 출세하기를 원합니까?
5) 주어진 업무를 재빨리 끝냅니까?
6) 마감 날이나 시간제약을 많이 의식합니까?

스트레스의 측정은 일반적으로 설문지를 통해서 측정을 하게 된다. 아이젠크는 A유형 성격 검사 설문지를 개발하였는데, 다음 항목에 많이 해당하는 사람이 Type A형에 포함된다고 하였다. 이런 사람들은 스트레스에 노출이 쉽게 됨으로 스트레스에 의한 건강관리가 중요하다.

1) 일을 훌륭하게 해냈을 때 다른 사람이 알아주길 몹시 원합니까?

2) 자주 화를 냅니까?

3) 논점에 빨리 도달하지 못하는 사람을 보면 참지 못하고 말을 중단시킵니까?

4) 사회적으로 출세하기를 원합니까?

5) 주어진 업무를 재빨리 끝냅니까?

6) 마감 날이나 시간제약을 많이 의식합니까?

이러한 항목이 많이 해당되는 사람들은 스트레스 척도가 높게 되고, 반복적인 스트레스는 건강에 악 영향을 미치게 된다. 심장병이나 고혈압 등의 성인병에 쉽게 노출되므로 개인에게 적합한 스트레스 해소책을 마련하는 것이 좋은데, 여가 레크리에이션의 활용, 문화생활 등을 적용하는 것이 좋다. 그래도 해소되지 않는 경우는 명상, 긴장이완법이나 자율훈련을 통해 스트레스를 효과적으로 해결하여야 한다.

13-11. 학력별 스트레스 감정 비율

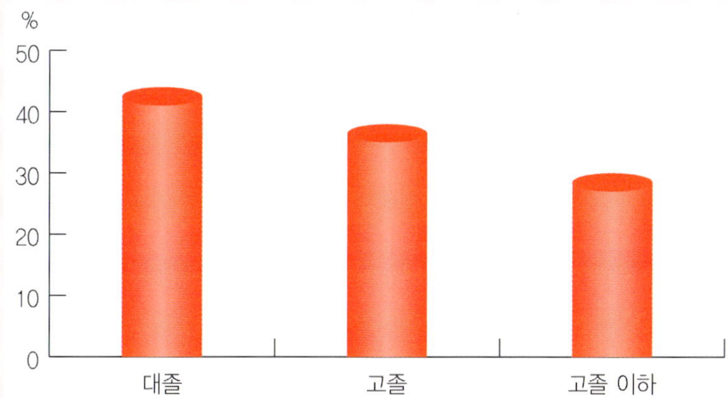

Medical Center of Wake Polist Univ.

스트레스는 저학력일수록 심하게 경험한다는 보고가 있다 Wake Polist 대학 의학센터 보고에 의하면, 대졸자들은 스트레스 감정 비율이 44%, 고졸인 경우, 38%, 고졸 이하인 경우, 30%로 대학을 졸업한 사람들의 경우가 높지만, 스트레스 정도는 저학력일수록 높게 받는다고 하였다 이는 고학력일수록 스트레스 대처능력이 뛰어난 반면, 저학력자들은 대처능력이 떨어져 한 번의 스트레스가 큰 충격으로 전해질 가능성이 크다

3 스트레스와 질병

13-12. 스트레스와 질병

- **심장 신경증:** 내향적 성격, 가까운 사람이 친구가 되어 고독감, 소외감을 들어줌
- **위궤양:** 정신적 스트레스가 위, 십이지장 궤양을 유발
- **고혈압:** 스트레스는 혈압을 상승
- **설사, 변비:** 장은 '마음의 거울'이라고 말합니다.

스트레스는 인간에게 있어서 중요한 에너지원이다. 적절한 스트레스는 생활에 자극제가 되지만, 만성적으로 과도하게 쌓이면 질병이 발생하게 된다.

심장 신경증은 내향적 성격인 사람들에서 많이 올 수 있는데, 가까운 사람이 친구가 되어 고독감과 소외감의 내용을 들어줌으로써 해소할 수 있다. 위궤양은 정신적인 스트레스가 위, 십이지장 궤양을 유발하게 되고, 스트레스는 혈압을 상승하게 되며, 장은 '마음의 거울'이라고 말하는데, 스트레스를 받으면, 설사와 변비를 일으킨다.

또한, 갑작스런 스트레스원에 대한 신체 반응은 스트레스에 노출되자마자 몸은 자동으로 반응하여 동시다발적으로 육체적인 영향을 일으킨다. 이에 따라 나타나는 생리적 반응은 혈압이 증가하고 맥박수가 증가한다. 심장 수축력이 증가하고 활동 근육으로의 혈류는 증가하는 반면, 급한 활동에 필요하지 않은 신장이나, 장에서는 혈류 감소가 일어난다. 동공과 기관지가 확장하고 근력이 상승한다. 간에서 포도당 배출이 활발하게 일어나고 정신활동이 증가한다. 그리고 대사의 속도가 증가하게 된다.

13-13. 심장 신경증

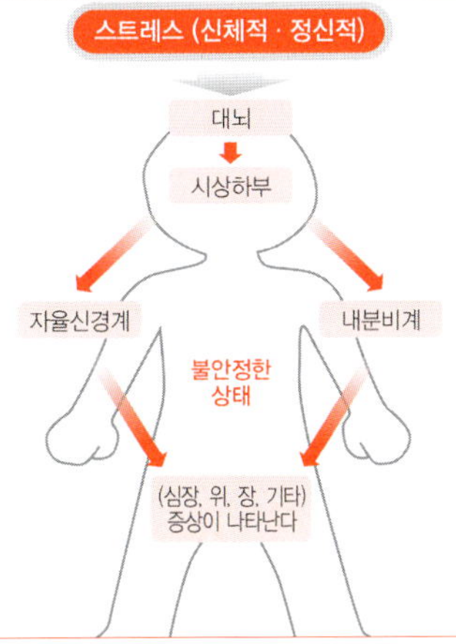

- v심계항진, 호흡곤란, 흉통, 숨 막힘이 안정 시에도 일어난다.
- 가만히 쉬고 있어도 통증이 약해지지 않는다.

신체적이나 정신적으로 스트레스를 받으면, 대뇌 시상하부가 자극하여 자율신경계와 내분비 반응에 영향을 미쳐 인체는 불안정한 상태가 된다. 따라서 심계항진, 호흡곤란, 흉통, 숨 막힘이 안정 시에도 일어나며, 가만히 쉬고 있어도 통증이 약해지지 않는다.

스트레스가 주요인으로 심장 질환이 왔을 때는 그것 하나 때문에 심장 질환이 온 것이 아니라고 생각한다. 부분적으로 폐쇄된 동맥, 건강에 해로운 식생활, 고혈압과 높은 수치의 콜레스테롤과 같은 숨겨진 다른 전형적인 요인들이 있다. 억제되지 못한 분노라든가 스트레스로 인한 다른 반응들이 심장 질환을 촉발시켰을 가능성도 있다.

그러나 그 관상동맥이 콜레스테롤 때문에 좁아지지 않았다면, 그런 감정 반응이 심장 질환을 일으키지 않았을 것이다. 많은 질병이 스트레스의 영향을 받는다고 알려져 있다.

13-14. 위궤양

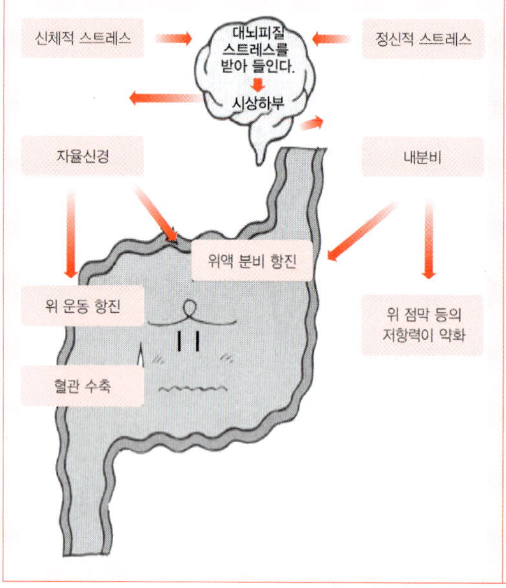

▶ 대처방안
- 과로를 피하고 충분한 수면
- 자극성 음식 피하고, 규칙적인 식사
- 자신의 상태를 잘 파악하고 긴장을 푼다.
- 스트레스를 조절

신체적이나 정신적으로 스트레스를 받으면, 대뇌 시상하부가 자극하여 자율신경계와 내분비 반응에 영향을 미치게 된다. 자율신경은 위 운동과 위액분비를 항진시키고, 혈관을 수축시킨다. 내분비 기능은 위액 분비를 항진시키고, 위 점막 등의 저항력이 저하되어 위궤양을 일으킨다.

이러한 스트레스는 심리, 사회적 스트레스에 의해 위궤양은 35%, 십이지장 궤양은 63%의 빈도를 보인다는 보고가 있다.

이에 따른 대처방안은 과로를 피하고 충분한 수면을 취하며, 자극성 음식을 피하고, 규칙적인 식사를 한다. 그리고 자신의 상태를 잘 파악하고 긴장을 풀면서 스트레스를 조절하여야 한다.

위벽이 허는 위염이나 위궤양 등 궤양성 위장질환은 우리나라 국민들에게 가장 흔하게 나타나는 소화기 질환 가운데 하나인데, 이를 극복하는 방법은 의외로 아주 간단하다. 단지 스트레스를 차단하고 과다한 음주 및 불규칙한 식습관을 개선하는 것만으로도 상태를 쉽게 개선할 수 있다. 이 가운데에서도 특히 스트레스는 위산을 과다하게 분비하게 해 급성위염을 일으킬 수 있으니 각별히 주의해야 한다.

스트레스를 해소하기 위해 피우는 담배 역시 위궤양의 발생을 촉진하므로 삼가야 한다. 이 밖에 헬리코박터 파일로리균이 위벽을 파고들며 위벽을 파괴하는 경우도 있다. 술잔을 돌리는 습관만 버려도 궤양성 위장장애의 절반은 예방할 수 있을 것이다.

13-15. 고혈압

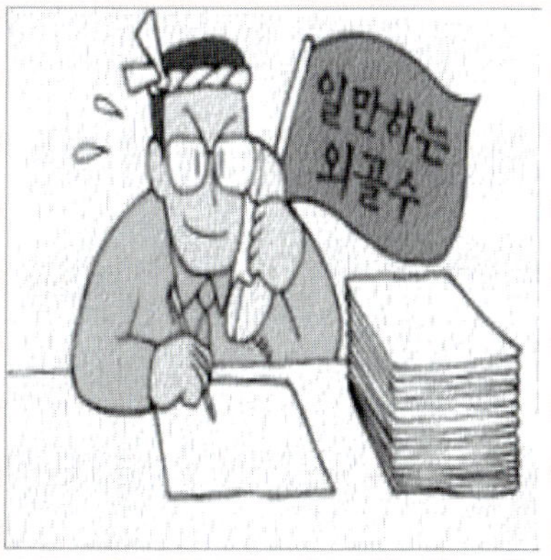

* 일시적인 스트레스에 의한 고혈압
-일과성의 혈압 변동
-일시적인 긴장이 야기하는 혈압 상승
* 지속적 스트레스에 의한 고혈압

▶ 대처방안
- 전문의 검진
- 긴장 해소법을 찾아 스트레스를 해소
- 술, 커피, 담배, 폭음, 폭식 등 스트레스를 일으키게 하는 나쁜 습관 개선

신체활동이 적고 사무실에서 일만 하는 외골수는 스트레스를 받기 쉬운 타입이다. 이러한 사람들이 스트레스를 받으면, 혈압을 상승시키게 된다.

또한, 꼼꼼하고 경쟁적, 행동적, 끈기가 강하고 책임감이 강하고 조급하고 야심적인 사람, 분노나 적개심을 밖으로 표현하지 못하고 억압하는 성격은 고혈압에 노출되기 쉽다. 그런데 일시적인 스트레스에 의한 고혈압은 일과성의 혈압 변동이나 일시적인 긴장 때문에 혈압 상승을 일으킨다. 지속적인 스트레스에 의해서도 고혈압을 일으킨다.

대처방안은 먼저 의학적으로 전문의 검진을 받아야 하고, 긴장 해소법을 찾아 스트레스를 해소하여야 하며, 술, 커피, 담배, 폭음, 폭식 등 스트레스를 일으키게 하는 나쁜 습관을 개선하여야만 한다.

13-16. 장 - 설사, 변비

〈요 인〉

▶ **심리적 요인**
- 스트레스에 의한 긴장
- 스트레스를 받기 쉬운 성격

▶ **자율신경과민 체질**

▶ **불규칙한 식사와 배변**

▶ 대처방안
- 심신의 과로를 피하고,
- 적절한 수면과, 운동
- 규칙적인 배변 습관
- 자극성 음식은 피한다.
- 불안을 제거하고 심신의 긴장을 푼다.

스트레스는 과민성 대장증후군을 유발하고 경련을 일으키며 설사, 변비 등 배변의 이상을 가져온다. 이러한 요인은 심리적 요인과 자율신경 과민 체질인 경우, 또한 불규칙한 식사와 배변이 원인이다.

대처방안은 심신의 과로를 피하고 적절한 수면과 운동을 실시한다. 규칙적인 배변 습관과 자극성 음식은 피한다. 그리고 불안을 제거하고 심신의 긴장을 풀어준다.

4 스트레스 호르몬

인체는 스트레스를 받으면 카테콜라민과 코티졸이라는 스트레스 호르몬을 분비한다. 위험으로부터 우리 몸을 지키기 위한 일종의 방어기전이지만, 카테콜라민은 자율신경계를 흥분시켜 혈압을 상승시키고, 맥박을 빠르게 하기 때문에 만성적인 스트레스 상황에선 심장병이나 뇌졸중 등 심혈관계 질환의 위험이 높아질 수 있다.

또한, 우리 몸에는 외부에서 침입하는 세균이나 돌연변이에 의해 생기는 암세포에 대항하는 면역기능이 있는데, 코티졸은 면역기능을 저하시키기 때문에 암세포에 대항하는 능력을 떨어뜨린다. 다시 말하면 스트레스는 면역세포의 수와 활동력을 떨어뜨려 암을 유발할 수도 있다.

1) 카테콜라민

13-17. 스트레스에 의한 카테콜라민 분비과정

▶ **뇌의 시상하부:** 위험을 가장 먼저 인식
시상하부 → 교감신경계자극 → 카테콜라민 분비 → 동공확대 → 혈관수축, 심장이 빨라짐 → 폐가 빠르게 움직임 → 필요 없는 장기는 활동을 멈춤(위) → 혈액의 흐름이 발라짐

스트레스를 받으면 뇌의 시상하부가 위험을 가장 먼저 인식하게 되며, 시상하부에서 교감신경계를 자극하여 카테콜라민을 분비시킨다. 그러면 동공이 확대되고 혈관 수축과 심장이 빨라지며 폐가 빠르게 움직인다. 이때 필요 없는 장기는 활동을 멈추게 되는데, 대표적으로 위 활동이 멈추어 스트레스를 받으면, 소화가 되지 않는 것이다. 또한 혈액의 흐름이 빨라진다.

2) 코티졸

13-18. 스트레스에 의한 코티졸 분비과정

시상하부 → 교감신경, 뇌하수체 자극 → 부신피질 H. 분비 → 부신 자극 → 코티졸 분비 → 코티졸(간 → Glucose → 혈액으로 흐르게 함) → 불필요한 말초 혈관에는 혈액이 가지 않음(긴장 시 손발이 차다.)

위험 상황에 놓이면, 우리 뇌의 시상하부와 뇌하수체를 걸쳐 부신 피질에 이르는 연결 시스템이 활성화되어 부신 피질 호르몬이 분비된다. 신장 옆에 위치하는 부신이라는 내분비기관에서 분비되는 부신 피질 호르몬 - 글루코코르티코이드는 흔히 쉽게 스테로이드 호르몬이라 부른다.

부신피질 자극 호르몬은 부신피질 호르몬인 코티졸의 합성을 분비시키며 코티졸은 세포가 정상적인 기능을 하도록 해주며 신체에서의 스트레스 발생 시 스트레스를 극복할 수 있는 능력을 부여한다.

스트레스를 받으면 시상하부에서 교감신경과 뇌하수체를 자극하여 부신피질 호르몬을 분비시킨다. 그러면 부신이 자극되어 코티졸을 분비하는데, 이 코티졸은 간에서 Glucose 그리고 혈액으로 흐르게 한다. 긴장을 하게 되면 손발이 차가운데, 이는 불필요한 말초 혈관에는 혈액이 가지 않기 때문이다.

코티졸은 혈중 포도당수치를 증가하게 하며, 다른 조직에서는 사용되지 못하게 하고 뇌에 집중적으로 공급되게 한다. 이런 일련의 에너지 조절과정은 스트레스원에 대해 신체를 준비시키려 하게 되는 것이다.

3) 스트레스 적색 단백질

13-19. 스트레스에 의한 적색 단백질 분비과정

- **스트레스:** 단백질 내 끈끈한 분자 배출 → 단백질이 서로 뭉침 → 세포의 사망
- **비상방어 시스템 가동:** 붉은색 단백질 분비 → 단백질이 뭉치는 것을 방지 → 세포의 생존에 매우 효과적 → 반복되면 이러한 시스템이 깨짐

스트레스를 받으면, 단백질 내 끈끈한 분자를 배출하고 단백질이 서로 뭉치게 되어 세포가 사망하게 된다. 이때 인체는 비상방어 시스템을 가동하여 붉은색 단백질을 분비하여 단백질이 뭉치는 것을 방지하고 세포의 생존에 매우 효과적이다. 이러한 현상이 단일화로 이루어지면 문제가 되지 않지만, 반복되면 이러한 시스템이 깨지게 된다.

5 스트레스 해소 방법

우리나라 20~40대 성인 1,000명에게 스트레스 해소 방법을 설문조사한 결과, "운동이나 취미활동"을 가장 많이 꼽았다. 남성은 연령별로 큰 차이를 보이지 않았으나, 여성은 20대(13.2%), 30대(18.6%), 40대(33.7%)로 나이가 들수록 운동이나 취미활동을 많이 하는 것으로 나타났다.

"술을 마신다."는 전체 25.6%로 나타났는데, 남성이 38.8%, 여성이 12.4%에 비해 크게 높았다. 특히 남성은 나이가 많을수록, 여성은 어릴수록 음주를 꼽아 대조를 보였다.

1) 야채, 과일 섭취 – 우울증 해소

13-20. 스트레스와 비타민 섭취

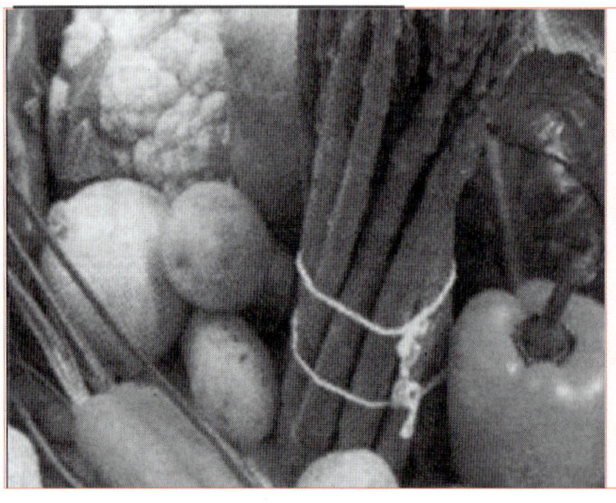

- ▶ **스트레스**
  - 비타민, 무기질 소모
- ▶ **콩류**: 피로와 우울감 감소
- ▶ **옥수수, 현미**: 긴장, 불안감 해소
- ▶ **견과류, 생선**: 긴장, 스트레스 해소

※ 커피, 홍차 등 카페인류 삼가

스트레스가 쌓이면, 비타민이나 무기질이 많이 소모된다. 따라서 야채와 과일을 많이 섭취해야 하는데, 칼슘, 단백질, 비타민 B가 함유된 콩류는 피로와 우울감을 감소시켜 안정에 도움이 된다.

옥수수와 현미 등 전곡류는 긴장감과 불안감을 해소해준다.

호두, 밤, 땅콩 등 견과류와 연어, 참치 등 생선류 역시 긴장, 스트레스 해소에 도움을 준다. 하지만, 커피나 홍차 등 카페인류는 삼가는 것이 좋다.

2) 아로마 향 – 긴장, 걱정 해소

13-21. 스트레스와 아로마 향

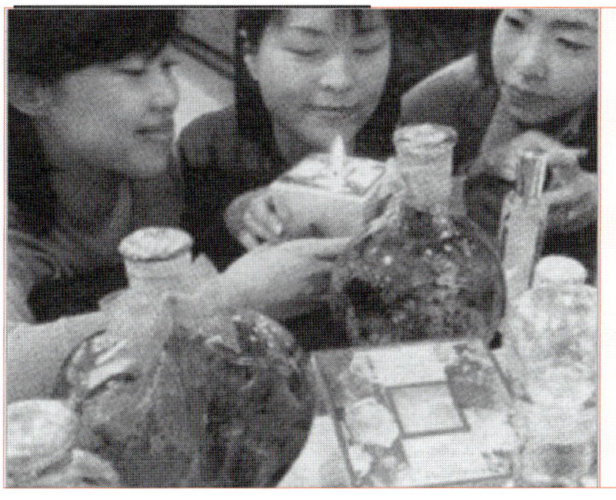

- 스트레스 저항 호르몬 분비 촉진
- 라벤더, 제라늄, 로즈, 재스민 등
- 향, 목욕 시
- 아로마차: 긴장완화, 노폐물 배출
- 허브차: 비타민, 칼슘, 철분, 식이섬유 함유

아로마 향은 스트레스 저항 호르몬의 분비를 촉진시켜 지나친 긴장이나 걱정을 덜어준다. 라벤더, 제라늄, 로즈, 재스민 향이 대표적이다. 증발기를 이용해 향을 맡거나, 목욕 시 몇 방울 섞으면 좋다.

아로마 차는 몸과 마음의 긴장을 풀어주고, 체내의 노폐물을 깨끗하게 배출해준다. 특히 허브차는 비타민과 칼슘, 철분, 식이섬유 등이 많이 함유되어 있어 스트레스 해소에 효과적이다.

3) 반신욕 – 예민 신경 해소

13-22. 스트레스와 반신욕

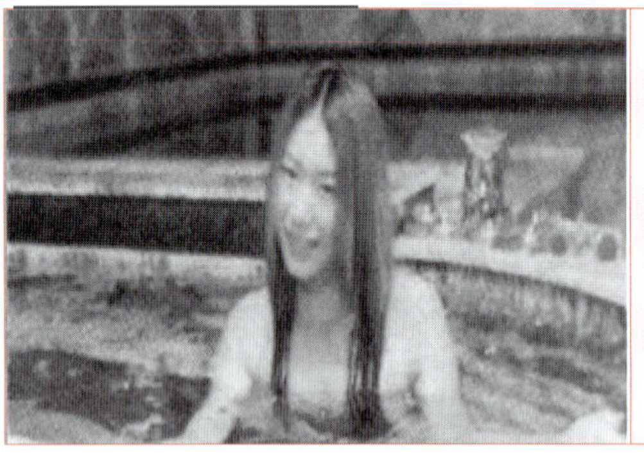

- **반신욕:** 저녁 시간 – 상기증
- **혈액순환, 예민한 신경 완화**
- **수압 마사지**
  - 발 – 다리
  - 목 – 어깨 – 가슴 – 등 – 배
  - 손 – 팔 – 얼굴

목욕은 혈액순환을 도와 예민해진 신경을 완화시켜주는 데 효과적인 방법이다. 여유로운 저녁 시간에는 반신욕이 좋은데, 귤껍질을 우려낸 물을 섞어주면 스트레스로 인한 상기증(얼굴에 열이 오르는 증상)에 효과적이다.

샤워기로 하는 수압 마사지도 효과적인데, 발→다리, 목→어깨→가슴→등→배, 손→팔→얼굴 순으로 하면 된다.

반신욕을 할 때 가장 중요한 것은 직장이나 가정사 등 스트레스를 받는 문제를 생각하지 않는 것이다. 좋아하는 책을 읽거나 음악을 듣는 등 그 시간 자체를 즐겨 스트레스를 푸는 방법으로 반신욕을 이용하면 효과적이다.

반신욕이 질환에 효과가 있다기보다는 우리 신체에 좋다. 인체를 보면, 열이 하반신보다는 상반신에 많이 분포되어 있기 때문에 반신욕을 하게 되면 상반신과 하반신의 온도를 적절하게 맞추어 주기 때문에 혈액순환이 원활하게 되어 인체에 좋은 것이다. 그래서 혈액순환과 관련된 질환에서 효과를 나타내는 것이다.

4) 문화, 취미생활

13-23. 스트레스와 취미활동

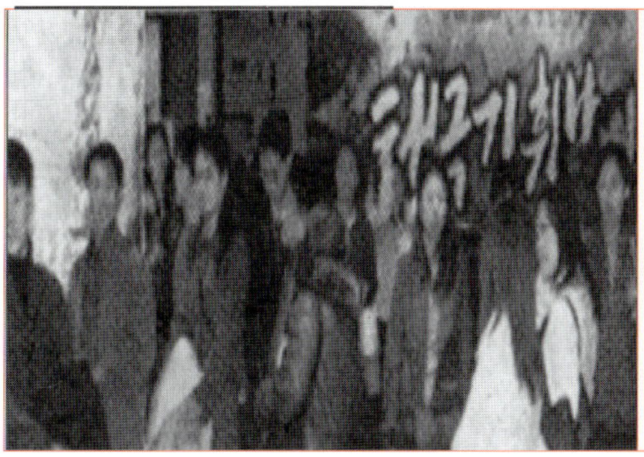

- ▶ 취미활동: 스트레스 관리
- ▶ 스트레스 해소방
  - 마네킹과 권투
  - 기관총
- ▶ 영화, 음악, 여행

여유를 가지고 영화, 음악, 여행 등 취미활동을 하는 것도 스트레스 관리에 효과적이다. 요즘은 스트레스를 해소하기 위해 스트레스 해소방, 마네킹과 권투하기, 기관총 쏘기 등이 성업 중이다.

5) 운동 - 스트레스 해소

13-24. 스트레스 해소 방법

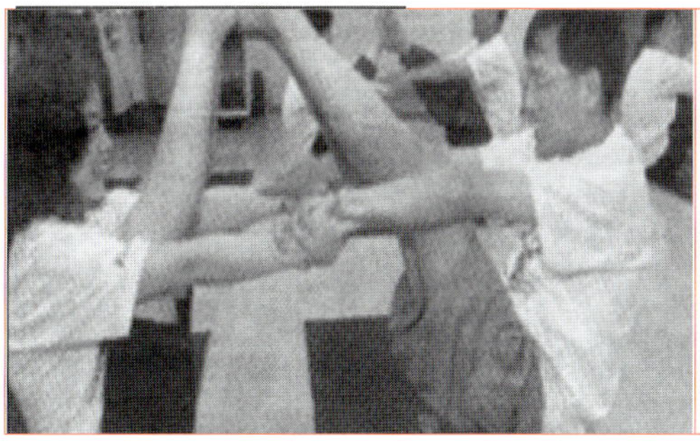

- ▶ 운동: 스트레스 해소, 장운동 활발
- ▶ 등산, 산책, 요가, 명상, 기공체조, 태극권 등
- ▶ 가족/부부 프로그램

운동은 스트레스 해소뿐만 아니라, 장운동을 활발하게 해준다. 특히 등산은 정신건강에 좋은데, 녹음 짙은 숲속에서 상쾌하고 맑은 공기를 마시며 아름다운 자연경관을 즐기면 스트레스를 날려버릴 수가 있다. 조깅이나 산책, 에어로빅 등 유산소 운동이나, 요가, 명상, 기공체조, 태극권 등도 꾸준히 하면 마음의 안정과 몸의 긴장을 푸는 데 큰 도움이 된다.

그리고 가족이나 부부를 위한 프로그램 참여가 단독적으로 운동을 실시하는 경우보다 스트레스 해소나 건강에 훨씬 큰 효과를 볼 수 있는데, 저변확충이 미흡한 실정이다.

6) 스트레스의 능동적 대처방법

13-25. 스트레스 대처방법

- ▶ 환경을 변화시킨다.
- ▶ 문제를 해결한다.
- ▶ 자신의 행동을 변화시킨다.
- ▶ 스트레스로 인한 피해를 조절한다.

스트레스는 되도록이면 적게 받는 것이 좋다. 그러나 스트레스를 받았을 때 능동적으로 대처하여야 하는데, 그 방법으로는 환경을 변화시켜 스트레스 자극을 추방하는 방법, 자기 자신의 행동을 변화시키는 방법, 그리고 스트레스로 인한 정서적, 신체적 손상을 참고 견디어 내는 방법 등이다.

먼저, 환경을 변화시킨다. 어떠한 상황이 스트레스를 주었는지를 파악하여 그것을 극복할 수 있는 방법을 모색하여야 하는데, 환경을 건설적으로 변화시키려고 노력하여야 한다.

문제를 해결한다. 피할 수 없는 스트레스(문제)라면, 정면으로 부딪쳐 해결하는 것이 문제해결의 가장 좋은 방법이다. 그리고 한 가지 목표를 세우게 되면, 그에 따르는 세부적인 계획들을 세워 스트레스를 적게 받는 방향으로 계획표를 작성하는 것이 문제를 해결하는 방법이다.

자신의 행동을 변화시킨다. 스트레스를 받아들이는 2가지 측면에서 긍정적으로 받아들이는 사람에 비해 부정적으로 받아들이는 사람이 스트레스에 더 심각하게 노출될 수 있다.

스트레스로 인한 피해를 조절한다. 여러 가지 스트레스에 대해 대처할 수 있는 새로운 방법을 찾아 해결하여야 스트레스를 최소로 줄일 수 있다. 실직을 한 사람이 있다고 가정하면, 실직한 사람은 다른 직업을 찾기 위해 새로운 기술을 배우는 등의 일련의 행동은 실직에 대한 스트레스를 잘 조절하는 사람이라고 할 수 있다.

참고문헌

강두희(1998). 생리학. 신광출판사.

유선미(2004). 여성의 건강과 운동. 가정의학회지, 25, 177-192.

안의수, 외 6인(2001). 운동과 건강관리. 현문사.

차형수(2001). 건강증진 가이드. 도서출판 한국의학.

최상배, 고성경(2001). 여성건강과 운동. 도서출판 홍경.

한국의학연구소(2002). 건강검진의 모든 것. 홍출판사.

황수관, 최건식(1994). 운동처방과 건강. 도서출판 금광.

Alessio HM(1993). Exercise-induced oxidative stress. Med. Sci. Sports Exerc., 25, 218-224.

Florence TM(1995). The role of free radicals in disease. Australian and New Zealand J. Ophth. 23(1), 3-7.

Holmes TH, & Rahe RH(1967). The social readjustment rating scale. J. Psychosomatic Research 11, 213-218.

Jenkins RR(1988). Free radical chemistry relationship to exercise. Sports Med. 5, 156-170.

Jenkins RR, Krause K, & Schofield LS(1993). Influence of exercise on clearance of oxidant stress products and loosely bound iron. Med. Sci. Sports Exerc., 25(2), 213-217.

Kretzschmar M, & Muller D(1993). Ageing, training and exercise. Sports Med. 15(3), 196-209.

Singh VN(1992). A current persepective on nutrition and exercise. Am. Inst. Nutrition, 760-765.

찾아보기

자

차

카

타

파

하

저자 소개

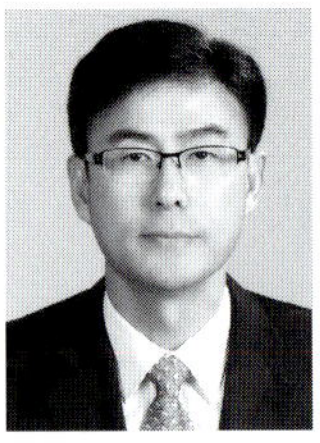

김남익(金南益)

약 력

가톨릭관동대학교 사범대학 체육교육과 졸업
국민대학교 체육학과 체육학과 석사 졸업(체육학 석사)
국민대학교 체육학과 체육학과 박사 졸업(Ph.D) (운동생리학, 운동처방학, 스포츠 의학) (이학박사)
(前) (재) 한국의학연구소 스포츠크리닉 실장
(前) 연세대학교 의과대학 스포츠과학연구소 연구원
(前) 세브란스병원 건강증진센터 스포츠크리닉 팀장
(現) (재)대한걷기연맹 이사
(現) 한국스포츠학회 부회장
(現) 한국발육발달학회 상임이사
(前) (주) 키네스 대전본원 원장
(前) 가톨릭관동대학교 대외협력 실장
(前) 가톨릭관동대학교 사범대학 부학장
(前) 가톨릭관동대학교 체육부장
(前) 가톨릭관동대학교 CKU스포츠단장
(現) 가톨릭관동대학교 사범대학 체육교육과 교수

주요 논저

〈박사학위 논문〉
심혈관계 질환 위험 요소와 운동 참여 여부가 고령자들의 건강도, 운동능력, 성인병 발병률 및 사망률에 미치는 영향

〈저 서〉
성인병과 운동
선수트레이닝
노화와 운동
포커스, 건강과 운동처방
재활 스포츠 개론
외 다수

Health and Exercise Prescription

건강과 운동처방

2023년 2월 8일 인쇄
2023년 2월 16일 발행

저 자 김남익
발 행 인 김지연
발 행 처 도서출판 의학서원
등록번호 제 406-00047 호 / 2006.3.2
주 소 인천광역시 연수구 송도미래로 30 송도스마트밸리 지식산업센터 D 동 504 호
Tel 032) 816-8070(代) Fax 032) 837-5808
홈페이지 www.dhsw.co.kr
정 가 28,000원
I S B N 979-11-6308-053-4